Birgit Feliz Carrasco

ZEITREISEN
HEILUNG FÜR KÖRPER UND GEIST

Wie Sie Krankheitsursachen
mental auflösen

TRINITY

Die in diesem Buch vorgestellten Informationen und Empfehlungen sind nach bestem Wissen und Gewissen geprüft. Dennoch übernehmen die Autorin und der Verlag keinerlei Haftung für Schäden irgendwelcher Art, die sich direkt oder indirekt aus dem Gebrauch der hier beschriebenen Methoden ergeben. Bitte nehmen Sie im Zweifelsfall beziehungsweise bei ernsthaften Beschwerden immer professionelle Diagnose und Therapie durch ärztliche oder psychotherapeutische Hilfe in Anspruch.

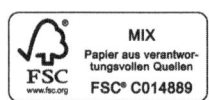

© 2016 Trinity Verlag in der Scorpio Verlag GmbH & Co. KG, München
Umschlaggestaltung: © Kim Hoang, Guter Punkt, München,
unter Verwendung von Motiven von Thinkstock
Satz: BuchHaus Robert Gigler, München
Druck und Bindung: Pustet, Regensburg
ISBN 978-3-95550-159-4

www.trinity-verlag.de

Widmung und Dank

Ich widme dieses Buch all den Menschen, die mich seit Jahren als Freunde, Yogaschüler und Patienten begleiten und mir vertrauensvolle Einblicke in ihre Lebensweise und karmischen Aufgaben gewähren.
Es ist, als ob ich viele Leben gleichzeitig lebe, damit ich diese fülligen Erfahrungen als Heilungshilfe an meine Leser in Dank und Demut weitergeben darf.

*»Was wäre der Mensch, wenn keine Seele
in ihm wäre? Durch die Seele ist er erfüllt.«
Paracelsus*

Inhalt

Teil 3 – Die Kraft der Selbstheilung
Symptome vom Fuß bis zum Kopf 126

Einstimmung:
Wie ich Zeitreisen entdeckte

»Das grundlegende Prinzip der Medizin ist Liebe.«

Paracelsus

Zeitreisen ... ein Wort voller Fantasie, mit dem man Reisen durch Zeit und Raum wie in der Science-Fiction-Literatur assoziiert. Zeitreisen scheinen Möglichkeiten des Reisens in die ferne Zukunft der Menschen zu sein oder zurück in die Vergangenheit, so wie es in zahlreichen Kinofilmen dargestellt und bekannten Romanen beschrieben wird. »Die Zeitmaschine«, 1895 veröffentlicht von Herbert George Wells, oder diverse Episoden der »Star-Trek«-Serie sind nur zwei Beispiele dafür, welche anhaltende Faszination und Anziehungskraft die Idee, in der Zeit vor oder zurück zu reisen, auf Menschen ausübt.

Woher kommt wohl diese Faszination? Ist es die verlockende Möglichkeit, mit Zeitreisen in eine bessere, ideale Zukunft zu reisen? Oder ist es die wertvolle Chance, mit einer Reise in die Vergangenheit eigene Handlungen und Verfehlungen zu korrigieren? Ich schlage Ihnen ein kleines Experiment vor:

Halten Sie für einen Moment inne, und machen Sie eine kleine Bewusstheitsübung: Was würden Sie in Ihrer Vergangenheit ändern wollen, und was wünschen Sie für Ihre Zukunft besser zu gestalten? Möchten Sie Ihre persönliche Geschichte und Ihre Geschicke mit Zeitreisen ändern – und wenn ja, dann was?

Ich begann vor rund fünfzehn Jahren, über meine Vergangenheit zu sinnieren und den Ist-Zustand meines Lebens im damaligen Jetzt bewusst anzuschauen. Ich war seinerzeit vierzig. Im Hinblick auf meine berufliche Ausrichtung spürte ich im Herzen, wie es mich in eine andere Richtung zog. Als mir meine Wünsche bewusst wurden, empfand ich große Dankbarkeit für die vergangenen Jahre meines Lebens und die Berufserfahrung, und ich wollte das, was bisher war, nicht einfach »abschneiden«, sondern nutzbringend in meine zukünftige Lebensausrichtung integrieren. Mit dieser Erkenntnis begann ich mich neu zu orientieren, um freier und selbstständig leben und handeln zu können.

Nun bin ich schon seit langer Zeit Heilpraktikerin, Seelen-Coach und Yogatherapeutin. In all diesen Jahren durfte ich viel mit meinen Patienten erleben und faszinierende Einblicke in die persönliche Geschichte und damit in die inneren Prozesse vieler Menschen nehmen ... und nicht wenige von ihnen hätten vieles dafür gegeben, einiges in ihrer Vergangenheit zu ändern oder in eine idyllische Zukunft zu flüchten, während sich die aktuelle Lebenssituation als schwierig darstellte.

Anlässe für Besuche bei Heilpraktikern sind in der Regel körperliche oder seelische Imbalancen. Immer mehr Menschen vertrauen heutzutage lieber auf ganzheitliche und nachhaltige Naturheilkunde, weil sie Ansätze zur Heilung finden, die nicht wie in der allopathischen Medizin vornehmlich auf äußere Symptomdiagnose und -unterdrückung ausgelegt sind, sondern auf die nachhaltige Heilung der zugrunde liegenden Krankheit. Wenn man krank ist, möchte man sich liebevoll verstanden fühlen und als Mensch mit allen Anteilen und nicht nur als zu reparierender Körper angesehen werden.

Bei ganzheitlicher Betrachtung von Beschwerdebildern geht es nicht nur um die Gesamtheit des Körpers und die Verbindung zwischen Körper, Geist und Seele im Jetzt. Meiner Ansicht nach ist das gesamte Wesen Mensch darüber hinaus mit der persönlichen Zeitlinie aus Vergangenheit, Gegenwart und Zukunft zu betrachten, denn Krankheitssymptome mögen beispielsweise in der Gegenwart auftreten, sie beginnen jedoch in der Vergangenheit und strahlen meist bis in die Zukunft aus. Für mich war es in meiner Beratungsarbeit als Heilpraktikerin von Beginn an selbstverständlich, gemeinsam mit meinen Patienten ihre individuelle, nahe oder weit zurückliegende Vergangenheit zu durchforsten, um mögliche Ursachen für Erkrankungen aufzuspüren und auf diese Weise Heilung ins Jetzt und Licht in die Zukunft zu bringen.

Eindeutige Erfahrungen zeigen, dass es keine Erkrankungen ohne psychosomatische Zusammenhänge gibt, denn die Genese einer Erkrankung ist nahezu immer gleich: Die Psyche beziehungsweise Seele gerät in Dysbalance, infolgedessen wird der Körper zeitversetzt oder manchmal nahezu zeitgleich krank. Die moderne Medizin kann viele, sogar auch lebensgefährliche Krankheiten heilen, aber bei der Betreuung von psychosomatischen Zusammenhängen scheint die klassische Medizin nicht selten hilflos. Statistisch betrachtet, gibt es sehr viele Patienten, die chronische Symptome und Schmerzen haben, ohne dass organische Fehlfunktionen vorliegen; und wissenschaftliche Untersuchungen zeigen: Diese Patienten müssten eigentlich gesund sein. Was also fehlt ihnen? Ruft der Körper über Krankheit und Schmerz nach Aufmerksamkeit?

Die immer beliebter werdenden natürlichen und naturheil-kundlichen Betrachtungsweisen – gleich, welcher Ausrichtung oder Tradition – sehen den Menschen als ganzheitliches Wesen. Diese Ansätze wissen um das enge Zusammenspiel zwischen Geist, Körper und Seele und beachten, dass es bei jeder Erkran-kung vor allem um Defizite in der Zufriedenheit, Lebensfreude, Zuneigung und Liebe geht. Ganzheitliche Betrachtungsweise be-deutet, zu fragen: Was ging in der Vergangenheit schief, dass ein Patient sich jetzt und heute krank und unglücklich fühlt?

Bemerkenswert ist in diesem Zusammenhang die derzeit wach-sende Anzahl offizieller Krankschreibungen, die Personen über meist längere Zeiträume als arbeitsunfähig ausweisen, weil sie aus-gebrannt sind oder weil sie permanente Rückenschmerzen oder andere schmerzvolle Symptome haben. Die klassisch-medizinisch ausgerichtete Fachwelt blickt mit all ihren Errungenschaften von Penicillin und chirurgischen Gerätschaften ratlos auf das anwach-sende Heer psychosomatisch erkrankter Menschen, und das Ge-sundheitssystem wendet jährlich mehr und mehr Geld auf, um den betroffenen Patienten zu helfen, statt verstärkt präventive und holistische Heilungsweisen zu fördern.

Diese Fakten werfen einige interessante Fragen auf: Ist die mo-derne Medizin überhaupt noch modern? Ist es noch adäquat, im Zeitalter ganzheitlicher Betrachtungsweisen und wachsender Be-wusstheitsentwicklung sowie Kenntnis von der Feinstofflichkeit körperliche Erkrankungen ausschließlich mit chemischen Medi-kamenten oder operativen Eingriffen zu behandeln? Meiner Mei-nung und Erfahrung nach ist es im 21. Jahrhundert allmählich geboten, die energetischen Heilungsansätze zu etablieren, die die Ganzheit des Menschen nicht nur anerkennen, sondern die fein-stoffliche Ganzheitlichkeit im Sinne des Patienten fördern und einsetzen, um Heilung mithilfe von wachsender Bewusstheit zu unterstützen.

Der Mensch ist eine Trinität aus Körper, Geist und Seele, und er lebt während seines Erdendaseins innerhalb einer Trinität aus Vergangenheit, Gegenwart und Zukunft. Alle diese Anteile bedürfen der Ausgewogenheit. Ob es um den Körper, den Geist, die Seele oder um diverse zeitliche Dimensionen in Form von Erfahrungen geht, ist dabei gleichwertig, denn all diese Anteile sind natürliche Schöpfungen, die ursprünglich sicher nicht mit Fehlfunktionen programmiert, sondern in einer heiligen Perfektion erschaffen wurden. Der Körper ist in seiner Funktionsart perfekt und hat als göttliche Schöpfung keine Sollbruchstellen oder Defekte. Die meisten Ursachen von gesundheitlichen Störungen werden über die Jahre sozusagen erworben und liegen in den individuellen Lebensumständen, Prägungen und Reaktionen verborgen, die während des Erdendaseins erlebt werden. Die Gehirnzellen unterscheiden interessanterweise nicht zwischen körperlichen und emotionalen Schmerzen. Wir tragen folglich auch den individuellen Schlüssel zur Genesung in uns, wenn wir uns bewusst werden, wer wir sind und warum wir in bestimmten Mustern fühlen und handeln.

Jeder Mensch – Sie, ich, der Nachbar von nebenan – besitzt die Fähigkeit, Selbstheilungskräfte zu aktivieren, um zu seiner Heilung beizutragen. Der Schlüssel zur Selbstheilung ist der Grad der Bewusstheit, mit dem man auf sein persönliches Dasein und seine Historie blickt. Mit diesem Schlüssel ist es möglich, sich bewusst aus Prägungen, die in der Vergangenheit stattgefunden haben, für die Zukunft zu befreien und auf ganzheitliche Weise zu heilen. Vieles liegt in unserer Hand, wenn wir uns unseres Selbst bewusst werden. Auch wenn nicht alle Erkrankungen, besonders wenn sie systemisch sind, mit meditativen Zeitreisen kuriert werden können, ist es doch ein hilfreicher Beginn, sich selbst, seine Seele und die Erfahrungs- und Erlebniswünsche seiner Seele besser kennenzulernen.

Zweifelsohne gibt es Unmengen von Büchern, Vorträgen und

Seminaren zum Thema »Glücklich sein«, »Dem inneren Ruf folgen«, »Frei sein von der Vergangenheit« oder »Selbstbestimmt leben«. Stets wird der Ratschlag geäußert, im Hier und Jetzt zu leben, Vergangenes vergangen sein zu lassen und die Zukunft so zu akzeptieren, wie sie eben in Form des Auf und Ab im Leben daherkommt. Wunderbar! Wer diesen Ratschlag beherzigen kann, ist glücklich, und wer glücklich ist, wird wohl nicht krank sein. Aber wie bitte lebt man nach dem »Hier-und-Jetzt-Credo«, wenn man im tiefsten Inneren alte Wackersteine aus längst vergangenen Zeiten mit sich herumschleppt, von denen man unter Umständen noch nicht einmal etwas weiß, geschweige denn, sie loslassen kann?

Auch ich bin grundsätzlich von der These des »Sich-Befreiens« überzeugt. Sobald es mir zumindest zeitweilig gelingt, ganz und gar in der Gegenwart zu sein und im Jetzt zu verweilen, sind alle Gründe für Erkrankungen – wie beispielsweise Sorgen oder Ängste – nichtig, da diese entweder in der Vergangenheit manifestiert wurden und/oder auf die Zukunft projiziert werden. Es ist aber nun einmal extrem schwierig, ganz und gar in der Gegenwärtigkeit zu verweilen, wenn innere Wunden aus der Vergangenheit (bewusst oder unbewusst) uns nach wie vor fesseln und offenbar unheilbar und unlösbar sind.

Mir ging über Jahre immer mal wieder der Gedanke durch den Kopf, ob Loslassen tatsächlich Heilung bedeutet, und fragte mich, wer schon wirklich loslassen kann. Ich beschäftigte mich lange Zeit mit der Idee, wie es wäre, wenn ich oder wenn meine Patienten in der Zeit reisen könnten, um uns wirklich von altem Ballast für die Weiterreise in eine lichtvolle Zukunft zu befreien. Heute weiß ich aus eigener Erfahrung und durch meine Praxisarbeit mit Patienten, dass alle Menschen wirklich erst gegenwärtig und heil sein können, wenn eine Heilung innerhalb der Zeitlinie der Vergangenheit stattgefunden hat. Erst wenn die Auslöser und die Wunden früherer Zeiten imaginär in der Vergangenheit geheilt wurden, ist Heilung im Jetzt möglich – dies habe ich oft mit Patienten, mit Freunden und auch an mir selbst erlebt.

Veränderungen der Prägungen aus der Vergangenheit sind ein ganzheitlicher Ansatz zur Heilung, denn diese früheren Erlebnisse wirken sich auf massive Art und Weise in der individuellen Zeitlinie auf das Jetzt als Manifestation und auf die Zukunft als Projektion aus. Somit sind bewusste Veränderungen der alten Prägungen der ganzheitliche Ansatz zur Heilung. Man muss auf meditativem Wege lediglich entlang der individuellen Zeitlinie zurückwandern und die Erlebnisse in der Vorstellung verändern. Und dabei ist es gleich, ob es sich um eine Begebenheit von vor zwanzig Jahren oder vor drei Tagen handelt – unterschiedlich sind lediglich die Reaktionen des Körpers, der vielleicht nach einem zeitnahen Erlebnis »nur« mit Halsschmerzen reagiert oder langfristig mit manifesten Herzbeschwerden aufgrund eines gebrochenen Herzens aus Liebeskummer, der nie überwunden wurde.

Ein Mensch und sein Körper sind immer im Hier und Jetzt krank. Die Vergangenheit bietet uns aber eine Möglichkeit der Heilung für die Zukunft. Wir müssen also in der Zeit hin und her reisen, um Bewusstheit über das Warum und über das Wie zu erlangen, und dann können wir tiefgehende Heilung initiieren. Die Fantasie und kreative Vorstellungskraft, mit denen die Schöpfung den Menschen ausgestattet hat, schenken die Gabe, sich mit imaginären Zeitreisen selbst ganzheitlich auf allen Ebenen zu betrachten und zu heilen.

Denken Sie nochmals an meine Frage zu Beginn dieser Einstimmung: **Was würden Sie in Ihrer Vergangenheit ändern wollen, und was wünschen Sie für Ihre Zukunft besser zu gestalten?**

Vor einigen Jahren begann ich – inspiriert durch eigene Erfahrung, durch lange Yoga- und Meditationspraxis, durch positive Visualisierungen und Affirmationen sowie durch die Theta-Healing-Methode von Vianna Stibal –, mit den Patienten an inneren Zeitreisen zu arbeiten. In geführten Meditationen begleite ich Ratsuchende in ihrer Zeitlinie zurück zum Ursprung eines Schmerzes oder zum Beginn der Imbalancen, damit die Patienten diese Auslöser bewusst wahrnehmen und in der Folge dieser Erkenntnis die Auslöser mithilfe der Vorstellungskraft bewusst verändern. Aus dieser Rückschau, gepaart mit einer aktiven, wenn auch imaginären Veränderung, wird wohlige Heilenergie in der Gegenwart freigesetzt, die sich in der Zeitlinie auch zukünftig auswirkt. Die Effekte auf Geist und Körper dieser pragmatischen Methode waren und sind immer wieder verblüffend. Die inneren Wackersteine werden erkannt, zersplittert und können sich nach und nach auflösen.

Auf meinem Weg zu Heilungswissen und zum Erwachen haben mich sehr die Werke von Eckhart Tolle, Barbara Bessen, Louise L. Hay und Diana Cooper inspiriert, um nur einige zu nennen, die weltweit als spirituelle Lehrer mit Menschen arbeiten und die Erdengemeinschaft auf neue Bewusstheitsebenen führen. Von ganzem Herzen danke ich diesen Leitfiguren, die mich immer wieder zu tieferen Meditationen und neuen Erkenntnissen begleiten. Seit vielen Jahren praktiziere ich täglich Meditationen, und so entwickelte sich in mir zunehmende Hellfühligkeit (so bezeichne ich die feinstoffliche Wahrnehmung von Energiefeldern von Menschen, aber auch von allem Geistigen und Spirituellen, das um uns, jedoch nicht sichtbar ist). Ich empfinde das Leben, die Welt und die gesamte Schöpfung als feinstoffliches Netz, in dem wir alle miteinander verbunden sind. Mit meiner hellfühligen Wahrnehmung versichere ich Ihnen aus tiefstem Herzen: Sie besitzen große Heilkraft in sich, und im großen Feld der Schöpfung stehen unermessliche Energiequellen und Hilfen zur Verfügung, die jeder von uns erbitten kann und erhalten wird. Das Einzige, was man dafür tun muss, ist, sich zu öffnen und vom Herzen anstatt vom Kopf aus zu begreifen und zu handeln. Das Leben ist nämlich weit mehr, als der Verstand zu wissen meint.

Mit Unterstützung meiner feinstofflichen Helfer habe ich die heilsame Methode der »Zeitreisen« so weit verfeinert, dass Sie mit den Ausführungen und Anleitungen selbst welche unternehmen können und mit wachsender Bewusstheit bei zahlreichen Beschwerdesymptomen eigenverantwortlich und kreativ eingreifen können, um Ihre individuellen Selbstheilungskräfte zu aktivieren. Probieren Sie es. Auch wenn die Methode dieses Buches – und darauf will ich ausdrücklich hinweisen – keinen Arzt oder medizinische Eingriffe ersetzt oder ersetzen will, ist eine Zeitreise mit dem eigenen Selbst dennoch eine Möglichkeit, sich, seine Gedanken und seinen Körper besser kennenzulernen sowie sich der Prägungen entlang der persönlichen Zeitlinie bewusster zu werden, um schließlich im gesamten Dasein ganzheitlicher und lichtvoller zu leben.

Es ist mir ein Herzensbedürfnis, meine gesammelten holistischen Erfahrungen an meine Patienten, Seminar- und Retreat-Teilnehmer weiterzugeben und auch mit diesem Buch einer Vielzahl von interessierten Lesern zugänglich zu machen. Der Titel »Zeitreisen. Heilung für Körper und Geist« mag wie ein haltloses Versprechen klingen, sein Inhalt ist jedoch zumindest ein lohnenswerter Versuch, Zusammenhänge zwischen Körper und Geist und Zeitlinien bewusster zu betrachten. Wir Menschen sind so wunderbare, fantasievolle und von Natur aus liebevolle Wesen und haben es meiner persönlichen Meinung nach verdient, glückliche und gesunde Lebenszyklen auf Erden zu leben und diese innere Harmonie untereinander wie auch im Gleichklang mit Mutter Erde und allem Ausdruck der Schöpfung auf unserem Planeten und darüber hinaus zu teilen. Tauchen Sie ein in Raum und Zeit, und nutzen Sie Ihr einzigartiges schöpferisches Potenzial, um ganz und heil zu werden.

Ich wünsche Ihnen dabei von Herzen heilende Besserung und sende Ihnen »Love and Light«.

Birgit Feliz Carrasco

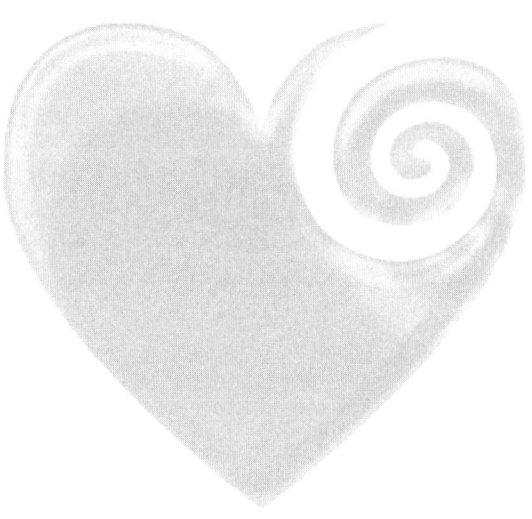

Teil 1

DAS WUNDER MENSCH

»Die wichtigste Arznei ist Berührung.«
Paracelsus

Der Mensch und der Schmerz

Warum empfinden Menschen körperliche Schmerzen? Wann und vor allem warum werden sie überhaupt krank? Und warum werden sie wieder gesund und heil? Das sind Fragen, die mich seit Jahrzehnten umtreiben, und die Themen der folgenden Seiten dieses Buches.

Meines Erachtens liegen die Antworten auf diese Fragen in dem verborgen, was ein Mensch wirklich ist … und das ist nicht gleichbedeutend mit dem, was wir erblicken, wenn wir uns im Spiegel anschauen. Das Wesen Mensch ist sicher ein vielschichtiges Wunderwerk der Schöpfung, das aus weit mehr Facetten besteht, als erkennbar ist. Er ist sicher nicht die Krone der Schöpfung, aber doch ein erstaunlicher Cocktail aus mannigfachen materiellen und immateriellen Ingredienzien, die nicht alle unmittelbar zu begreifen und somit auch nicht leicht fassbar sind.

Unsere Vielschichtigkeit macht es nicht einfach, zu erforschen, warum wir Menschen krank oder von körperlichen Schmerzen geplagt werden. In unserer Zeit ist die aufgeschlossene Fachwelt sich allerdings weitestgehend über Folgendes einig: Erkrankungen entstehen nicht allein im Körper, vielmehr spielen seelische Anteile auch eine wesentliche Rolle bei der Krankheitsgeschichte und der Genesung des Menschen.

Nachhaltige Heilung tritt ein, wenn nicht das Symptom, sondern der Mensch behandelt wird; und erfreulicherweise interessieren sich mehr und mehr Leute für ganzheitliche Heilungsansätze. Sie öffnen sich Naturheilkundigen und spirituellen Konzepten, weil sie sich im Themenkreis Gesundheit, Krankheit und Genesung ihres Körpers nicht mehr mit einfachen Erklärungen zufriedengeben. Wer neugierig ist und sich als multiples Wesen statt nur als Körper spürt, interessiert sich dafür, woher Erkrankungen und ihre Symptome kommen, und macht sich Gedanken darüber, ob nicht vorgeschaltete Warnsignale übersehen wurden.

Dass in den letzten Jahrzehnten das Interesse an ganzheitlicher Sichtweise und Formen der Selbstentdeckung und Selbsterkenntnis gewachsen ist, signalisiert auch der starke Zulauf beispielsweise bei Yogaschulen oder Meditationszentren. Warum jetzt? Spüren wir endlich, dass wir so wie bisher nicht weitermachen können? Fühlen wir, dass gewisse Lebensumstände und Umwelteinflüsse uns krank machen?

Meiner Beobachtung nach gibt es eine wachsende Anzahl von Menschen, die mehr auf sich achtgeben, und immer mehr Leute begreifen, dass der Körper ein wichtiges Gefährt in diesem Leben, dieser Körper aber eben nicht alles ist, was die persönliche Existenz ausmacht, und das individuelle Wohlgefühl nicht ausschließlich beeinflusst. Neue Denkweisen entstehen, und ihnen folgen neue Handlungsweisen, die sich durch achtsamen, tiefgründigen, liebevollen und ganzheitlichen Umgang mit sich selbst auszeichnen, der wiederum auch mit einem respektvolleren Umgang mit den Mitmenschen einhergeht. Hat das leistungsbezogene »Ellbogengesellschaftsmodell« ausgedient? Augenscheinlich sehnen sich viele Menschen nach neuen Lebensstilen, nach äußerer und innerer Harmonie, und dies verändert auch das Verständnis für den eigenen Körper.

Von Herzen möchte ich Sie einladen, auf den folgenden Seiten das Wunderwerk Mensch zu bestaunen und auch sich selbst aus erhöhter Perspektive neu zu betrachten, um allgemeine wie spezifische Zusammenhänge zwischen Lebensweise und Schmerz als Synonym für Krankheit zu entdecken. Nach diesem Perspektivenwechsel können wir bald gemeinsam Zeitreisen zu den Sphären der Heilung beginnen. Und ich würde mich freuen, wenn Sie dabei die nachstehenden Schlüsselsätze im Sinn und im Herzen behielten:

Kranksein ist der Ausdruck von Mangel.
Heilsein bedeutet Ganzheit.

Der Beginn allen Schmerzes

Wenn Sie morgens aufwachen, was denken Sie dann? Sie räkeln sich vermutlich und empfinden vielleicht, dass Sie gut oder weniger gut geschlafen haben, und sehr wahrscheinlich wünschen Sie sich, noch länger schlafen zu dürfen. Ziemlich schnell danach erscheint Ihre persönliche To-do-Liste des Tages vor Ihrem inneren Auge: »Was ziehe ich an? Ich muss Frühstück machen! Hoffentlich fährt die U-Bahn pünktlich! Im Büro muss ich gleich Frau Müller anrufen – ach, am besten mach ich das bereits auf dem Weg zum Büro. Mein Sohn muss um sechzehn Uhr zum Zahnarzt. Wir müssen heute frisches Brot kaufen.« Kurz nachdem Sie die Augen nach mehr oder weniger erholsamer Nachtruhe geöffnet haben, beginnen Sie zu funktionieren. Haben Sie stattdessen morgens schon einmal gedacht (falls nicht, versuchen Sie es mal): Was könnte ich mir heute Gutes tun? Was hilft mir, in Harmonie und in guter Schwingung zu bleiben? Was benötige ich, damit ich heute gesund, munter und fröhlich bleibe?

Der Mensch soll funktionieren, und wundersamerweise tut er dies meist auch. Funktionsfähigkeit ist das, was die Gesellschaft von uns erwartet, als ob wir Maschinen wären, und – noch verrückter – wir erwarten von uns selbst, einem Roboter gleich morgens aufzustehen und unsere Agenden effizient abzuarbeiten. Ausfälle, Krankheiten und jegliche Art von Fehlfunktionen werden als lästig oder störend empfunden, ernsthafte Erkrankungen sogar als Makel oder persönliches Drama.

Wie konnte es mit uns so weit kommen? An welcher Stelle sind wir in unserer Entwicklungsgeschichte falsch abgebogen, und wann sind wir vom Menschen zur Maschine geworden, für die Funktionalität statt Emotionalität oberste Priorität hat? Schmerzen und Erkrankungen sind Emotionen, die sich niemand mehr »leisten« will – was sind die Gründe dafür?

Schließen Sie für einen Moment die Augen, und spüren Sie in sich hinein. Wie ist Ihr inneres Gefühl zu Schmerz und Krankheit, wenn Sie persönlich betroffen sind?

Wenn wir tief in uns hineinblicken, finden wir möglicherweise Angst, die emporsteigt, wenn wir nicht voll funktionstüchtig sind, da dann das geforderte oder selbst auferlegte Leistungspensum gemäß dem heutigen gesellschaftlichen Lebensstil nicht aufrechterhalten werden kann. Gefühle der Minderwertigkeit, der Ausgeschlossenheit und des Selbstmitleids tauchen auf, so Sie bereit sind, dies zuzugeben. Manchmal empfindet man Schmerz und Krankheit auch einfach nur als lästig – aber all dies sind lediglich verschiedenfarbige Kleider der einzigen Emotion, die die Vorstellung von Erkrankung oder reale Krankheit in uns auslösen: Angst. Körperliche Beschwerden und Schmerzen, ob klein oder groß, behindern unsere Denkfähigkeit, die heute das A und O unserer Leistungsgesellschaft ist.

Woher kommt diese Angst, die Patienten zu mir sagen lässt: »Ich kann es mir nicht leisten, krank zu sein. Ich muss ins Büro – da wartet ein Haufen Arbeit auf mich!«? Ein Blick zurück zu den

Anfängen der Menschheit in der Urzeit ist oftmals hilfreich, weil das »Wunderwerk Mensch« sich zwar inzwischen durch atemberaubende Kreativität technologisch enorm weiterentwickelt hat, aber dennoch von tiefen Urinstinkten beherrscht wird, als ob die letzten zwanzigtausend Jahre nicht vergangen wären. In Anbetracht kosmischer Zeitlinien kommen zwanzigtausend Jahre allerdings einem Wimpernschlag gleich und sind keinesfalls eine hinreichend lange Periode, um selbst überkommene biologische Instinkte völlig auszumerzen. Allerdings sind viele Instinkte auch heute noch überlebenswichtig.

Die Angst vor Erkrankungen ist ein Urinstinkt, der tief verankert in unserem Inneren schlummert und auftaucht, sobald die gewohnte »Funktionalität« des Körpers bedroht ist. Selbstverständlich – vielleicht viel zu selbstverständlich – gehen wir davon aus, morgens frisch und munter aufzuwachen, ausgestattet mit neuer Energie für den Tag und die Jagd um Nahrung zur Erhaltung unseres Lebens. Im schwereren Krankheitsfall konnte der Urzeitmensch jedoch weder jagen noch sich sonst wie Nahrung besorgen, was früher eine lebensbedrohliche Situation war, falls dieser Zustand länger anhielt. Und so ist heutzutage noch jede Angst vor Erkrankung und Schmerz nichts anderes als die verschleierte Angst vorm Tod. Die heutige Angst vor Krankheit wird aufgrund dieses uralten Instinkts unbewusst ebenso als lebensbedrohlich empfunden, was ziemlich irrationale Züge hat, wenn man sich noch nicht einmal mehr zugesteht, mit einer schnupfigen Erkältung einige Tage im Bett zu bleiben, um sich gesund zu pflegen, wohl wissend, dass man eigentlich nicht mehr jagen gehen muss, um zu überleben.

Schließen Sie für einen Moment die Augen, und machen Sie sich bewusst, dass es nicht selbstverständlich ist, jeden Morgen immer wieder gesund zu erwachen.

Bitten Sie abends vorm Einschlafen um Heilungsenergien und den Segen, morgens wieder wie neugeboren aufzuwachen.

Was früher die Jagd war, dem scheint heute die Beschäftigung am Arbeitsplatz zu entsprechen, und diesem Ort fernzubleiben oder nicht an einer in der Regel selbst auferlegten To-do-Liste zu arbeiten wird als persönliche Bedrohung oder Niederlage empfunden. Deswegen möchte niemand länger krank sein, und man fühlt sich im Krankheitsfall unter Umständen unzulänglich, man ist unzufrieden oder gar tief erschüttert. Unbewusst definiert sich jeder als schaffendes, jagendes Mitglied einer Gemeinschaft, deren Anerkennung – ebenso unbewusst – auch enorm wichtig ist. Wir wünschen uns einen immer aktiven, funktionierenden Körper … aber der Körper geht manchmal, wie es scheint, seine eigenen Wege.

Was jagen wir heute, um zu überleben? An die Stelle der Befriedigung essenzieller Grundbedürfnisse wie Nahrung oder eine trockene Höhle als Schlafraum rückte über die Jahrtausende bekanntlich die Hetzjagd nach Geld als Tauschmittel für Nahrung und Wohnraum, die andere uns zur Verfügung stellen, weil sie mehr davon haben, als sie selbst benötigen. Aber damit nicht genug, kamen die Jagd nach Autobesitz, nach Designerkleidung und sogar die Hatz aufs Geld selbst hinzu, das auf Bankkonten gehortet wird und definitiv nicht essbar ist. Ebenso wenig sind Aktienpapiere zum Verzehr geeignet. Um unseren gierigen Jagdtrieb zu befriedigen, muss alles immer mehr und immer größer werden, und für die Beschaffung der Konsumgüter ist ein möglichst sicherer und gut bezahlter Arbeitsplatz erforderlich, der die nötigen finanziellen Ressourcen dazu bereitstellt.

Hier beginnt das Leid mit dem Schmerz, denn Schmerz beginnt mit Abhängigkeit. Solange das Abhängigkeitsgefühl, angetrieben durch die Angst ums Überleben, im Dunkel des Unbewussten liegt, wird der Urinstinkt immer die Führung halten und sagen: »Krank sein ist nicht gut. Krank sein macht Angst.«

Nehmen Sie sich einen Moment Zeit für dieses Gedankenspiel, und stellen Sie sich vor: Krankheit hat einen Sinn, sie birgt eine Botschaft in sich und dient dazu, dem Körper zusätzliche wie natürliche Regenerationszeiten zu schenken.

Das »Wunder Mensch« verfügt im Gegensatz zu dem, was wir von Tieren wissen, über die Gabe der bewussten Wahrnehmung seiner selbst. Sie, wir, ich stehen nun vor der Wahl, uns weiterhin unbewusst von Instinkten steuern zu lassen – oder Licht ins innere Dunkel zu bringen: durch Selbstbeobachtung, Selbsterkenntnis und höhere Bewusstheitsgrade als bisher.

Die Trinität aus Körper, Geist und Seele

Selbsterkenntnis fängt damit an, bewusst wahrzunehmen, wer wir wirklich sind. Sobald man beginnt, sich selbst bewusst zu erkunden, wird man echte Wunder erfahren. Vibrierende Lebendigkeit offenbart sich im Inneren des Seins. Energie, Licht und feinstoffliche Lebenskraft werden spürbar, und man beginnt zu begreifen, wie Blockaden des feinstofflichen Energieflusses den Körper krank machen, weil er dann mit dem Wesentlichen unterversorgt ist. Es geht bei den Themen »Wohlbefinden«, »Gesundheit« und »Krankheit« eben nicht nur um den Körper allein, wie er sich unseren klassischen Sinnen darstellt.

Menschen sind nicht »nur« ein Körper, auch wenn viele davon überzeugt sind und alles dafür tun, den Körper zwar gesund zu erhalten, aber dennoch krank werden. Der Mensch wird erst zum Menschen durch seine weiteren Anteile, die allgemein als »Geist« und »Seele« bezeichnet werden. Unser aller Geist und Seele sind mit dem Körper in einer Trinität verschmolzen, und deren Bestimmung und Wunsch ist es, in einem ganzheitlichen Sein auf Erden zu harmonieren. Mit etwas Feingefühl und aufmerksamer Selbstbeobachtung werden Sie bald bei sich selbst feststellen können, dass Ihr Körper dann zu einer unterschiedlichen Palette von Erkrankungen neigt, die anders sind als die »normale Funktionalität«, wenn Ihnen Ihre Harmonie fehlt, die innere Balance, die sonst die Aufrechterhaltung Ihrer Gesundheit gewährt. Die im Zeitalter der Bewusstheit verstandene Heilung wird selbstverständlich alle menschlichen Anteile aus Körper, Geist und Seele in den Heilungsprozess mit einbeziehen und so eine holistische Betrachtungsweise von Erkrankungen ganz natürlich werden lassen.

Die medizinische Wissenschaft beschreibt die Zusammenhänge zwischen Erkrankungen des Körpers und den weiteren, nicht sichtbaren Anteilen des Menschen als »Psychosomatik«. Hier betrachtet man die Beziehung zwischen *sōma* (altgriechisch für »Körper«) und *psychē* (»Atem, Hauch, Seele«, heute überwiegend als der psychologische Anteil des denkenden Menschen verstanden). Esoteriker aller Zeiten und Kulturen sowie Psychologen und auch aufgeschlossene Mediziner der Moderne vermuten den Beginn aller Erkrankungen im sogenannten »Seelischen«.

Jedes Organ hat ein eigenes Gedächtnis und ist sozusagen interaktiv – mit emotionalen und mentalen Vorgängen. Bereits in der ganzheitlichen Gesundheitslehre alter Hochkulturen wie in Indien, China oder Griechenland symbolisierte jedes Organ spezifische Themen. Beispielsweise wurde und wird die Leber als Organ für angestaute Wut oder unterdrückte Trauer angesehen, die innerhalb eines Lebens als Erfahrungen erlebt und gesammelt wurde.

Mit der Erkenntnis, dass Erkrankungen im Laufe unserer individuellen Biografie erworben werden, eröffnet sich für jeden von uns die wertvolle Chance, mit der Gabe von Selbstbeobachtung und -reflexion zu erkennen, was die spezifischen Auslöser für Erkrankungen und Schmerzsymptome sind, wie man die Auslöser in der Vorstellung modifizieren und in ihrer Auswirkung schwächen kann.

Um diese Zusammenhänge zwischen Psyche und Soma und das Wesen Mensch genauer zu betrachten, ist an dieser Stelle eine Definition der Ausdrücke »Grobstofflichkeit«, »Feinstofflichkeit«, »Körper«, »Geist« und »Seele« sinnvoll, die verdeutlicht, wie ich diese Begriffe bei meiner Arbeit erfahren habe, wie ich sie interpretiere und in diesem Buch verwende:

- **Grobstofflichkeit:** Grobstofflich ist all das, was für unser Auge real erfassbar und für unsere Hände anfassbar ist, alles Materielle also, wie Erde, Holz, Stein, Pflanzen, Wasser und so weiter – inklusive der nur mit Hilfsmitteln sichtbaren Molekularstruktur. Auch die physikalischen Energieformen, die aus Umwandlungsprozessen dieser Moleküle entstehen (wie zum Beispiel Feuer und Hitze beim Verbrennen von Holz), sind grobstofflich, da grobstofflichen Ursprungs.
- **Feinstofflichkeit:** Feinstofflichkeit ist für die meisten Menschen nicht sichtbar, sie kann jedoch unter Anleitung erspürt werden. Es ist die kosmische Energieform, die allem Existierenden Leben einhaucht und die gesamte göttliche Schöpfung durchwebt. Diese Energie ist immer nährend, immer anwesend, und alles grobstofflich Sichtbare ist von dieser Lebensenergie durchdrungen. Ist die Aufnahme des feinstofflichen Energieflusses auf grobstofflicher Ebene durch Hindernisse minimiert, weil Rezeptoren für feinstoffliche Energie (Chakras) gestört sind, entstehen körperliche Erkrankungen. Feinstoffliche Energie ist immerwährend und überall, wie ein unerschöpfliches Meer, das alles Leben umhüllt, aber ohne

bewusste Offenheit und geschulte Wahrnehmung meist nicht spürbar ist.

- **Körper** *(sōma)*: Der Körper des Menschen ist der grobstoffliche Ausdruck des Lebens in Form eines biologischen Organismus, bestehend aus Knochen, Muskeln, Organen, Blut und Zellen sowie diversen biochemischen Elementen, die im Metabolismus miteinander in einer Einheit existieren. Zur gesunden Funktionsweise benötigt der Körper grobstoffliche mineral- und energiehaltige Nahrung sowie Wasser, um durch balancierten Stoffwechsel in Kombination mit der ebenfalls nährenden feinstofflichen Energie zu leben, so wie es alle körperlichen Lebensformen auf Erden tun. Der Körper vermag Schmerz zu empfinden, ist sterblich und löst sich auf, sobald der Stoffwechsel aufhört, feinstoffliche Energie und grobstoffliche Moleküle zu verarbeiten und zu transformieren.

- **Geist** *(spiritus)*: Der Geist des Menschen verfügt über die Fähigkeit, zu denken und sich selbst als einen Verstand in einem Körper existierend wahrzunehmen. Der Geist kann Zusammenhänge analysieren, Erfahrungen abspeichern, Projektionen errechnen sowie Prognosen erstellen und Schmerzen oder Fehlfunktionen erkennen. Der Geist benötigt für seine Funktion grobstoffliche Gehirnzellen, Nervenbahnen und die Sinnesorgane Ohren, Augen, Nase, Mund und Haut des Körpers, um analytische Fähigkeiten zu leisten, die im Verstand vereint werden. Der Geist ist damit beides: grobstofflich und feinstofflich. Seine grobstofflichen Anteile sind sterblich, die feinstofflichen existieren weiter und haben als »Spirit« Anbindung an die Unendlichkeit der Schöpfung.

- **Seele** *(psychē)*: Die Seele ist der feinstoffliche Hauch, der zu Beginn des Lebens den Körper beseelt und am Ende des körperlichen Lebens den Organismus verlässt. Die Seele ist Teil der göttlichen, feinstofflichen Energiequelle, die unversiegbar ist und immer und alles auf Erden sowie im Kosmos durchwebt.

Die Seele ist gleichermaßen individuell wie universell, also mannigfach wie einzigartig und multidimensional. Die Seele ist das Licht der göttlichen Funken, die alles Grobstoffliche, so wie wir es auf Erden kennen, lebendig macht. Ihrer Natur nach ist die Seele jedoch feinstofflich und unsterblich. Es geht ihr immer gut, sie wird selbst nicht krank, denn sie weiß um die großen Zusammenhänge, weil sie stets mit dem Schöpfungsprinzip verbunden ist. Die Seele bildet eine Gefühlsgemeinschaft mit der grobstofflichen Körperhülle und dem Geist, in der sie Erfahrungen sammeln kann, zu denen auch alle Formen von Emotionen oder Erkrankungen gehören.

Bewusstheitsentwicklung und Selbsterkenntnis können wir nur holistisch, also ganzheitlich mit allen Anteilen dieser heiligen Trinität aus Körper, Geist und Seele erfahren, denn dies ist die derzeitige Daseinsform, die die Schöpfung hier auf Erden für uns erschaffen hat. Es ist nicht möglich, nur Körper, nur Geist oder nur Seele zu sein. In dieser dreidimensionalen Verknüpfung liegt natürlicherweise der Ansatz, wie Erkrankungen zu erklären sind und wie Heilung geschehen kann. Körper, Geist und Seele verbinden sich zu einer einzigartigen Symbiose, die unser aller Individualität und Persönlichkeit ausmacht, die Sie von mir und uns von Milliarden anderen Personen unterscheidet. Jede individuelle Trinität ist ein Wunderwerk für sich, ist heilige Perfektion und zu eigenen Herausforderungen und Entscheidungen prädestiniert. Meiner Erfahrung nach gehören wie gesagt auch Schmerzen, Erkrankungen sowie der Heilungswunsch zu den »Lektionen« und Entscheidungen, die jeder Mensch zahlreich im Laufe eines Lebens erfährt und für sich persönlich trifft, liebevoll begleitet von etwas Großem, das alles erschaffen hat.

Die Urquelle der Schöpfung

Wo das Leben herkommt, wo die Lebendigkeit ihren Ursprung hat, wie der Kosmos, die Natur und wie der Mensch entstanden sind – das sind gegenständliche Betrachtungen, die weltweit zahlreiche Bibliotheken mit wissenschaftlichen und philosophischen Büchern von unzähligen Autoren füllen. Und dennoch gibt es bisher keine abschließende Antwort auf diese Fragen. Jeder Sinnierende sieht die Genese und den Sinn des Lebens unterschiedlich. Vielleicht ist das auch der Grund, warum die Mehrheit aufgehört hat, darüber nachzudenken ... es sprengt die menschliche Dimension des Denkens. Gleich, wie man sich persönlich die Herkunft des Daseins erklärt, liegt doch in diesem Ursprung des Lebens der Schlüssel zum Verständnis von Erkrankung und Heilung des irdischen Menschen, weil die Daseinsform als Trinität aus Körper, Geist und Seele sicher kein zufälliges, chaotisches Design der Schöpfung ist, bei dem nur Teile dieser Kombination krank oder gesund werden.

Das Universum ist kein Chaos. Es gibt kosmische Regeln, die alles in einer gewissen Bandbreite geschehen lassen – so, wie Planeten in Umlaufbahnen um Sonnen kreisen, und so, wie Galaxien entstehen und vergehen. In dieser gesamten Herrlichkeit des Weltalls liegt nichts Zufälliges, nichts Chaotisches, sondern pures Prinzip, nämlich das Prinzip der heiligen Lebendigkeit. Auch auf atomarer Ebene reagieren Elementarteilchen nach spezifischen Regeln miteinander, sie transformieren sich, lassen Neues entstehen und Altes vergehen. Irgendetwas oder irgendjemand schöpft und kreiert all diese Wunder des Universums und hat auch das Wunderwerk Mensch erschaffen.

Wenn Sie einverstanden sind, möchte ich mich gern mit Ihnen hier und jetzt darauf einigen, dass es – möglichst neutral ausgedrückt – eine Urquelle der Schöpfung gibt, die all diese Wunderwerke designt und in gewissen Bahnen lenkt, die dennoch vielfältige wie wundersame Entfaltungsmöglichkeiten haben.

Das Schöpfungsprinzip besteht »allüberall« aus Werden, Sein und Vergehen, und ich definiere die Urquelle als das, wo alles herkommt, wozu alles Bestehende einen Beitrag leistet und wohin alles zurückgeht. In meinen Meditationen spüre ich diese Urquelle und erfahre, wie real sie ist … Früher konnte ich das nicht, heute ist mir die Urquelle jedoch Realität, die sich mir als energiereiche Lichtform offenbart, die mich nährt und mich lebendig fühlen lässt und dies für alle Wesenheiten des Universum tut. Manche nennen dieses Zentrum der Schöpfung »Gott«, ich nenne »Es« lieber »Göttlichkeit«, um jegliche Personifizierung oder Identifizierung mit einer Religion zu vermeiden. Ich erlebe die Urquelle als funkelndes, nicht greifbares Licht, das mich ohne Unterlass mit Lebensenergie versorgt, aber auch intensiver von mir »angezapft« werden kann, wenn ich Hilfe in besonderen Situationen brauche. Die Urquelle birgt alles Leben und alle Schöpfung in sich und ist alle Ausdrucksform des Kosmos und der Natur … Von dort kommt alles, und dorthin fließt alles zurück. Auf der CD finden Sie diese Meditation als gesprochene Anleitung.

Reise zur Urquelle

Nehmen Sie sich einen kurzen Moment Zeit, schließen Sie die Augen, und stellen Sie sich vor Ihrem inneren Auge einen schönen Ort mit einer kristallklaren Quelle vor. Aus dieser Quelle fließt unerlässlich ein Element, das Ihnen vielleicht als glänzendes Wasser, als Goldstaub oder glitzerndes Licht erscheint. Beobachten Sie einfach, welches Bild oder Element sich Ihnen offenbart, fühlen Sie es, statt es zu denken. Was immer es ist, versuchen Sie, sich mit dieser reinen, puren Energie zu verbinden, und erspüren Sie, dass diese Urquelle in allem vorhanden ist, was Sie kennen, und sich in alles Vorstellbare verwandeln kann.

Der Kreislauf des Lebens

Nach der kleinen Meditation zum Kennenlernen der Urquelle schauen Sie nun mit offenen Augen auf eine Pflanze in der freien Natur, in Ihrem Garten, auf dem Balkon oder in einem Zimmer. Betrachten Sie die Pflanze. Öffnen Sie sich, und erspüren Sie die Lebendigkeit und die feinstoffliche Energie der Urquelle in dem grünen Objekt Ihrer Betrachtung.

Und dann stellen Sie sich vor, Sie selbst werden zu einer Blumenknospe oder einem neuen Blatt der Pflanze. Versuchen Sie zu empfinden, wie Sie mithilfe feinstofflicher Energie und Licht wachsen, sich entfalten, erblühen und größer werden. Spüren Sie Ihr Sein in Verbundenheit mit der Urquelle. Und dann erfühlen Sie, wie Ihre äußere Hülle als Blüte oder Blatt auch wieder vergeht. Nehmen Sie wahr, dass Sie weiterexistieren, auch wenn Ihre äußere grobstoffliche Form vergangen ist.

So ist der Kreislauf von allem Lebendigen auf Erden und überall sonst. Die gesamte Schöpfung, ob für uns sichtbar und unsichtbar, besteht aus Zyklen des Werdens, Seins und Vergehens, gleich, ob es Blumen, Bäume, Menschen, Sterne oder ganze Galaxien und vermutlich sogar Universen sind. Alles stellt eine Variante des Perpetuum mobile dar, etwas, was sich in der Gemeinschaft selbst antreibt und speist. Durch Verwandlung des lichtvollen Energieelements aus der Urquelle entsteht Lebensenergie, die wiederum auch Grobstoffliches belebt und eine bestimmte Weile von Tagen oder Milliarden Jahren existieren lässt, um dann wie Blätter einer Blüte zu vergehen und dennoch energetisch weiter als Urelement des göttlichen Lichts zu bestehen. Nichts in diesem Kreislauf des Lebens ist zufällig oder chaotisch – der Wechsel zwischen Kommen und Gehen ist vielmehr das Axiom aller Existenz. Ich nenne dieses kosmische Gesetz des Wandels das »Neuschöpfungs-Exis-

tenz-Recycling-Prinzip«, kurz »Schöpfungsrecycling«, denn die
»Wiederverwertung« ist in diesem Wechselspiel ein elementarer
Faktor. Warum sollte die Schöpfung Ressourcen verschwenden,
indem sich Grundstoffe des Lebens wortwörtlich in nichts auflösen? Sinnlose Verschwendung und hemmungsloser Verbrauch
sind eher ureigene Erfindungen des egobehafteten Menschen.

Alle Atome, die die Natur, alles Sichtbare und auch den Menschen
auf Erden formen, sind von Anbeginn der Existenz da. Alles auf
molekularer Ebene wird unablässig und wiederkehrend recycelt
und erscheint immer wieder in neuer Form. So bestehen Sie und
ich aus Atomen, die es bereits vor Milliarden Jahren auf Erden
gab; das heißt, in jedem von uns stecken Anteile einer urzeitlichen
Palme oder eines Dinosauriers oder vielleicht von einer bekannten Persönlichkeit wie Buddha oder Albert Einstein.

Mit dieser Sichtweise können Themen wie die Wiedergeburt
ganz neu betrachtet werden, denn vermutlich verknüpfen uns
Atome auch über eine Art molekulares Gedächtnis miteinander,
und über unser Karma (die Verantwortung für persönliche Handlungen und Taten in vergangenen und zukünftigen Inkarnatio-
nen) dürfen wir im Jetzt vieles abarbeiten, lösen und ausheilen,
was von Menschen in den Jahrtausenden ihrer Existenz auf Erden an Verfehlungen, Böswilligkeiten und Brutalitäten begangen
wurde. Noch heute atmen wir dieselben Sauerstoffmoleküle wie
vor Millionen von Jahren, doch jetzt, im Zeitalter der Bewusstheit,
können wir entscheiden, wie wir auf Erden handeln und wirken
und was wir in das große System des Schöpfungsrecyclings zurückgeben und hinterlassen möchten.

Unsere Erfahrungen und Erlebnisse, die wir hier während
unseres Daseins auf Erden sammeln, sind Teil des »Neuschöp-
fungs-Existenz-Recycling-Prinzips«. Unsere Sammlungen von
Emotionen wie Freude, Schmerz, Liebe und Leid sind sozusagen die Währungseinheit, die wir an die Urquelle zurückgeben,

um diese Erfahrungen in den großen Kreislauf zurückzuführen und die Schöpfung weiter wachsen und blühen zu lassen. Jeder von uns ist Teil dieses Kreislaufs. Jeder von uns entstand aus dem Schöpfungsprinzip des Lebens und gibt dorthin zeitlebens alles hinein, bis sich schließlich am Ende der körperlichen Existenz alles Feinstoffliche in uns wieder mit der Urquelle vereint.

Mit Kenntnis des schöpferischen Recyclingprinzips war es mir möglich, Krankheiten oder schmerzvolle Erfahrungen meiner Patienten und auch in meinem eigenen Leben besser zu verstehen und anzunehmen. Inzwischen bewerte ich Erkrankungen nicht mehr als etwas Schlechtes, was Angst macht, sondern mache mich bei aufkommenden Symptomen auf die spannende Suche nach Zusammenhängen zwischen Lebenssituationen und Erlebnissen, die meine Harmonie oder die meiner Patienten erschüttert haben und eine Erkrankung auslösten. Diese Herangehensweise belässt unsere Gedanken im Licht und in der Gnade der Urquelle, die uns innere Heilung schenken kann, anstatt im dunklen Schatten einer anachronistischen Angst bewegungslos zu verharren und auf technische oder chemische Hilfe von außen zu warten. Das Schöpfungsrecycling ist eine wundervolle Einrichtung, da in diesem Kreislauf des Lebendigen auch Erfahrungen von Schmerz und Krankheit eingebracht werden können und zu einer wiederverwertbaren Energie umgewandelt werden, ebenso wie Erlebnisse und Gefühle von Gesundheit, Glück und Freude. Es gibt keinen Grund für Angst, die blockierend und krankmachend wirkt, denn alles befindet sich in einem Kreislauf der Erneuerung.

Schließen Sie für einen Moment die Augen, und stellen Sie sich Emotionen wie Freude, Fröhlichkeit, Liebe, aber auch Ärger oder Schmerz – ohne diese zu bewerten – als Energieform, zum Beispiel als Licht, vor.

Die Befreiung aus der Dualität

Licht als feinstoffliche Energieform ist neutral, darum ist die Visualisierung von Licht bei jeglichen Meditations- und Heilungsformen ein essenzieller Same. Licht vermag die positiven und negativen Assoziationen zu Emotionen zu neutralisieren, denn der dritte Anteil des menschlichen Wesens, der Geist, ordnet seiner ursprünglichen Aufgabe nach alle Begebenheiten in ein duales Wertesystem aus »Gut« oder »Schlecht« ein. Dies war zu Beginn der Menschwerdung unabdingbar, um in den Urzeiten lange vor jeglicher Zivilisationsform zu überleben. Der Urmensch musste unmittelbarer als wir Menschen heute unterscheiden zwischen Dingen, die ihm guttun, und Gefahren, die sein Leben bedrohten.

Ohne erhöhten Bewusstheitsgrad ist es in der Regel auch heute noch so, dass Angst, Ärger, Wut, Schmerz sowie Krankheit von unserem Verstand von vornherein als etwas Negatives eingeordnet werden. Das führt unter Umständen dazu, eine Angst vor der Angst zu entwickeln und im Krankheitsfalle wirklich in eine dunkle Falle zu tappen. Selbstverständlich möchte niemand Krankheiten und heftige Emotionen haben, wohingegen wir alle eigentlich nach Freude und Liebe streben – aber auch dies sind heftige Emotionen. Die dualistischen Wertekriterien, die früher überlebenswichtig waren, können heutzutage echte Stolperfallen sein, da sowohl »Gut« als auch »Schlecht« den Geist immer wieder binden, um entweder Lebensenergie durch Ablehnung oder durch Sucht und permanentes »Mehr-haben-Wollen« verheizen zu können. Beide Reaktionsmuster machen letztlich das Gemüt schwer und unter gewissen Umständen den Körper über die psychosomatische Anbindung krank.

Löst man durch bewusstes Betrachten alte Bewertungskriterien auf und betrachtet alle Erfahrungen auf Erden im Kontext des »Schöpfungsrecyclings«, können wir durch diese Kenntnis mit persönlichem Erfühlen der Urquelle Heilungsenergie in uns initiieren. Voraussetzung dafür ist, sich von negativen Gedanken und auch von unbewussten Mustern zu den Themen »Unzulänglichkeit«, »Krankheit«, »Schmerz« und »Angst« zu befreien. Eine neutrale Einordnung aller Emotionen ist hilfreich für innere Freiheit und ganzheitliche Heilung. Eine mich seit Jahrzehnten begleitende passende Lebensweisheit des Yogagelehrten Patanjali lautet in diesem Zusammenhang: »Gleichgewicht, Balance und Harmonie in jeder Situation, möge sie günstig oder ungünstig sein, ist als der Zustand des Yoga bekannt.«

Das höchste Ziel des Yogaweges – gleich, welchem der heute weltweit angebotenen Pfade man folgt – ist es, zu allem eine objektive Haltung aus erhöhter Perspektive einzunehmen und bei jeder Betrachtung einer persönlichen Angelegenheit das große Bild des gesamten Lebens und der Schöpfung zu sehen. Gleich, ob es die körperliche Form des Hatha-Yoga oder die geistig-philosophischen Richtungen des Yoga sind, gilt es, alles innerhalb eines Menschenlebens Erfahrbare möglichst neutral einzuordnen und nichts ausschließlich negativ zu interpretieren, wozu der Verstand des Menschen meistens tendiert. Leider ist unser zeitgenössisches Gesellschaftssystem ganz und gar auf dem Konzept der Negativität und Angstmacherei aufgebaut, das durch ein kollektives Unbewusstes mit Nachrichten, Politik sowie Banken- und Versicherungswesen aufrechterhalten wird. Als Beispiel stelle ich hier lediglich die exemplarische wie hypothetische Frage, ob man das Geschenk des Lebens mit Geld aufwiegen oder mit Verträgen absichern kann? Angst bewirkt in uns Blockaden im Energiefluss des Körpers. Harmonie und Ausgewogenheit dagegen implizieren Liebe zu allem, was ist; und diese Art der Liebe macht frei und gesund. **Sie können sich jetzt und hier entscheiden, ob Sie weiter Ihr Leben als Konto mit Plus- und Minus-Wertungen erleben möchten oder einfach ein neues, neutrales, wertfreies Konto eröffnen, auf dem Sie Erfahrungen wie farbenfrohe Juwelen sammeln.**

Ich empfehle meinen Patienten, ihre Emotionen auch im alltäglichen Gefühlsallerlei bewusst zu beobachten und möglichst jede persönliche Situation aus einer neutralen höheren Perspektive heraus zu betrachten. Dies ist ein hilfreiches Training, um jede Form von Emotion als Erfahrung und als lichtvolle Energie zu sehen und somit als Teil des kosmischen Recyclings zu akzeptieren. Die allmählich eintretende Auflösung des aus »Gut« und »Schlecht« bestehenden immanenten dualen Bewertungssystems ist ein essenzieller Schritt zur inneren Heilung.

Rezitieren Sie im Stillen bei »guten« oder »schlechten« Emotionen dieses hilfreiche Mantra:
»Alles dient dem großen Ganzen.«

Die heilige Silberschnur

Wir sind alle stets und für immer mit der Urquelle der Schöpfung verbunden. Selbst wenn wir emotionale oder körperliche Schmerzen innerhalb dieser Verbindung erleben, ist das nützlich für das große Ganze – lediglich unser Verstand bringt Widerstand gegen diese Erlebnisse unter der Bewertung »Schlecht« auf. Niemand von uns ist jemals allein, und nichts an Erlebnissen, Begebenheiten und jeglicher Art von Erfahrungen, zu denen eben unter anderem auch Schmerzen und Erkrankungen gehören, ist umsonst.
Alles dient.
So dient auch der Schmerz dem Menschen, und der Mensch dient als Teil der Schöpfung und Neuschöpfung. Ihre persönliche Existenz aus Körper, Geist und Seele ist permanent mit der Urquelle verbunden – vertrauen Sie ihr, denn Sie sind niemals einsam, niemals getrennt. Die Verbindung zwischen Ihnen, zwischen allen Wesen der Schöpfung und der Urquelle empfinde ich als eine Art Silberschnur. Vielleicht ist das auch ein hilfreiches Bild für Sie?

Diese imaginäre Silberschnur besteht aus Licht oder feinstofflicher Energie, die alles untereinander und alles mit der Urquelle verbindet und verknüpft. Gleich, welchen grobstofflichen Ausdruck die Schöpfung kreiert – eine Galaxie, eine Sonne, einen Planeten, einen Stein, eine Pflanze, ein Tier, einen Menschen oder auch nur eine winzige Zelle im Körper: Alles ist mit einem feinstofflichen Band angebunden an den Ursprung aller Schöpfung. Die allumfassende Schöpfung ist wie ein Netz aus unendlich vielen filigranen Silberschnüren, und dieses kosmische Netz ist das Nest, in das wir uns jederzeit hineinfallen lassen dürfen, wenn wir der Hilfe bedürfen und wenn es uns mental oder körperlich schlecht geht.

Mir ist vor einigen Jahren erst bewusst geworden, wie sehr ich verlernt hatte, in schwierigen Zeiten höhere Kräfte um Hilfe zu bitten. Vielleicht geht es Ihnen auch so? Wir werden geprägt und erzogen, alles aus eigener Kraft zu schaffen, und vergessen mitunter, dass es feinstoffliche Hilfe und Helfer gibt. Aber das Netz, das uns Halt gibt, ist da. Wir dürfen es in Anspruch nehmen. Das göttliche Licht birgt unerschöpfliche Heilungsenergie in sich, weil jeder von uns und alles Lebendige diese Urquelle immer wieder speist und deswegen auch von dort Hilfe erbeten kann – und garantiert auch bekommen wird.

Legen Sie für einen Moment Ihre Hände auf den Brustraum in der Nähe Ihres Herzens. Schließen Sie die Augen, atmen Sie tief, spüren Sie Ihren Körper bewusst. Dann visualisieren Sie in den Weiten des Universums wieder die Urquelle, bestehend aus Licht, aus Energie oder Göttlichkeit. Fühlen Sie das Band, Ihre persönliche Silberschnur, zwischen Ihrem Körper und der Urquelle. Empfinden Sie die Heiligkeit sowie die Gewissheit dieser Verbindung, die weder durch Raum noch durch Zeit trennbar ist. Danken Sie für diese Verbindung.

Es gelingt vielleicht nicht auf Anhieb, aber wenn Sie diese kleine Übung ab und zu machen, initiieren Sie eine Öffnung Ihrer Herzensebene, und Sie werden Trost und Urvertrauen mithilfe dieser Silberschnur oder des Silbernetzes erfahren. Die Feinheit und Heiligkeit Ihres Herzens vermag die göttliche Urquelle und das heilige Band aus bedingungsloser Liebe zu empfinden. Sie werden erfahren, dass Ihr Körper nur ein kleiner Teil Ihrer wirklichen Existenz ist.

Es ist ein Angebot, doch Sie werden erstaunt sein, wie Sie nach einiger Zeit wieder Ihre Trinität aus Körper, Geist und Seele und Ihr multidimensionales Sein zu empfinden vermögen, weil sich mit bewusster Wahrnehmung Ihr inneres Wesen daran erinnert, dass Sie aus der Urquelle der Schöpfung kommen und diese eigentlich nie verlassen haben.

Gemeinsam mit meinen Patienten und gern auch mit Ihnen, liebe Leserin und lieber Leser, arbeite ich an der liebevollen Öffnung der Herzensebene und Rückbindung an die Urquelle der Schöpfung. Ich durfte mit Ratsuchenden immer wieder erfahren, wie Schmerzsymptome und Erkrankungen differenzierter betrachtet werden, wenn man das heilende Nest und den liebevollen Halt der Göttlichkeit spürt, die in jedem von uns zu Hause ist. Mit ein bisschen Herzöffnung und ein bisschen Bewusstheit erhält jeder, der dies wünscht, das Geschenk eines zeitadäquaten spirituellen Fundaments, mit dem Sie sich nach und nach innerlich fester verankert, kräftiger, weiter, feinstofflicher und wunderbar lichtvoller fühlen.

Halten wir zum Ende des Kapitels fest, dass das Wunderwerk Mensch Schmerzen und Krankheitssymptome nicht nur mit dem Körper erlebt und der Körper auch nicht allein krank ist. Für jeden Schmerz gibt es geistig-seelische Ursachen, die dem höheren Zweck der Selbsterkenntnis dienen.

Der Mensch und die Heilkraft

In der Komplexität des Menschen liegt auch seine Kompliziertheit – dies mag ein Grund dafür sein, warum die klassische Medizin sich jahrzehntelang nur mit der Diagnose der körperlichen Fehlfunktion und dem »Abstellen dieser Fehlfunktion« befasst hat. So wurden wir mit dem Aufkommen der modernen Medizin darauf geprägt, dass Hilfe zur Wiederherstellung unserer Gesundheit nur von außen und durch andere kommen kann. Das Vertrauen in die innere Kraft der Heilung geriet in Vergessenheit. Das 20. Jahrhundert hat der Menschheit allgemein wie auch der Medizin allerlei technologischen Fortschritt gebracht, aber technische oder nicht ganzheitliche Diagnostik wird dem zeitgenössischen Wunderwerk Mensch nicht mehr oder nicht mehr ausschließlich gerecht.

Wie gesagt entwickelt sich die Bewusstheitsreife der Menschen derzeit rasant. Persönliche, aber auch kosmopolitische Zusammenhänge werden viel schneller erkannt als noch vor relativ kurzer Zeit, der Informationsfluss ist atemberaubend rasch, und jede Anwendung im Internet trainiert den User im Erfassen großer Datenmengen, Links und Buttons auf einen Blick. Es scheint fast so, als ob neue neuronale Verbindungen im individuellen Inneren entstehen und diese jeden Menschen dazu befähigen, private wie globale Lebenssituationen holistischer zu sehen sowie Ursachen und Reaktionen besser zu erkennen. Wir verknüpfen uns weltweit und spinnen ein irdisches Netz aus Glasfaserkabeln, das durchaus als Symbol beziehungsweise Pendant des göttlichen Netzes betrachtet werden könnte.

Vernetzung bedeutet auf Erden genauso wie innerhalb der Schöpfung Verfügbarkeit von Wissen und ein schöpferisches, kreatives Recycling. Hinzu kommen die wachsende Erfahrung feinstofflicher Lebensenergie und ihre Anreicherung im Körper durch die zunehmende Popularität von Yoga, Qi Gong oder Tai Chi sowie diversen Meditationsformen, die allesamt keine mystischen Rituale mehr sind, sondern weithin gelebte Realitäten. Der Jahrzehnte anhaltende Trend der Selbstverleugnung durch Leistungswahn wandelt sich allmählich in eine gesunde Selbstfindung wie nötige Rückbesinnung auf das ursprüngliche Lebensgefühl, das wiederum eine neue Einstellung zu Erkrankung und Heilung ermöglicht. Ein Patient sieht sich nunmehr nicht mehr als allein abhängig vom Wissen und von der Sichtweise eines Arztes oder eines Ärzteteams. Der Patient mausert sich vom Objekt zum selbstbewussten Subjekt, das sich selbst Gedanken darüber macht, woher spezifische Körpersymptome kommen und wie sie zur Heilung der zugrunde liegenden Krankheit führen, statt chemisch unterdrückt zu werden. Man könnte sagen, der Trend geht vom regelmäßig angewandten medizinischen Flickwerk hin zur ganzheitlichen Heilung und entspricht damit dem Wandel der Zeit im Allgemeinen.

Das Internet ist angefüllt mit Angeboten, Homepages und Webinaren von Menschen, die auf neue, feinstoffliche, spirituelle Art und Weise an der Erhebung der Menschen und am bewussten Umgang mit sich selbst, mit anderen und allen Lebenssituationen und Begebenheiten arbeiten. Wächst das Angebot mit der Nachfrage oder wächst die Nachfrage selbst? Das Internet ist quasi ein Feld elektronischen Bewusstseins der Mutter Erde, das täglich neue Verknüpfungen entstehen lässt und damit das Bewusstseinsniveau der gesamten Weltengemeinschaft inklusive der Natur und des Planeten Gaia (Erde) anhebt. Eine Auswirkung dieser erhöhten Bewusstheitsgrade sind die neuen Formen des Heilens, basierend auf dem Wissen um feinstoffliche Energie, Licht und Schöpferkraft. Dieses Wissen wird sich in den nächsten Jahren unter bewussten Menschen noch rasanter verbreiten und damit wiederum den Weltenwandel noch mehr beschleunigen. Wir stehen am Beginn einer tief greifenden Zeitenwende auf allen Ebenen des Erdenlebens. Unter anderem wird medizinische Diagnostik und Therapie wie im vergangenen Jahrhundert vielleicht bald nicht mehr nötig sein, und neue Heilverfahren werden entstehen. »Zeitreisen«, wie sie in diesem Buch vorgestellt werden, können eine mögliche Neuerung im Bereich der Selbstheilung sein.

Meiner Erfahrung und tiefsten Überzeugung nach ist der Weg zur Heilung in jedem Menschen selbst verankert, genauso wie der Beginn von Schmerz und Erkrankung in der Gesamtheit einer Person zu finden sind. Das, was dazu nötig ist, kostet nichts und ist uns allen prinzipiell zugänglich – Bewusstheit:

Bewusstheit umschreibt eine höhere Form von Bewusstsein, das als »sich seiner selbst bewusst sein« definiert ist und bedeutet, dass ein Mensch sich als Mensch und lebendes Wesen wahrnimmt. Ein Mensch auf dem Weg wachsender Bewusstheit öffnet sich dem feinstofflichen Konzept und fühlt sich selbst als ein feinstoffliches, schöpferisches Wesen, das empathisch fühlt, achtsam denkt und respektvoll handelt und das Wohl von allen und von allem, was lebendig ist, in sich mitfühlt und dementsprechend schützt und mit Liebe erfüllt.

Einen Bewusstheitsweg zu wählen und Spiritualität im Alltag zu leben mag etwas Mühe kosten und auch länger dauern, als eine Pille zu nehmen, die im Falle von Erkrankungen den Schmerz und die Symptome chemisch unterdrückt – dennoch ist dieser Weg ein eigenverantwortlicher Schritt, der nun im Zeitalter wachsender Bewusstheit ansteht. Wenn wir diesen Pfad wählen, werden wir uns nach und nach mehr aus unseren Abhängigkeiten von Kranken- und Versicherungssystemen und ihren ökonomischen Interessen befreien können und bestenfalls unsere Trinität aus Körper, Geist und Seele durch bewusste Eigenverantwortung mit Selbstheilung über unsere individuelle Gesundheit in den Zustand des Erwachens führen. Im Zustand des Erwachens werden Erkrankungen künftig immer weniger eine Rolle spielen.

Die Entdeckung und Belebung der Selbstheilungskraft ist naturgemäß mit Selbsterkenntnis verbunden und befähigt das Ich, die Kausalitäten zwischen Lebenssituationen und Erlebnissen einerseits und den psychosomatischen Folgen als Krankheitssymptomen oder Schmerzen andererseits zu entdecken. Allein dieser kausale Ansatz verspricht bereits eine spannende Reise; und wenn am Ende des Weges entlang der persönlichen Zeitlinie in die nahe oder ferne Vergangenheit auch noch Heilung im Jetzt eintritt, ist es ein durchaus lohnender Ansatz mit aufschlussreichen und weitreichenden, darüber hinausgehenden Erkenntnissen.

Die Fähigkeit, sich krank und sich gesund zu machen

Eine Krankheit entwickelt sich in der Regel im Inneren. Sie entsteht also auf geistig-seelischer Ebene mit entsprechenden Auswirkungen auf den Organismus. Man weiß beispielsweise von rund 150 Krebszellen, die unser Körper am Tag produziert. Es sind Zellen, die Fehlfunktionen aufweisen, jedoch von einem intakten Immunmilieu aussortiert und vernichtet werden. Was bringt den Organismus wann und warum eines Tages dazu, diese tägliche Aufräumarbeit zu unterlassen und entartete Zellen zu übersehen, sodass sie sich im Körper vermehren können?

Ich möchte an dieser Stelle keinesfalls behaupten, jede Krebserkrankung sei sozusagen selbstgemacht, und ich halte auch bei solch tief greifendem Geschehen eine Zeitreise keinesfalls für ein alleiniges Selbstheilungsmittel – es ist aber eine Möglichkeit zur Unterstützung der medizinischen Therapie. Empfehlenswert für Betroffene ist es, mit entsprechenden Fachleuten die psychosomatischen Zusammenhänge im individuellen Fall zu beleuchten, denn eine objektive Betrachtung der Lebensumstände, die eventuell zu einer lebensgefährlichen Erkrankung beigetragen haben, mag auf dem Heilungsweg hilfreich sein.

Unsere Lebensumstände prägen uns profund, und leider ist es nicht immer so, dass die Art und Weise des täglichen Lebens glücklich und fröhlich macht. Mich treibt immer noch die Frage um, besonders wenn ich entsprechende Biografien mancher meiner Patienten vernehme, ob es der Sinn des Lebens sein soll, unglücklich zu sein. Möchte eine Seele mit Körper und Geist auf Erden leben, um ausschließlich in Stress und Hektik zu arbeiten, um Zufriedenheit durch Besitz und Konsum zu empfinden oder um Verstrickungen in mehr oder weniger leidvollen Partnerschaften zu erleben? Hat nicht vielmehr jeder Mensch auf Erden das göttliche Recht auf Fülle und Geborgenheit? Was läuft da schief in unserem Leben?

Im Juni 2013 wurde das ohnehin hoch angesehene deutsche Arbeitsschutzgesetz zur Vermeidung psychologischer Erkrankungen ergänzt: »Die Arbeit ist so zu gestalten, dass eine Gefährdung für das Leben sowie die physische und die psychische Gesundheit möglichst vermieden und die verbleibende Gefährdung möglichst gering gehalten wird« (Paragraf 4 Nr. 1 Arbeitsschutzgesetz). Dieses Gesetz bezieht sich gemäß den erläuternden Texten auf Arbeitsinhalte, -organisation, -mittel und -umgebung sowie auf die sozialen Beziehungen, die den Arbeitnehmer in seinem Wohlbefinden unterstützen sollen, statt ihn auszulaugen und krank zu machen. Die gesetzliche Ergänzung ist eine echte Innovation und ein gutes Fundament für eine bessere Volksgesundheit, wenn diese Vorschriften auch eingehalten werden und Druck sowie unverhältnismäßig viele Überstunden auch real reduziert werden. Das

Gesetz ist ein positives Zeichen und kennzeichnet eine Art gesellschaftlicher Zeitenwende, denn augenscheinlich ist auch in der Politik die Erkenntnis angekommen, dass ein krankes Volk kein glückliches Volk sein kann – und umgekehrt.

Bei jeder Krankheitsart und jedem Beschwerdebild ist die Kenntnis der persönlichen psychosomatischen Zusammenhänge zwischen Lebenssituation, Gefühlswelt und den körperlichen Symptomen gleichsam aufschluss- wie hilfreich, weil die Ursachen für den Beginn einer Erkrankung im Inneren bis zu dem Symptom im Äußeren einen therapeutischen Ansatz bieten. Eine kleine imaginierte Zeitreise zum auslösenden Beginn des Unwohlseins birgt kein Risiko, ist aber in jedem Fall einen Versuch wert. Dieser Ansatz ist das, was ich »softe Arznei« nenne, eine Arznei, um die Selbstheilungskraft zu initialisieren. Was hat man schon zu verlieren? Jeder Mensch besitzt die Fähigkeit, sich krank, aber auch die, sich gesund zu machen.

Geist und Körper reagieren gemeinsam

Wenn man »so normal vor sich hin lebt«, läuft im Allgemeinen Folgendes ab: Der Geist denkt und lenkt, und dies nahezu unaufhörlich. Der Körper ist lebendig und funktioniert, und auch dies nahezu unaufhörlich. Dazu kommen Gefühle, die irgendwie und irgendwo verarbeitet werden. All das läuft automatisiert und ohne bewusste Wahrnehmung ab. Wir leben genau genommen wie ferngesteuert oder »auf Autopilot« vor uns hin.

Dieses bloße Funktionieren macht den Menschen mehr oder weniger phlegmatisch. Wir denken kaum noch darüber nach, warum und wie alles miteinander zusammenhängt und im Einklang funktioniert, solange es eben funktioniert – obwohl dies bei genauer Betrachtung in jeder Sekunde des Lebens eine unendliche Aneinanderreihung von Wundern ist. Doch erst der Krankheitsfall unterbricht die Normalität und fordert plötzlich Aufmerksamkeit. Der Körper sendet mit dem Symptom eine Botschaft, aber sogar dann sind viele Menschen nicht bereit, sich selbst die nötige Achtsamkeit zu widmen, sondern delegieren diese Aufgabe an Mediziner, die ihnen im Rahmen ihres Vergütungsspielraums für eine mehr oder weniger kurze Zeitspanne durchaus wohlwollende Aufmerksamkeit widmen mögen, doch alles Weitere wiederum meist Tabletten oder Apparaten überlassen. Vergessen wird dabei meistens, dass auch noch andere Faktoren zu einer umfassenden Therapie gehören, zum Beispiel die Berührung, von der Philippus Theophrastus Aureolus Bombastus von Hohenheim, kurz Paracelsus (1493–1541), ja sagte, sie sei die wichtigste Arznei. Was der Alchemist, Arzt und Philosoph mit Berührung meinte, ist einerseits die Berührung durch Handauflegen oder Ähnliches, aber auch die energetische Berührung in Form einer feinstofflichen Initiation der Heilungskraft, die – wie oft missverstanden – nicht von einem Heiler aus eigenen Ressourcen auf einen Kranken übertragen wird. Vielmehr wird die Kraft durch die Befreiung von energetischen Blockaden im Behandelten mithilfe der Urquelle wieder in Fluss gebracht, um seinen inneren Arzt der Selbstheilung zu aktivieren. Es geht um die Berührung und Rührung unserer Herzen im Feinstofflichen.

Der erkrankte Körper sendet eine Botschaft und wünscht sich Achtsamkeit – stattdessen bekommt er vielfach chemische, künstliche Arzneien zu schlucken. Was aber, wenn der Körper erkrankt ist, weil er ohnehin den ganzen Tag lang zu viel schlucken musste und er das Schlucken gründlich satthat? Nützen dann überhaupt weitere Substanzen, die er schlucken soll?

Jede Begebenheit des Lebens ist mit Emotionen verbunden, und diese Gefühle sind nicht rein geistiger Natur, auch wenn der Kopf meint, er sei der einzige Ort, der Emotionen empfindet, einordnet und verarbeitet. Dies ist eine Illusion, obendrein eine weitverbreitete, ja kollektive Fehleinschätzung des Verstandes. Tatsächlich löst jedes empfundene Gefühl eine kleine Kaskade von biochemischen

Reaktionen im Körper aus, die über das Blut, zum Beispiel mithilfe von Hormonen als Botenstoffen, im gesamten Organismus verbreitet werden und spezifische Reaktionen in den Organen auslösen. Lediglich das Abbild dessen, was in der Trinität passiert, wird als »Aktennotiz« im Kopf verzeichnet, und diese Sammlung von Eindrücken erscheint zu gegebener Zeit als Memoiren, die zu Projektionen für die nahe oder weiter entfernte Zukunft werden. Es ist aber mitnichten so, dass *nur* unser Kopf Emotionen denkt und fühlt, sondern unser gesamter Körper empfindet auf organischer Ebene alles mit und speichert diese Gefühle auch.

Dieses Empfindungserlebnis musste von Anbeginn des körperlichen Lebens auf Erden so und nicht anders sein, denn jede drohende Gefahr musste und muss körperliche Reaktionen zur Flucht oder Kraftbereitstellung zum Kampf auslösen. Dieser natürliche Ablauf hat sich beim Menschen trotz der Entwicklung des Großhirns bis heute nicht überlebt, weil sich dieses Konzept augenscheinlich bewährt hat. Schließlich werden ja auch liebevolle Emotionen auf diese Art und Weise mit der gesamten Trinität aus Körper, Geist und Seele gefühlt, wie beispielsweise seinerzeit ein wärmendes Lagerfeuer in der schützenden Höhle, das geistige Entspannung und körperliches Wohlgefühl auslöste.

An dieser gemeinsamen Reaktion zwischen Geist und Körper hat sich nichts Wesentliches geändert, es ist nur vergessen worden. Jedes ungute wie auch gute Gefühl löst geistige Prozesse aus, die wiederum Reaktionen von einem oder mehreren Organen initiieren; und jedes Organ, jede Zelle, jeder Nervenstrang hat ein eigenes Gedächtnis auf molekularer Ebene und liefert damit die Basis erlebter und gelebter Psychosomatik. Auf den Punkt gebracht, bedeutet Psychosomatik also: Wenn das Maß dessen voll ist, was Kopf und Körper tagtäglich schlucken, reagiert der Körper mit Krankheitssymptomen, um den Geist zu gemeinsam zu unternehmenden heilsamen Reaktionen aufzufordern.

Mit dem Appell der Aufmerksamkeit eröffnet sich eine wertvolle Chance, ein nützliches geistiges Programm zu reaktivieren, das als »freier Wille« bezeichnet wird. Es handelt sich dabei um unsere Option, frei zu entscheiden, was in einer gegebenen Situation zu tun ist, zum Beispiel, ob wir nach allgemeinen Kriterien verordnete Pillen schlucken oder lieber erforschen wollen, um was es in unserem speziellen Krankheitsfall wirklich geht und was die Botschaft *unseres* Körpers ist.

Die Reaktivierung des freien Willens

Die Rückbesinnung auf den freien Willen ist ebenfalls eine heilsame Vorgehensweise, um einem krank machenden Ungleichgewicht zwischen Körper, Geist und Seele zu entkommen, das letztlich unter gravierenden Umständen sogar lebensbedrohlich werden kann. Die Entscheidung liegt im Individuum, denn jeder Mensch verfügt über die wunderbare Ausstattung des freien Willens. Gemeint ist in unserem Zusammenhang allerdings keinesfalls der vom Ego gesteuerte und vom Verstand eiskalt berechnete Wille, der je nach Gusto andere unterdrückt oder gar verletzt und vor allem die eigenen Belange als belanglos wegdrückt. Es geht vielmehr um den holistischen Willen, der zum eigenen Schutz und zum eigenen Wohl unter Einbeziehung des Wohls vieler ausgesprochen wird. Der freie Wille ist eine Entscheidung des Herzens, frei von Ego, Strategie oder Manipulation.

Im Zeitalter der Bewusstheit ist freier Wille auch eine »softe Arznei«, weil man sich auf die persönliche Autonomie und Selbstheilungskraft zurückbesinnen kann, statt fremdbestimmt durchs Leben zu tapsen und bittere Pillen zu schlucken. Die Aufgabe des freien Willens liegt in seiner Fähigkeit zu differenzieren, also Antworten als »Ja« oder »Nein« zu formulieren und auch zu verlautbaren und damit einhergehend entsprechende Reaktionen und Handlungen auszulösen. Würden Sie sich eher als »Ja-« oder als »Neinsager« bezeichnen? Tatsache ist, dass die meisten emotionalen Imbalancen entstehen, weil die Leute sich zurücknehmen, nachgeben oder projektive Verstandesängste hegen; denn viele Menschen trauen sich nicht mehr, zu etwas oder zu jemandem Nein zu sagen. Wie angedeutet geht es dabei nicht um das Ego, das sich verweigert und prinzipiell alles ablehnt, was ihm nicht zum eigenen Vorteil gereicht, sondern um das gesunde, heilsam abgrenzende Nein, das davor schützt, dass man sich zu viel zumutet, dass man zu angepasst, zu devot ist ... denn all dies sind die Emotionen, die tief ins Gedächtnis der Organe wandern und sich dort ablagern, bis das Depot, um im Bild zu bleiben, überfüllt ist und erkrankt.

Wer verlernt hat, Nein zu sagen, kann sich diese Fähigkeit durch Aktivierung der Selbstbeobachtung und wachsende Bewusstheit wieder aneignen, weil wir mit Selbstbeobachtung unsere Reaktionsmuster erkennen und uns damit selbst ein prächtiges Stück besser kennenlernen, statt wie ein Automat zu funktionieren. Wäre es nicht jammerschade, unsere heilige Trinität aus Körper, Geist und Seele dauerhaft als Roboter zu degradieren? Mithilfe von Zeitreisen können wir die eine oder andere Prägung zum selbstaufopfernden »Jasagen« auflösen und auf den vakant gewordenen Stellen den freien Willen zu Entscheidungen aktiv platzieren. Die hilfreiche Konsequenz dieser Neuprogrammierung ist unter anderem die damit einhergehende Aktivierung der Selbstheilungskraft, mit der jeder von uns von der göttlichen Urquelle der Schöpfung ausgestattet wurde. Freier Wille und bewusstes Neinsagen ist daher keinesfalls egohaft (so denn die Motivation aus dem Herzen kommt), sondern gesundmachend, weil man sich mit dem Wort »Nein« aus mancher überholten gesellschaftlichen Konvention und Leistungserwartung befreit, die gegebenenfalls krankmachend ist.

Eine alte Erkenntnis lautet: »Wenn etwas noch nicht hinreichend schmerzt, dann ändert man auch nichts.« In positiver Umkehrung bedeutet dies, dass alles, was emotional oder körperlich wehtut, auch eine Chance ist, profunde Veränderungen vorzunehmen, um Lebenssituationen zu erschaffen, die Zufriedenheit und innere Harmonie und damit geistige wie körperliche Gesundheit stärken. Anstellungsverhältnisse, Arbeitsaufgaben, Partnerschaften oder andere persönliche Beziehungen dürfen für uns keine pathogenen Kompromisse sein, sondern sollten täglich zu Lebensfreude und -genuss beitragen. Wenn das Umfeld krank macht, ist der Einsatz des freien Willens eine Heilungsmaßnahme und die Rückgewinnung einer urmenschlichen Fähigkeit.

Aus der humanbiologischen Forschung weiß man heute, dass für Körper und Geist alle neunzig Minuten eine Pause fällig ist, denn dann sinkt die Konzentrationsfähigkeit, und der Körper beginnt sich beim Überspringen dieses biologischen Grundbedürfnisses zu verspannen. Unser Nervensystem besteht aus zwei großen Anteilen beziehungsweise Aufgabengebieten: Die Nerventeile, die zum sogenannten Sympathikus zählen, sorgen für Aktivität und Leistungsfähigkeit. Dessen Gegenspieler sind die Nervenanteile des Parasympathikus, der für Regeneration und Entspannung sorgt. Diese beiden Niveaus sollten nicht nur einen harmonischen Ausgleich zwischen Tagesaktivität und Nachtregeneration steuern, sondern auch untertags in abwechselnder Balance miteinander für unsere körperliche und mentale Gesundheit sorgen.

Versuchen Sie, es einzurichten und sich anzugewöhnen, sich bei jeder Tätigkeit nach je neunzig Minuten (hier mag ein kleiner »Erinnerungs-Pling« des Smartphones wirklich hilfreich sein) zurückzulehnen, die Augen zu schließen und einige Atemzüge bewusst zu atmen. Körper und Geist werden es durch Wohlgefühl und Gesundheit danken.

Das Geschick der Selbsterkenntnis

Der Rat nahestehender Menschen ist meist liebevoll und objektiv, aber wie oft hört man wirklich auf das, was einem die Freunde ans Herz legen? »Gönn dir etwas Ruhe« oder »Nimm dir eine Auszeit, fahr mal in den Urlaub« sind wirklich gut gemeinte Ratschläge, jedoch sind es überwiegend wichtige Termine, Anforderungen und selbstauferlegte Pflichten, die die nötige Auszeit »doch verhindern«. Was dann folgt, muss einmal mehr so kommen: Der Körper zeigt die Grenzen seiner Leistungskraft auf, indem er krank wird und Bettruhe einfordert, zum Beispiel aufgrund eines grippalen Infekts. Der Körper besitzt eine eigene, »instinktive« Intelligenz, auch wenn der Kopf meist anderer Meinung ist.

Es ist eine »softe Arznei«, sich selbst aus den gefühlten oder realen Zwängen des »Immer-aktiv-sein-Modus« zu befreien, bevor Erkrankungen aus Überlastung und psychosomatischen Kausalitäten entstehen, und somit Erschöpfungssyndromen oder -depressionen vorzubeugen. Der Ausstieg aus dem Zwang beginnt damit, sich des Zwangs und seiner Genese bewusst zu werden, indem wir beginnen, uns selbst mit wachsamer Bewusstheit zu beobachten und den inneren Denker und Antreiber zu erkennen. Tagsüber ist es nützlich, sich ab und zu in der Vorstellung neben das Ich zu stellen, sich liebevoll zuzulächeln und zu erkennen, wie wir beim Schaffen und Arbeiten vergessen, lebendig zu sein. Eine regelmäßige kleine Atempause wie oben empfohlen ist hilfreich für einen liebevollen Umgang mit sich selbst. Effektvoll und hochwertig ist auch, einfach »wie früher« nur eine Sache zur gleichen Zeit zu machen, zum Beispiel nur die Zähne zu putzen und dies ganz bewusst, ohne schon mal die Kaffeemaschine anzuwerfen. Oder beispielsweise nur zu lesen und nicht noch simultan Musik zu hören. Oder einkaufen zu gehen, ohne gleichzeitig zu telefonieren – wie es scheint, eine besonders große Herausforderung heutzutage ...

Auch eine Fahrt in der U-Bahn oder im Auto kann zu einer kleinen Bewusstseinsübung oder heilsamen Meditation genutzt werden, indem man sich in Demut und Dank auf die erstaunlichen Atemzyklen oder das lebendige Intervall des Herzschlags konzentriert. All dies ist subtiles Achtsamkeitstraining im Alltag. Solche kleinen Trainingsschritte führen nach und nach zu mehr Selbsterkenntnis, und diese liebevolle Achtsamkeit ist in Hinblick auf Krankheit und Gesundheit ganz besonders wertvoll.

Selbstbeobachtung ist der Hauptschlüssel zur Selbstheilung, denn wir können nur aus einer höheren Perspektive heraus erkennen, wenn etwas einfach zu viel wird und wir beispielsweise von etwas oder jemandem gründlich die Nase voll haben – und deswegen aktuell unter Schnupfen oder Stirnhöhlenproblemen leiden. Einen Schritt zurücktreten, sich selbst beobachten und das Gesamtbild zu erfassen versuchen, indem man nicht passiv, sondern Protagonist ist, führt uns zur Selbsterkenntnis. Und nur wenn wir uns selbst und unsere Reaktionsmuster besser kennen, können wir uns auch selbst heilen. Selbstbeobachtung und -reflexion vermögen die Selbstheilung somit durch differenziertes Denken und modifiziertes Handeln zu initiieren. So ist das Geschick der Selbsterkenntnis ein wirkliches Geschenk der Schöpfung, um uns in all unserem heiligen Wunderbar-Sein zu erfahren.

Die Wirksamkeit des Urvertrauens

Urvertrauen kann wie der freie Wille und die Selbsterkenntnis ebenfalls eine »softe Arznei« in Fällen von Erkrankungen, aber auch generell in schwierigen Lebenssituationen sein. Was ist Urvertrauen? Urvertrauen ist die tiefste Form des Sich-Verlassens darauf, dass da, wo wir jetzt sind, der richtige Ort und Zeitpunkt für uns ist und das, was wir erleben, nun die natürlichen Prozesse für uns sind. Urvertrauen ist das sichere wie wohlige Gefühl von Geborgenheit, das jedes neugeborene Wesen in sich trägt und so lange empfindet, bis Erziehung, Prägungen und Erlebnisse dieses ursprüngliche Vertrauen minimieren oder gar zunichtemachen. Urvertrauen umschreibt die unerschütterliche Anbindung an das große Ganze und vermittelt die Gewissheit, ein Teil dieses großen Ganzen zu sein, egal, was geschieht. Eine andere Umschreibung für Urvertrauen wäre vermutlich unbeugsamer Glaube an höhere Mächte oder an Gott, was jedoch meist im Sinne der Vorstellung »Ich bin hier und Gott irgendwo anders« verstanden wird. Urvertrauen impliziert nicht Getrenntsein, sondern Einheit, was bedeutet, dass Göttlichkeit in uns ist und wir auch in der Göttlichkeit sind. Was wiederum bedeutet, dass wir mit allem eins sind, also auch eins mit unseren Erkrankungen, die wir selbst als göttlicher Schöpfer erschaffen unter der Prämisse der Sammlung von Erfahrungen.

Urvertrauen ist das Vertrauen auf Einheit (im Gegensatz zur Getrenntheit oder Dualität), und dieses Urvertrauen kann Heilungskraft in Gang setzen, wenn es mal so richtig dicke kommt. Nur meist verliert man gerade dann, wenn es heftig wird, das Vertrauen, beispielsweise bei einem Lebensdrama wie Trennung, Tod oder schwerwiegender Krankheitsdiagnose. Es empfiehlt sich daher, unser Urvertrauen in die heilige Einheit beizeiten und in einem täglichen Ritual zu stärken, damit es uns in schwierigen Lebensphasen nicht abhandenkommt.

Ein Mantra für jeden Tag
»Ich fühle mich geborgen in der Einheit des Ganzen und empfinde tiefe Liebe zum So-Sein.«

Wie kann Urvertrauen in Krankheitsfällen hilfreich sein? Urvertrauen schenkt das tiefe Gefühl heiliger Perfektion in die Dinge, die geschehen, und in die Sinnhaftigkeit des So-Seins. Weil dies vielen Menschen der Neuzeit fehlt, neigen wir eher dazu, an dunkle Schicksale zu glauben als an die Herrlichkeit und Kraft der Schöpfung. Und wir zweifeln die persönliche Schöpferkraft und damit ihre Heilungsfähigkeit an, was im Falle einer Erkrankung gänzlich fehl am Platz ist. Wir zeitgenössischen Menschen sind bequem geworden, wir haben über die Vielzahl der medizinischen Angebote gelernt, die Verantwortung für die eigene Gesundheit an Arzt, Apotheker oder an diverse Medikamente abzugeben, weil wir wie gesagt unsinnigerweise glauben, Außenstehende oder Arzneien wüssten besser, was gut für uns ist. Ist es nicht so, dass wir sehr wohl wissen, was gut für uns ist, wenn wir auf die Stimme unseres Herzens lauschen?

Vielleicht ist die gesamte Schöpfung ein großes Experiment im Labor des Universums, in dem es herauszufinden gilt, was zur Weiterentwicklung lohnt und was nicht, und vielleicht sind Erkrankungen Teil dieser Versuchsanordnung, um zu ermitteln, wie weit der Mensch sich mit sich selbst identifizieren kann und lernfähig ist. Was auch immer der Grund für unsere Existenz im Kosmos sein mag, geht es bei Erkrankungen doch stets um die Sammlung von Erfahrungswerten, die wie auch alle anderen Emotionen ins Schöpfungsrecycling einfließen. Das ist der Deal: Energieaustausch auf feinstofflicher Basis in Kombination mit Urvertrauen.

Neueste astrophysische Daten zeigen übrigens, dass dem Universum langsam »das Licht ausgeht« und immer weniger Energie produziert wird. Dies bedeutet wohl: Auch das Universum ist endlich und einem Schöpfungsrecycling unterworfen wie alles in ihm Existierende. Dennoch herrschen interessanterweise weder Chaos noch Panik im Weltall – alles zieht seine Bahnen, alles kreist, wird, es lebt und vergeht und entsteht erneut. Das Wissen um diesen Kreislauf des Lebens, den ich ja »Schöpfungsrecycling« nenne, ist das, was uns ureigene Sicherheit und Vertrauen schenkt und uns tagtäglich bewusst macht: Das, was kommt, ist eine Zeit lang da, aber es vergeht auch wieder. Urvertrauen ist das Sich-Verlassen darauf, dass alles so ist, wie es sein soll. Und insbesondere: Alles darf so sein, wie es ist – auch wenn der Kopf oft anderer Meinung ist und energiezehrenden Widerstand zum So-Sein mobilisiert.

Egal, ob das Ganze nun eine experimentelle Versuchsanordnung und Endlichkeitskriterien unterworfen ist oder nicht, während ihrer Existenz darf jede Seele über die Silberschnur zur Urquelle diese Bindung auch zum Zwecke körperlicher Heilung nutzen und darauf vertrauen, dass energetische Hilfe gespendet wird. Über allem ist jede Erkrankung eine persönliche Botschaft sowie ein individueller Erfahrungswert, der von der Seele erfahren werden möchte. Nichts im großen Weltall wie auch im kleinen inneren All eines jeden Menschen geschieht umsonst oder zufällig.

Wir haben also die Wahl, uns gegen Erkrankungen aufzulehnen oder sie als Erfahrung willkommen zu heißen. Wenn wir uns entschließen, uns im Urvertrauen einzurichten, geht alles sanfter vonstatten, als wenn wir einen inneren Kampf des Widerstands gegen Schmerz und Symptome führen; denn Widerstand setzt keine Heilungskraft frei, sondern behindert sie massiv. Wohingegen Wundersames mit der Trinität des Menschen geschehen kann, wenn wir die Dinge so akzeptieren, wie sie sind, sie nicht wertend als »gut« oder »schlecht« etikettieren und stattdessen die Hilfe der Urquelle dankend annehmen: Der Kopf hat Urvertrauen zuvor erfahren und als Programm gelernt, und er kann nun infolge dieser natürlichen Erfahrung Maßnahmen zur Heilung beschließen. Sogar der Körper selbst ist mit einer heiligen Intelligenz ausgestattet, die es dem Organismus ermöglicht, sich selbst auf zellulärer Ebene zu heilen. Ist es nicht wundervoll, auf die höhere Intelligenz des Körpers zu vertrauen? Es sind heilige Vorgänge, die unser Verstand gar nicht erfassen kann. Heiligkeit und Heilung haben denselben Wortstamm.

Jede Körperzelle vermag neue Zellwände zu generieren und Heilenergie zu produzieren. Beispielsweise verheilen Kratzer oder Schnitte in der Haut, ohne dass wir uns darüber Gedanken machen. Ist es nicht immer ein göttliches Wunder, dass die Haut sich über dem Kratzer verschließt, mit neuen Zellen bedeckt und von selbst heilt? Ein Lehrsatz aus der Alchemie lautet: »Wie oben, so unten, wie im Kleinen, so im Großen.« Darin liegt die kosmische Wahrheit, dass alles, was ist, immer wieder möglich ist. Der Körper des Menschen kann viel mehr, als wir ihm gemeinhin zutrauen.

Vertrauen ist eine intellektuelle wie emotionale Leistung, und auch diese Eigenschaft unterscheidet den Menschen vom Tier, denn ohne diese Fähigkeiten wären auch wir nur rein instinktiv gesteuerte Wesen. Wobei sogar die tiefen Instinkte Tieren und Menschen verheißen, sich in Zeiten von Schmerzen und Erkrankungen zurückzuziehen, sich die Wunden zu lecken und dem Körper Ruhe zur Regeneration und Ausheilung zu gewähren. Der unbewusste und vertrauensarme Mensch kauft lieber für nicht wenig Geld chemische Medikamente, nimmt sie ein und schleppt sich sogar mit viralen oder ansteckenden bakteriellen Infekten ins Büro, um ja nichts zu verpassen oder als schwach angesehen zu werden.

Schließen Sie an dieser Stelle wieder für einen Moment die Augen. Spüren Sie, wie Ihr Körper atmet, ohne dass Sie etwas dazutun müssen. Visualisieren Sie das Innere Ihres Körpers, und spüren Sie die vibrierende Lebendigkeit in Ihrem Inneren. Fühlen Sie, wie viel in Ihrem Inneren in Bewegung ist, und stellen Sie sich vor, was dort gerade alles produziert und neu erschaffen wird. Beobachten Sie vor Ihrem inneren Auge die Vermehrung von Zellen, die Entstehung von Energie und von unerschöpflicher heiliger Heilkraft.

Die Heilenergie von Placebos

Ein weiterer kosmischer Lehrsatz lautet: »Energie folgt der Aufmerksamkeit.« Mit der kleinen Übung zuvor haben wir gelernt, unserem Körper liebevolle Aufmerksamkeit zu schenken, denn der Organismus benötigt viel energetische Zuwendung, um gesund zu bleiben: Zuwendung, die weit über die Zufuhr gesunder Nahrung, von Sauerstoff und Bewegung hinausgeht. Selbstheilungskräfte sind ganz und gar kein Hirngespinst von Esoterikern, sondern Teil der Natur. Auch Tiere verfügen bis zu einem gewissen Grad über die Fähigkeit, sich selbst zu heilen, zumindest bei bestimmten Erkrankungen. Warum sollte der Mensch mit seinem insgesamt wesentlich weiter entwickelten Organismus nicht auch Selbstheilungskraft haben?

Bereits seit 1955 gibt es Studien, die sich mit dem sogenannten »Placeboeffekt« in Sachen Heilung befassen, und in jüngster Zeit werden wissenschaftliche Untersuchungen zu diesem Phänomen verstärkt, um den zunehmenden Zivilisationserkrankungen unter der Bevölkerung in Industriestaaten kostengünstige Therapien entgegenzusetzen.

Das lateinische Wort *placebo* heißt übersetzt »Ich werde gefallen«. Als »Placebos« werden sogenannte Scheinarzneimittel bezeichnet, die verabreicht werden und Heilung bewirken, obwohl sie keine pharmakologischen Wirkstoffe enthalten. Ursprünglich wurden Placebos innerhalb eines pharmazeutischen Zulassungsverfahrens als Gegenprobe bei Versuchsreihen eingesetzt, um die Medikamentenwirkung nachzuweisen. Die Experimentalgruppe der Probanden erhält das pharmakologisch wirksame Medikament und die Kontrollgruppe bekommt ein Placebo, ohne dass die Teilnehmer wissen, wem was verabreicht wird. Erstaunlicherweise erhalten pharmazeutische Medikamente bereits eine Zulassung für den Arzneimarkt, wenn lediglich zehn bis dreißig Prozent Besserung eines Beschwerdebildes gegenüber der Kontrollgruppe nachweisbar sind. Würde man bei der Fülle von diversen Medi-kamenten nicht erwarten, dass mindestens ein Unterschied von siebzig oder achtzig Prozent im Vergleich zum Placebo nötig sei, um auf den Markt gebracht zu werden?

Aktuelle Studien können nachweisen, dass das Gehirn des Menschen unter der Einnahme von Placebopräparaten einen individuellen therapeutischen pharmakologischen Effekt im biochemischen Milieu des Organismus erzeugt, der erstaunliche Selbstheilungskraft entfacht. Man könnte sagen: Der Glaube an ein Medikament genügt, um gesund und heil zu werden. Urvertrauen als »softe Arznei«! Wissenschaftliche Experimente konnten darüber hinaus sogar einen Noceboeffekt nachweisen, bei dem die Probanden ausführlich darüber informiert wurden, welche Nebenwirkungen ein Medikament haben kann. (Auch dieser Begriff stammt aus dem Lateinischen; *nocebo* bedeutet »Ich werde schaden«.) Den Testpersonen wurde im Anschluss ein Placebo verabreicht, und sie berichteten dennoch über diverse Symptome entsprechend der zuvor in Aussicht gestellten Nebenwirkungen – einfach deswegen, weil der innere Fokus, die Erwartungshaltung, auf entsprechende Beschwerdebilder ausgerichtet worden war. Warum also sollte sich ein Mensch nicht selbst heilen können, wenn das innere Coaching auf Heilung ausgerichtet und bestärkt wird? Jeder hat einen freien Willen und kann sich durch bewusste Reflexion dafür entscheiden, sich auf Krankheit oder auf Gesundheit auszurichten: Bitte wählen Sie jetzt!

Letztlich basiert die gesamte homöopathische Medizin nach Samuel Hahnemann, die mit verblüffenden Heilungseffekten bei Mensch und Tier aufwartet, ohne dass in den Globuli (Kügelchen) große Mengen von Wirkstoffen nachgewiesen werden könnten, großenteils wohl auf dem Placeboprinzip. Je höher die Potenz auf den Globuli markiert ist (ab C30 über C 200 oder LM 1000), desto weniger Wirkstoffe sind in der Mischung nachweisbar, bis schließlich kein Molekül der Ausgangssubstanz mehr vorhanden ist. Dennoch wirken die homöopathischen Gaben – wie es heißt, energetisch – im akuten oder chronischen Krankheitsfall nicht nur bei Mensch und Tier, sondern sogar bei Pflanzen, bei denen zum Beispiel Mehltau oder Ähnliches aufgetreten ist.

In den Niederlanden werden zu Studienzwecken sogar Scheinoperationen durchgeführt, um beispielsweise gegen Endometriose vorzugehen (eine schmerzhafte, zur Chronifizierung neigende Erkrankung bei Frauen, deren Gebärmutterschleimhaut sich außerhalb des Uterus ausbreitet und ebenfalls monatszyklisch an- und abschwillt). Die positiven Ergebnisse sind selbst für die studienführenden Ärzte erstaunlich, da die Beschwerden der Erkrankung minimiert oder eliminiert wurden, obwohl nur so getan wurde, als wäre eine Operation unter Narkose erfolgt. Eine Studie aus den USA konnte zwischenzeitlich außerdem nachweisen, dass der biologische, im Organismus selbst erzeugte Placeboeffekt sogar eintritt, wenn die Probanden wissentlich Placeboarznei erhalten.

All diese neuen Untersuchungen lassen selbst für kritisch und rein wissenschaftlich denkende Menschen nur einen Schluss zu: Die bewusste Selbstkonditionierung ist der entscheidende Effekt für körperliche Heilung. Anders ausgedrückt, ist jeder Mensch sein eigener Arzt und findet in der heiligen, lichtvollen Ausstattung seines Seins alles, was zur Heilung im Krankheitsfall nötig ist … der Unterschied ist lediglich, ob wir (ur)vertrauen, ob wir glauben, ob wir uns lieben und ob wir uns »selbst gefallen«, wie es der Begriff »Placebo« ja nahelegt. Das »Wunderwerk Mensch« verfügt über heilige Fähigkeiten zur Selbstheilung – das Einzige, was dazu nötig ist, ist Rückbesinnung und Wiederbelebung dieser Fähigkeiten.

Der Mensch und die Zeitlinie

Das göttliche »Wunderwerk Mensch« lebt, liebt, lacht, ist mal unglücklich, ist manchmal krank und wird auch wieder heil. Zum Gesundsein, -werden und -bleiben gibt es ansehnliche Mengen von Ratschlägen in Zeitschriften, Gesundheitsbüchern und Wellnessseminaren sowie zahlenreiche Statistiken, informationsreiche Studien und allerlei medizinische Fachrichtungen … und trotz dieses Überangebots von Wissen und Klugheit sind Menschen nicht allesamt heil und in zunehmendem Maße nicht gesund. Warum ist das so? In den reichen Industrienationen ist es zweifelsohne machbar, sich gesund und ausgewogen zu ernähren und auf angemessene Bewegung und sportliche Betätigung zu achten (»Sport« bedeutet vom Wortstamm her »sich zerstreuen, sich vergnügen«). Dennoch sind gerade wir, die Bewohner reicher Länder, zunehmend krank und leiden an sogenannten Zivilisationserkrankungen wie Herz-Kreislauf-Beschwerden, diversen Krebsformen und Phänomenen wie dem Erschöpfungs- oder Burn-out-Syndrom sowie Depressionen und so fort. Die allgemeinen äußeren Bedingungen sind in reichen Nationen optimal für einen gesunden Lebenszyklus auf Erden, wogegen in Schwellenländern und armen Gebieten des Globus die Bevölkerung an Erkrankungen leidet, die durch Nahrungs-, Wasser- und Hygienemangel aufgrund örtlicher Gegebenheiten hervorgerufen werden. Die Prognosen diesbezüglich sind düster: Mehr Bevölkerung bedeutet weniger Nahrung, und laut einer Analyse des Deutschen Instituts für Entwicklungspolitik werden bis zum Jahr 2025 zwei Drittel der Menschheit unter Wasserarmut leiden.

Die Bevölkerung Deutschlands dagegen erkrankt zunehmend an systemischen und psychosomatischen Krankheitsbildern trotz Wasser und Nahrung im Überfluss – eine ziemliche Schieflage der Weltengemeinschaft. Als Verursacher von Zivilisationserkrankungen hierzulande sehen auch klassische Mediziner mittlerweile den allgemein verbreiteten Lebensstil aus Verpflichtung und Leistungsdruck. Ganzheitlich und psychosomatisch betrachtet, kommen zu diesem Lebensstil der Leistungsgesellschaft auch noch Altlasten von ungelösten Verstrickungen sowie emotionale Traumata hinzu, die durch die beschleunigte Lebenskultur verstärkt werden, in der niemand mehr Zeit hat, einen Gedanken zu Ende zu denken oder mentale wie emotionale Erlebnisse und Lasten zu verarbeiten.

Erfahrungen zeigen auch: Menschen sind keineswegs zum Nichtstun geschaffen, sie sind agile und kreative Wesen. Leisten, schaffen oder etwas produzieren und erbauen sind Fähigkeiten, die Spaß und obendrein zufrieden machen. Es wäre ergo nicht sinnvoll, generelle Heilung durch Nichtstun und Totalausstieg zu erzwingen. Zufriedenheit ist ein essenzielles Gefühl, das wir zum Wohlbefinden brauchen. Sie ist das Fundament für ein glückliches sowie körperlich gesundes Leben, und eine gute Work-Life-Balance trägt entscheidend zur inneren Zufriedenheit bei.

Bei meinen Gesprächen mit Klienten und in Seelen-Coaching-Sitzungen wird meist eine Imbalance der Arbeits-Lebens-Qualität offenbar. Ausnahmslos alle Patienten mit diversen körperlichen Symptomen wünschen sich mehr Zeit für sich selbst – auch in Partnerschaften oder Familien. So liegt folgender Schluss nahe: Findet innerhalb der persönlichen Zeitlinie keine

Ausgewogenheit zwischen Arbeitsleistung, privaten Anforderungen und Pflichten sowie Entspannung und Ruhe zum einsamen Rückzug statt, entstehen psychische wie somatische Probleme im Wesen Mensch, die ich »Zacken in der Zeitlinie« nenne und die sich als krank machende Auslöser erweisen. Viele Betroffene trauen sich einfach nicht, Zeit für sich selbst einzufordern, und begeben sich eher in eine Rolle der Selbstaufopferung – beides untergräbt langfristig die Gesundheit.

Alles Neue beginnt mit der Erkenntnis des Wunschs nach Veränderung, und dieser Wunsch entsteht wie gesagt oft erst dann, wenn »etwas genug wehtut«. Es scheint ein Charakterzug von uns modernen Menschen zu sein, Dinge und Situationen nur dann kritischer zu betrachten und Gegenmaßnahmen einzuleiten, wenn der emotionale oder der physische Schmerz heftig und überdeutlich wird und wir in einen mehr oder weniger tiefen Abgrund vor uns blicken. Augenscheinlich benötigen wir diesen tiefen Blick nach unten, um Einblicke ins tiefe Innere zu nehmen und uns auf die Suche nach Erkenntnis und Veränderung zu begeben. Erkenntnis ist die Grundlage jeder Heilung. Doch wann auch immer die Erkenntnis im persönlichen Fall eintritt: Sie kommt zur rechten Zeit und ist auch Teil des So-Seins, denn sie aktiviert die nächsten Schritte für Heilung in der Zukunft.

Die Zeitlinie als Schlüssel zur Heilung

Wenn die aktuellen allgemeinen Lebensbedingungen gut und gesichert sind, ist es wie gesagt bei zahlreichen körperlichen Beschwerden und Erkrankungen sinnvoll, die Auslöser in der individuellen Biografie der Betreffenden zu suchen. Diese Suche nach Erkenntnis ist die Grundlage jeder tief greifenden Heilung, gleich, ob uns ein Schnupfen überkommt oder ob wir unter Herzbeschwerden leiden. Das ist es, was ich in enger Verbindung mit feinstofflichen Energien sanft mit Patienten initiiere, wenn sie zum Seelen-Coaching kommen: die Suche beginnen und mit der Erkenntnis des Höheren gesegnet werden. Es ist eine interessante wie auch wundervolle Arbeit (damit meine ich wörtlich eine Arbeit voller Wunder!), wenn Ratsuchende beginnen, sich ihre bisherige persönliche Zeitlinie aus höherer Perspektive zu betrachten, und jede Menge Aha-Erlebnisse haben.

Die Zeitlinie eines Menschen beginnt im embryonalen Stadium und manifestiert sich ab dem Tag der Geburt. Danach erweitert sie sich Tag um Tag, Jahr um Jahr, in dem ein Mensch in jeder Minute so viele Dinge erlebt, so viele Worte spricht und vernimmt, so viele Bilder sieht und so viele Beobachtungen und Gefühle wahrnimmt, die gleich den mannigfaltigen Explosionen eines nimmer enden wollenden Feuerwerks sind und die jede Persönlichkeit spezifisch und einzigartig formen und prägen. Myriaden von Eindrücken werden abgespeichert, und dieser Vorgang der Prägung setzt sich unser ganzes Leben lang fort. Im Verlauf der Zeitlinie nehmen wir immens viel auf, beispielsweise das frische Grün der Baumblätter im Kontrast zum hellblauen Himmel im Frühling, aber auch das Verlorenheitsgefühl, das man als Kind empfindet, wenn die Eltern sich streiten – beides sind Eindrücke, die man wahrnimmt und vielleicht wieder vergisst, die aber dennoch vorhanden sind. Die Vergangenheit ist nämlich nicht wirklich vergessen. Für den Erkenntnisweg zur Heilung sind profunde und vor allem scheinbar vergessene, jedoch lediglich verdeckte Prägungen aufschlussreich, die ein Leben lang unser Denken, Fühlen und Handeln beeinflussen. Es gibt zwei Möglichkeiten, tiefe Eindrücke und starke Färbungen zu verarbeiten: unbewusst oder bewusst.

Ab dem Punkt, an dem die Zeitlinie des Menschen auszuschlagen oder Zacken zu bilden beginnt, weil man unzufrieden, unglücklich oder krank wird, ist es an der Zeit, die Zeitlinie wieder zu glätten. Dies gelingt, indem man profunde Prägungen und erlernte, jedoch unbewusste Muster bewusst aus dem Dunkel des

Unbewussten hervorholt und für eine heile Zeitlinie in die Zukunft »verlichtet«.

Während des Seelen-Coachings entdecken die Klienten auf Reisen ins Innere Verhaltensmuster und Glaubenssätze, die ihren Lebensstil und ihr Denken und Handeln im Jetzt zutiefst beeinflussen, obwohl die Ausgangsmuster gar nicht bewusst sind. Erstaunlicherweise liegt in diesen Prägungen auch viel Anspruch an sich selbst verborgen, und den Patienten wird oft bewusst, dass sie sich das Leben schwermachen. Im Dunkeln der Vergangenheit liegen auch Verletzungen verborgen, die bisher nicht ausgeheilt worden sind. Die Vorgehensweise des Verdeckens geht so lange gut, wie ein Concealer seine Arbeit beim Vertuschen der Augenringe erledigt: Beim Abschminken tritt alles zutage. Erkrankungen läuten sozusagen die Phase des mentalen und körperlichen Abschminkens ein.

Die Vergangenheit ist nicht vergessen

Die Redewendung »Vergangen und vergessen« gibt nicht ganz die Wahrheit wieder, vielleicht entspricht sie eher einem Wunsch; denn der Mensch mit einer schier uneingeschränkten Speicherkapazität des Großhirns vergisst nichts – ganz und gar nichts. Allenfalls werden Eindrücke verdrängt; sie rutschen aus dem Speicherplatz des Bewussten, wo jederzeit der Zugriff erfolgen kann, ins Archiv des Unbewussten. Und dieses Archiv ist unbeleuchtet, staubig und enorm voll. Hier ruhen unsere vielen Aktenordner angefüllt mit längst Vergangenem. Beispielsweise, was uns unsere Mütter einprägten, wenn sie sagten, dass wir immer sparsam sein müssen, oder was unsere Eltern uns an gesellschaftlichen Normen vermittelt haben, wenn sie uns nicht unsere Kleidung selbst aussuchen ließen mit Sprüchen wie: »So kann man doch nicht auf die Straße gehen. Was sollen denn die Leute von uns denken?« Im Archiv des Unbewussten lagern Prägungen aus der Kindergartenzeit oder

Erlebnisse während der jungen Jahre in der Schule, und es gibt Aktenordner mit dem, was Woche um Woche und Jahr um Jahr an Begebenheiten des Lebens hinzukommt. Heute, als Erwachsener, ist es an der Zeit, dieses Archiv zu beleuchten, zu säubern, zu leeren, um frei und heil zu werden – gleich, ob man sich vitaler Gesundheit erfreut oder nicht, besonders aber, wenn ein aktueller Krankheitsfall vorliegt, der seine psychosomatischen Wurzeln in längst vergessenen Zeiten hat. Vergangen ist nicht vergessen.

Würden Sie mit alten, schweren Koffern voller Wackersteine in ein neues Zeitalter reisen, besonders wenn die alten Steine Grundursachen für Erkrankungen sind oder sein könnten? Nahezu jede Weisheitslehre rät dazu, die bisherige eigene Geschichte »wegzulassen«, also um der inneren Freiheit willen und zur Förderung von Bewusstheit im Hier und Jetzt seine persönliche Historie bei künftigen Gefühlen, Gedanken und Handlungen beiseitezulassen. Auch der von mir hoch geschätzte Eckhart Tolle lehrt diesen grundsätzlichen Ansatz auf seine wundervolle und liebenswerte Art.

Das Folgende ist eine auserlesene kleine Übung, die ich meinen Patienten täglich morgens nach dem Aufwachen zu zelebrieren empfehle, um gelöst und unbelastet in den Tag zu gehen:

Schließen Sie für einen Moment die Augen und stellen Sie sich vor, Sie sind just in diesem Moment neu geboren. Sie sind ohne Erinnerungen, ohne Geschichte, ohne Besitz, ohne Verpflichtungen. Sie sind ein Mensch ohne Vita und ohne Prägungen. Sie sind leer und frei, Sie betrachten die Welt und jedes Wesen darin mit neugierigen und wohlwollenden Augen. Sie sind nur Gespür, nur Intuition. Sie nehmen wahr und handeln aus dem Hier und Jetzt, weil es weder Vergangenheit noch Zukunft gibt.

Ebenfalls ein interessantes Experiment ist, während des Tages vor der ein oder anderen Reaktion und Aktion zu überlegen, wie Sie handeln würden, wenn Sie gerade frisch auf der Welt inkarniert und ohne individuelle Erdenhistorie wären.

Sich von der Vergangenheit frei zu machen ist zweifelsohne ein heilsames Konzept sowie der Weg zur inneren Freiheit, den ich nicht nur empfehle, sondern täglich selbst gehe oder es zumindest versuche. So weiß ich aus eigener Erfahrung, wie schwierig es ist, gravierende Ereignisse seines Lebens einfach abzulegen, abzuhaken, loszulassen. Wenn mich etwas »wurmt« oder belastet, wenn ich bemerke, dass mich unausgesprochene Sätze beschweren, die ich an andere richten wollte, aber nicht sagen konnte, wandele ich zurück entlang meiner Zeitlinie und durchlebe die spezifische Situation nochmals. So korrigiere ich Begebenheiten »im Geiste«, spreche aus, was ich fühle, bis ich die Begebenheit in der Rückschau gar nicht mehr als belastend empfinde, weil ich während der Retrospektive feststelle, dass alles gut war, so wie es war. Mithilfe von Zeitreisen kann ich mich auf diese Weise von meiner Vergangenheit erleichtern, damit diese nicht mehr prägend im Hier und Jetzt auf meine Denkweisen und Handlungen einwirken kann. Diesen kleinen Trick der Zeitlinienveränderung gebe ich gern an Patienten, Seminarteilnehmer und Leser weiter und freue mich, wenn Menschen so ein weiteres Stück innerer Freiheit gewinnen.

Für ein erstes Einspüren in die Magie von Zeitreisen ist die folgende Übung gedacht. Vielleicht möchten Sie sich danach einige Notizen machen.

Schließen Sie die Augen. Machen Sie sich Ihre Atmung, Ihren Körper, Ihre Gedanken und das Licht der Urquelle in Ihrem Inneren bewusst. Dann stellen Sie sich vor, Sie sitzen vor einer Kinoleinwand in einem Privatkino, Sie sind der einzige Zu-

schauer. Der Film beginnt. Das erste Bild zeigt Sie, wie Sie jetzt im Kino sitzen. Die folgenden Szenen zeigen Ihren heutigen Tagesablauf. Die nächste Einstellung zeigt Ihren Tag gestern, dann vorgestern und so weiter. Der Kinofilm zeigt Ihr gesamtes bisheriges Leben rückwärts laufend vom Jetzt bis zum Tag Ihrer ersten bewussten Wahrnehmung Ihres Selbst.

Nehmen Sie sich Zeit, diesen Film in der Rückschau zu betrachten.

Im Anschluss lassen Sie Ihren Lebensfilm wieder langsam vorwärtslaufen. Während dieser erneuten Betrachtung von damals bis heute achten Sie auf Zacken oder Brüche in Ihrer Zeitlinie. Hilfreich ist es, sich einige Notizen zu machen über das, was Ihnen während Ihrer ersten kleinen Zeitreise bewusst geworden ist, nachdem Sie wieder im Hier und Jetzt angekommen sind.

Sicher haben Sie viel Schönes und Liebevolles in Ihrem Lebensfilm gesehen, aber vermutlich birgt Ihre Zeitlinie auch einige Zacken und Ausreißer in sich, die von emotionalen Verletzungen, Ärger und Ängsten geprägt wurden. Auch wenn Sie bisher der Meinung waren, dies alles sei »vergangen und vergessen«, ist mit höchster Wahrscheinlichkeit nicht alles verarbeitet, ausgeglichen und geheilt, was Sie in Ihrer Historie an kleinen oder großen Schocks erlebt haben – in den Regalwänden Ihres inneren Archivs warten einige Dokumente auf Betrachtung und »Verlichtung«.

Die Erforschung der Glaubenssätze

Was die individuelle Zeitlinie in der Vergangenheit prägte, weist bei jedem Menschen andere Merkmale auf. Einiges ist relativ leicht zu entdecken, anderes ist larviert – also verkappt oder versteckt – und beeinflusst unser Fühlen, Denken und Handeln im Jetzt auf gravierende Art, ohne dass wir dies bemerken. Zum Beispiel ist so manche Trennung von einem Partner tatsächlich nicht gravierend gewesen, alles wurde ausgesprochen und so in unserem Geist-Körper-System ausgeheilt. Andere Beziehungsabbrüche waren dramatisch, Vorwürfe blieben unausgesprochen, und alter Groll und Hass gären im Inneren, was durchaus auch noch Jahre nach der Trennung gegebenenfalls eine psychosomatische Reaktion bei Leber, Galle oder Bauchspeicheldrüse auslösen kann; denn dies sind organische Pendants, die energetisch alten Groll und Ärger abspeichern, bis sie mehr oder weniger »überlaufen« und ihren Dienst versagen.

Menschen, die erwacht sind (»erwacht« ist ein anderes Wort für »erleuchtet« oder »von Licht erfüllt«), vermögen sich von all den Wertigkeiten ihrer Vergangenheit zu lösen und nehmen keine Einteilung mehr in schlechte oder gute Qualitäten dieser Erinnerungen vor. Für Erwachte ist die Vergangenheit wirklich das, was sie ist, nämlich vergangen; und sie haften an nichts mehr an, was einmal war, und auch nicht an dem, was jetzt ist. Die individuelle Historie von Personen, die ihren Bewusstheitsweg vollendet haben, hat keine Macht mehr über sie – sie leben im wunderbaren Zustand der Befreiung. Von der Vergangenheit befreite Zeitlinien werden weder im Jetzt noch in der Zukunft Zacken aufweisen, weil diese Personen in die absolute Balance des So-Seins eingetreten sind. Das ist der ideale Weg, den die Menschen in absehbarer Zeit gehen, denn das Zeitalter der Bewusstheit hat begonnen, und diese Zeitqualitäten sind dynamisierend sowie unumkehrbar. Tatsächlich gibt es auch keine Alternative zu diesem Weg, denn so, wie die Welt momentan noch auf den Grundfesten von Gewalt, Unterdrückung, Missbrauch und Ungleichheit steht, würden wir uns über kurz oder lang selbst zerstören – wir müssen innere Befreiung finden und damit uns und die Weltengemeinschaft heilen.

Bis es so weit ist, werden Sie und ich ab und zu ganz bewusst auf der Zeitlinie rückwärtsgehen und versuchen, durch kleine imaginäre Zeitreisen in unserer Vergangenheit Begebenheiten zu ändern, die uns im Jetzt immer noch, immer wieder oder erstmals zu schaffen machen. Auf unseren Reisen in die Vergangenheit entdecken wir drei Qualitäten von Färbungen, die alle Menschen ab dem Moment der Geburt, vielleicht auch bereits im Mutterleib formen:

- **Muster:** Muster sind Verhaltensweisen und Reaktionsmodelle, die wir unbewusst nachahmen, und dies wieder und wieder. Es ist wie der Rapport eines textilen Stoffs oder einer Tapete, der sich scheinbar endlos immer gleich aneinanderreiht. Beispielsweise wurde zu Hause sparsam gewirtschaftet, das Geld zusammengehalten, oder die Ausgaben wurden knapp gehalten, weil ein oder beide Elternteile dies so wiederum von ihren Eltern aus Zeiten wirtschaftlicher Not übernommen haben. Wenn etwas kaputtging oder man als Kind etwas kaputt gemacht hatte, war das ein großes Ärgernis. Es wurde auch nichts weggeworfen, sondern gehortet, weil alles wertvoll war wie das eigene Leben. Das war zu Zeiten der Not verständlich, belastet aber heute unter Umständen. Wer viel besitzt, ist von der Angst getrieben, alles zu verlieren. Angst macht abhängig.

- **Prägungen:** Prägungen formen den Charakter von Kindesbeinen an, die sich wie das Garn, aus dem der Stoff mit Mustern gewebt wurde, fest mit allem verbinden, was die heutige Lebenssituation ausmacht. Im Fall des »spartanischen Haushalts« als Muster formt eine Prägung den Menschen beispielsweise zu einem Geizhals, der unter Umständen auf das, was andere haben, neidisch ist und sich auch selbst weder in materieller noch in emotionaler Hinsicht etwas gönnt. Alles Geld wird für eventuelle schwerere Zeiten gehortet, und alle freudigen Gefühle werden sprichwörtlich in den Keller verbannt. Doch unterdrückte Gefühle machen krank.

- **Glaubenssätze:** Glaubenssätze sind sozusagen die gravierendste Form der Vergangenheitsfärbung, da man sie nicht leicht entdeckt. Es sind Gedanken, Worte, Sätze, an die man derart fest glaubt, dass man sie damit für unumstößliche Fakten hält. Deswegen bemerkt man nicht, dass es sich jeweils »nur« um einen individuellen Glauben handelt, der einen bestimmten Sachverhalt betrifft. Muster und Prägungen sind mit einiger Bewusstheit auffindbar, aber die daraus resultierenden Glaubenssätze greifen sehr tief, jedoch absolut unbewusst in den Lebensstil einer Person ein. Im Fall des sparsamen oder geizigen Haushaltens wären unbewusste Glaubenssätze, an denen man sich heute beispielsweise orientiert, »Ich habe nie Geld«, »Ich komme auf keinen grünen Zweig, werde nie erfolgreich sein« oder »Ich bin arm, und ich bleibe arm« … Auch wenn dies real nicht zutrifft, wird das Leben als bedürftig empfunden, und dies nicht nur im materiellen, sondern auch im emotionalen Sinne. Bei emotionaler Armut könnte ein Glaubenssatz »Ich bin es nicht wert, geliebt zu werden« lauten. Und Menschen, die daran glauben, bringen sich um jegliche Freude an liebevollen Beziehungen. In manchen Fällen kann es auch sein, dass in einem vergangenen Leben ein Armutsgelübde abgelegt wurde und in dieser Inkarnation die Muster und Prägungen erneut verstärkt wurden, um das Gelübde jetzt endgültig aus dem Karmakontext zu erlösen.

Die Erde ist ein Trainingsplanet

Wir sind alle Kinder der Zeit, in der wir aufwachsen, und unsere Bindungen an die Familie sowie deren Ansichten und Überzeugungen hinterlassen Stempelabdrücke in unserem Wesenskern.

Die Erlebnisse der Weltkriege waren schwerwiegend, und die Umbrüche in den Sechzigerjahren, die Hippiebewegung und der Kalte Krieg prägten ganze Generationen. Nun werden wir von der Ära der Computertechnologie geprägt, die Möglichkeiten, aber auch eine Macht eröffnet, die bisher kein Menschenalter erlebt hat.

Die drei Stempelfarben von Mustern, Prägungen und Glaubenssätzen sind nicht zwangsläufig hinderlich, sonst hätte die Schöpfung diesen Erfahrungsweg nicht auf der Erde eingerichtet, denn zu allem Erfahrbaren gehören auch zahlreiche »Imprints«. Maßgeblich ist, wie wir individuell mit unseren Verhaltensmustern, Prägungen und Glaubenssätzen umgehen, nämlich bewusst oder unbewusst. Maßgeblich ist, ob die Färbungen dazu dienen, ein gesundes Wohlbefinden zu erlangen, oder ob aufgrund unbewusster Stempel Fühlen, Denken und Handeln zu Erkrankungen oder psychosomatischen Schmerzen im Jetzt führen.

Die Erde ist ein fantastischer »Trainingsplanet«, auf dem die Seelen entlang ihrer Zeitlinie Erfahrungen sammeln und zu diesem Zweck in einer Trinität mit dem Körper und dem Geist verschmolzen sind. Wenn diese Trinität in Einklang mit der Schöpfung steht, was bedeutet, im Urvertrauen verankert zu sein, die Urquelle des Lichts, die Lebendigkeit und den Reichtum der feinstofflichen Energie zu spüren, werden in der Regel auch Körper und Geist gesund sein. Die Seelen schöpfen und speisen mit ihren Erfahrungen und Gefühlen die niemals endende Urquelle des Lichts und erspüren vor Beginn ihrer erneuten Reinkarnationen, welche Erfahrungen sie für das Wohl aller im bevorstehenden nächsten Erdendasein sammeln möchten. Jeder Mensch hat einen einzigartigen Seelenplan.

Der Seelenplan

Vielleicht hat sich Ihre Seele im individuellen Seelenplan vor Ihrer Inkarnation durchaus auch ein schmerzhaftes Training, eine

Erkrankung des Körpers oder einen frühen Tod als Erfahrung auf Erden gewünscht. Das schöpferische Konzept impliziert, dass möglichst viel ausprobiert und vielfältige Erfahrungen gesammelt werden, das heißt, dass alles so sein darf, wie es ist, denn alles dient. Niemand vermag mit menschlichem Intellekt den eigenen Seelenplan zu erklären oder zu analysieren, doch können wir versuchen, unseren Seelenplan zu erfühlen und uns mit ihm zu harmonisieren, ohne dass der Verstand dagegenhält; denn oft ist es der innere Widerstand, der sich gegen uns selbst richtet und uns krank macht. Den Unterschied zwischen »entsetzlich« und »okay« macht die innere Einstellung, die uns neutral bleiben oder am Drama anhaften lässt.

Ich möchte hier nochmals betonen, dass schwerwiegende Erkrankungen natürlich keine leichte Aufgabe sind oder gar als eine Art göttliche Bestrafung angesehen werden sollten – mir geht es lediglich darum, das schöpferische Prinzip der Vielfältigkeit zu verdeutlichen, um uns aus Bewertungskriterien zu befreien, die uns nur belasten. **Alles darf so sein, und alles dient.**

In dem wundervollen Konzept der Schöpfung und des Seelenplans sind nämlich nicht nur Informationen verborgen, warum ein Krankheitsfall eintritt, sondern auch der Ansatz, wie wir aus der Erkrankung wieder herauskommen! Und das ist ein essenzieller Trost: Mit absoluter Sicherheit ist im Seelenplan die Lösung von Problemen oder körperlichen Beschwerden verankert – oder denken Sie, Ihre Seele würde sich selbst Aufgaben stellen, die nicht zu lösen sind? Die Schöpfung ist eine edle, erhabene Konzeption, ausgestattet mit göttlichen Komponenten, die jedem von uns zugutekommen und die wir liebevoll schätzen sollten.

Drei göttliche Komponenten gelten für jede Seele

1. *Die Seele wünscht und sammelt Erfahrungen in jedem Lebenszyklus.*
2. *Die Seele stellt sich selbst keine Aufgaben, die sie nicht lösen kann.*
3. *Alles, was zur Heilung benötigt wird, ist in der heiligen Einheit aus Körper, Geist und Seele vorhanden.*

Alles, was Sie zur Heilung brauchen, sind Sie selbst. Es ist eine Frage des Bewusstheitsgrades, auf dem wir wandeln, und die nächste gute Nachricht lautet, dass Bewusstheit gelernt und antrainiert werden kann. So macht das Training auf der Erde doch gleich viel mehr Freude, wenn man weiß: »Am Ende ist immer alles gut. Und wenn es noch nicht gut ist, ist es auch noch nicht zu Ende«, wie Oscar Wilde es einmal so treffend formuliert hat.

Muster, Prägungen und/oder Glaubenssätze können mitunter dazu führen, den ursprünglichen Seelenplan nicht auszuleben, also sozusagen vom inneren Weg abzukommen. Dies passiert, wenn Geist, Verstand und Ego vollends die Macht über die natürlichen Bedürfnisse des Körpers ausüben und heilige Seelenwünsche übergangen werden, weil keine Bewusstheit für das göttliche Konzept und die Trinität des eigenen Wesens vorliegt. Ich glaube nicht, dass Seelen leiden oder traurig sind – der Ausdruck »unglückliche Seele« müsste meines Erachtens »unglückliche Psyche« lauten. Dennoch geschieht etwas mit der Trinität und mit dem Körper, wenn über lange Zeit im Leben der Seelenplan nicht stufenweise in Ausführung geht oder zur Erfüllung kommt. In Kombination mit der Art und Weise und der Dunkelheit der Färbungen wird der Körper wie gesagt mit entsprechenden Symptomen reagieren, um »zu melden«, dass etwas fehlgeht. Die holistische Intelligenz des Körpers wird mit spezifischen Schmerzen Obacht einfordern. Manche nennen dies den »Schrei der Seele nach Beachtung«, denn um Beachtung geht es definitiv. Eine variable Wortwahl ist »wachrütteln«, initiiert von der Seele zur Erinnerung an den Seelenplan, der im Sinne des großen Ganzen gelebt und erlebt werden möchte.

Im bereits genannten Fall der »spartanischen Prägung« könnten die Glaubenssätze die Betroffenen emotional verkümmern lassen, sodass sie in Einsamkeit verharren, und sich körperlich manifestieren: Geiz und Neid sind Emotionen, die auf Dauer die Muskeln verhärten lassen. Schmerzen in Kiefergelenken oder Nacken wären hier typische psychosomatische Symptome, die durch permanentes Zusammenbeißen der Zähne entstehen, denn das Leben würde als schwer und anstrengend empfunden. Rheumatische Gelenkbeschwerden und Steifheit kleinerer Gelenke könnten ebensolche geistig-seelischen Ursachen haben, und all diese Zeichen wären Versuche des Wachrüttelns und würden hoffentlich erkannt werden. Der Seelenplan wäre vermutlich, eine Summe dieser Signale zu erfahren, um die inneren Augen zu öffnen, damit die Betrachtung durch Selbstreflexion auf eine höhere Bewusstheitsstufe gebracht wird. Auf diese Art könnten körperliche Symptome darauf hinweisen, dass es nun genug des Geizes sei, und einen solchen Menschen wieder auf den Weg der Lebensfreude zurückführen, eventuell sogar altes Karma ablösen.

Mit der Erkenntnis solcher holistischen Zusammenhänge durch die Aufdeckung bisher unbewusster Glaubenssätze kann jeder von uns essenzielle Heilungsschritte vollziehen, kann sich Akte um Akte von Altlasten befreien und mithilfe der Verlichtung des Unbewussten ins Erwachen gleiten:

Schulen Sie sich selbst jeden Tag ein bisschen. Beginnen Sie damit, Ihren inneren Denker zu beobachten, um Unbewusstes zu enttarnen. Was denken Sie wirklich, wenn Sie auf etwas reagieren, oder »werden Sie gedacht«? Gibt es Programme oder Muster in Ihrem agilen Verstand, die automatisch ablaufen und Sie schnell in Wut, Angst oder Schrecken versetzen? Den inneren Denker zu beobachten ist eine amüsante Aufgabe, weil Sie vermutlich bald feststellen, dass Sie meistens in Ihrem Kopf nicht allein sind, sondern zwei oder mehr Stimmen in Ihrem Inneren miteinander disputieren. Werten Sie nicht, beobachten Sie einfach. Allein durch Beobachtung tritt bereits Klarheit ein, weil Sie sich selbst besser kennenlernen.

Die »Verlichtung« der persönlichen Geschichte

Würden Sie sagen, dass Sie sich selbst in- und auswendig kennen? Könnten Sie anderen Menschen verdeutlichen, wer Sie wirklich sind, was Sie prägte, was Sie fühlen und wie Sie in Harmonie mit Ihren Gefühlen handeln? Als ich das erste Mal aufgefordert wurde, mich zu beschreiben, also mein Wesen ohne meine Vita oder berufliches Wirken zu nennen, war es für mich wirklich erstaunlich, dass ich als Autorin kaum Worte fand, mich darzustellen. Die Aufgabe war äußerst wirkungsvoll.

Mit solchen spielerischen Übungen der Selbstbeobachtung können wir einerseits unsere Reaktions- und Handlungsweisen kennenlernen, aber auch aufdecken, welches Bild in uns geprägt wurde, das meist nicht dem realen oder Wunschbild von uns entspricht. Oft beginnt man zu beschreiben, wie andere uns sehen. Freiheit und Heilung können jedoch nur initiiert werden, wenn wir selbst näher oder am besten ganz zurück zu unserem Wesenskern finden.

Meine Empfehlung: Nehmen Sie sich einen Moment Zeit, und schreiben Sie jetzt auf, wie Sie sich selbst spüren, ohne dass Sie Ihre äußeren Lebensumstände wie Alter, Beruf, Familienstand, Besitz oder Hobbys nennen. Beschreiben Sie sich mit Adjektiven wie »liebevoll« oder »ängstlich« und anderen Worten, die Ihr Wesen und Ihre inneren Überzeugungen widerspiegeln. Also bitte nicht nur Positives notieren – die Liste ist ohnehin nur für Ihre Augen gedacht.

Etwas handschriftlich zu notieren und Listen anzulegen ist eine wundervoll erleuchtende Methode, um Dinge und Worte nicht nur in den dunklen Archiven des Kopfes mit sich herumzutragen und mit sich selbst im Stillen zu diskutieren. Die Hand setzt um, was das Herz begehrt und was der Kopf danach in Buchstaben und Worte fassen darf. Mit der Hand zu schreiben ist ein sanftes Ritual, das über die allgegenwärtigen Tastaturen und Touchscreens fast in Vergessenheit gerät. Solche Schreibübungen manifestieren Bewusstheit, machen außerdem die bisherige Zeitlinie bewusst, in der Erfahrungen gesammelt wurden und Prägungen stattgefunden haben. Schreiben ist eine Art Kunst, um Dunkles zu erhellen, und führt nach und nach zu wachsender Selbstkenntnis als Fundament jeder weiteren Bewusstheitsentwicklung.

Diesen Weg nennen wir den »Weg der Verlichtung«. Die »Liste Ihres Wesens« können Sie übrigens immer wieder ergänzen, oder vielleicht fällt Ihnen in den nächsten Monaten sogar auf, dass Sie eigentlich das Gegenteil eines notierten Attributs sind – es ist stets sehr spannend, sich immer wieder selbst zu beobachten und besser kennenzulernen. Eine weitere mögliche Ergänzung wäre, neben die aufgeführten Punkte zu schreiben, wie Sie stattdessen gern sein möchten, zum Beispiel mutig statt ängstlich. Mit dieser fortlaufenden Übung können Sie damit beginnen, Ihre individuelle Zeitlinie für die Zukunft zu glätten, weil Selbsterkenntnis auf ganz sanfte Weise zur Aufdeckung von Prägungen und Glaubenssätzen führt. So befreien Sie sich aus rein reaktiven und unbewusst geprägten Verhaltensweisen und Bewertungskriterien des dualistischen Denkens.

Die Verlichtung der eigenen Vergangenheit ist von großer Wichtigkeit beim Themenkomplex der Selbstheilung. Verlichten ist generell ratsam und besonders empfehlenswert im akuten Fall psychosomatischer Beschwerden. Aus biologischen Forschungen, gepaart mit der Quantenphysik, weiß man heute, dass alle Vorgänge im Körper auf Licht basieren, denn alle Energieformen, die im Körper vorhanden sind, wie zum Beispiel Wärme in den Muskeln, elektrische Impulse in den Nervenleitungen, Gehirnzellen und auch die Energieproduzenten in jeder einzelnen Zelle, die Mitochondrien, basieren auf der Zufuhr von Licht. Holistisch betrachtet, sprechen wir dabei vom schöpferischen Licht oder göttlichen Funken. Mentale Blockaden, die somatisch eine Minderversorgung mit feinstofflicher Lebensenergie verursachen und letztlich den Körper krank machen, werden über den bewussten Prozess der Verlichtung gelöst, und geistige wie körperliche Gesundheit erstarken wieder. Verletzungen, ungelöste Streitereien, unausgesprochene Widerworte und unterdrückter Protest in Ihrer Vergangenheit, als Sie sich übergangen oder unverstanden fühlten, sind das, was heute beziehungsweise zu dem Zeitpunkt, da Ihr Körper Symptome oder Erkrankungen aufweist, ans Tageslicht tritt. Vergessen Sie aber nicht, dass körperliche Symptome gleichzeitig immer Chancen zum inneren Wachstum und zur weiteren Verlichtung sind.

Gehen Ihnen nicht auch ab und zu Dialoge oder Situationen im Kopf herum, die Sie in der Erinnerung immer wieder durchspielen und dabei denken: »Hätte ich gestern oder damals nur dies oder das gesagt!«, »Hätte ich jenes besser nicht gesagt!« oder »Hätte ich nur anders reagiert oder andere Entscheidungen getroffen!«? Solche Umstände müssen nicht unbedingt Auslöser für Erkrankungen sein, doch haben sie das Potenzial dazu. Je nachdem, wie gravierend die Situationen waren, sprechen wir im holistischen Sinne von Traumata kleineren oder größeren Ausmaßes. Solche Traumata der Vergangenheit beeinflussen uns bekanntlich im Jetzt, auch wenn sie Jahrzehnte zurückliegen. Die Traumata liegen quasi wie dunkle Staubballen im inneren Archiv und haben die Eigenschaft, immer mehr Staub anzuziehen und zusammenzuballen, wie es Staubmäuse auf dem Parkett in der Wohnung tun. Der feinstoffliche Energiefluss in Körper und Geist wird eingeschränkt, und die alten Staubballen bieten einen Nährboden für Krankheiten im Hier und Jetzt. Durch verschiedene kleine und größere Schocks und die Kumulation vieler Traumata entlang der Zeitlinie haben wir wahrscheinlich allmählich das Vertrauen zu uns selbst verloren, ebenso wie das Gespür für die immense Kraft der Urquelle. Das Entstauben und die Verlichtung des inneren Archivs ist der Weg zurück zu Urvertrauen, göttlichem Licht und zur Rückbesinnung auf die beschützende Liebe höherer Mächte. Diese Liebe ist gewiss immer da, sie wird aber meist nicht wahrgenommen.

Ich denke, dies sind hinreichend viele Gründe und Empfehlungen, um die bewusste Selbstbeobachtung zu schulen. Liebe Leserin und lieber Leser, nehmen Sie es als spielerische Aufgabe, und bald wird sich Ihre persönliche Methode der Verlichtung ohne Anstrengung oder Ehrgeiz Tag um Tag ganz von selbst verfeinern. Nach einiger Zeit des Übens läuft Selbstbeobachtung wie selbstverständlich als ein Programm sozusagen im Hintergrund ab. Dieses Back-up hilft Ihnen, Reaktionsmuster und innere Hindernisse, die zu Blockaden mit entsprechenden Gesundheitsfolgen führen könnten, im aktuellen Moment zu erkennen und diese Kenntnis als »softe Arznei« über kleine Zeitreisen einzusetzen. Irgendwann sind dann Zeitreisen in die Vergangenheit vielleicht gar nicht mehr nötig, weil Sie Schaden erkennen, bevor er entsteht – das wäre die höchste Form der Verlichtung.

Übrigens installieren und aktivieren Sie ein solches Hintergrundprogramm der Verlichtung ohnehin, während Sie dieses Buch lesen und sich mit seinen Inhalten beschäftigen. Noch ein liebevoller Ratschlag: Legen Sie ab und zu beim Lesen Pausen ein, damit sich die neuen Erkenntnisse vom Kopf absetzen und hin zur Herzensebene absinken und dort manifestieren können. Legen Sie auch zuweilen eine Hand aufs Herz, und spüren Sie nach, ob sich die Informationen des Buches für Sie stimmig anfühlen … und dann beginnen Sie mit Ihrer ersten gezielten Zeitreise in Ihre Kindheit, um Ihre Vergangenheit in kleinen Maßeinheiten zu verlichten.

> *Als erste kleine Zeitreise schließen Sie bitte für einen Moment die Augen und versetzen sich an einen Zeitpunkt Ihrer Kindheit zurück, der Ihnen gerade in den Sinn kommt. Spüren Sie in sich hinein und schauen Sie, welches tiefe Muster, welche Prägung oder welcher Glaubenssatz eventuell in Ihnen aufsteigt, wenn Sie darum bitten, diese bewusst erfahren zu dürfen.*

Auf solche Weise findet das »Wunderwerk Mensch« in der Zeitlinie seiner Vergangenheit die Auslöser für Krankheitssymptome im Jetzt und hält damit die Schlüssel für Heilung und Ganzheit in der Zukunft in seinen Händen.

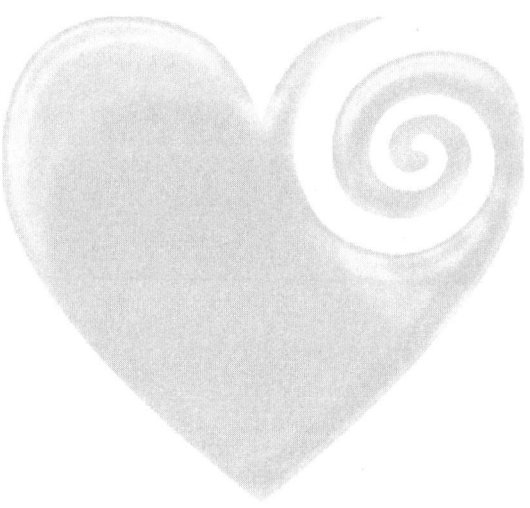

Teil 2

DIE FASZINATION ZEITREISEN

»Alle Macht des Menschen
besteht aus einer Mischung von
Zeit und Geduld.«
Paracelsus

Das Zeitalter der Bewusstheit

Reisen wir in Gedanken zurück in die Vergangenheit der menschlichen Zivilisation. Welche Szenen sehen wir? Bilder von Entbehrungen, Armut, Kämpfen und Kriegen tauchen auf, dunkle Epochen des Leids, aber auch der Exkursion und Expansion, der Entdeckungen und Weiterentwicklungen. Die letzten Jahrtausende haben die Menschheit trotz aller Gewalt erstaunlicherweise weder zu Fall gebracht, noch hat die Schöpfung beschlossen, die Spezies Homo sapiens von der Erde zu eliminieren. Vielleicht noch nicht. Vielleicht aber bald?

Die Historie zeigt, dass das »Modell Mensch« als schöpferisches Experiment »irgendwie aufgeht«, aber schließlich können wir selbst nur wenige Jahrtausende der Zivilisation erforschen und nicht die gesamten Pläne der Erde für die Zukunft aus Sicht der kosmischen Schöpfung sehen.

Die Menschen entdeckten Kontinente, gründeten Länder; und Staatsformen und Völker, die naturverbunden, ganzheitlich und mystisch-spirituell lebten, wurden eliminiert oder an den Rand gedrängt, da ihre Weisheit und Erdverbundenheit diversen Eroberern vermutlich unheimlich, definitiv jedoch aus egozentrischer Sicht nicht akzeptabel waren. Und was anders ist als man selbst, wird, wenn man's kann, kurzerhand unterjocht oder vernichtet … so benahmen sich die Menschen über Jahrhunderte. Tun wir es nicht heute noch?

Die Vergangenheit der Menschheit hat jeden von uns mitgeprägt und ist Teil unseres Generationen- und Nationenkarmas, selbst wenn wir das erste Mal auf Erden inkarniert sein sollten. Nun beginnt wie gesagt eine neue Ära, ein neues Zeitalter, das der Erdengemeinschaft heilende Energien bringt und wieder zur Annäherung an die Urquelle der Schöpfung führt. Wir haben die Gelegenheit, unser Bewusstsein (was bedeutet, sich seiner selbst bewusst zu sein) in Bewusstheit upzugraden, was heißt, eine erweiterte, sensiblere Wahrnehmung von Gegebenheiten und Zusammenhängen zu sichten, die zwar wissenschaftlich nicht nachweisbar sind, aber die gesamte Schöpfung und den Sinn des Seins umfassen. Das Zeitalter der Bewusstheit ermöglicht es uns, eine höhere Perspektive einzunehmen, frei von naturwissenschaftlichen, kulturellen, gesellschaftspolitischen oder religiösen Dogmen. Diese Konzepte sind Verstandeskonstrukte, ab nun geht es um die Reintegration der jahrtausendealten Erfahrungswerte und darum, abzuschaffen, was wir nicht mehr wollen, und stattdessen umzusetzen, was wir uns wünschen. Wir dürfen vom Verstehen des Verstandes zum Begreifen im Herzen wechseln.

Die nächsten Jahrzehnte unserer zunehmenden Verlichtung können nicht nur auf geistig-seelischen Fundamenten geschehen, sondern die Verlichtung wird auch den menschlichen Körper erfassen und durchfluten. Licht bedeutet Heilung, und so ist das Zeitalter wachsender Bewusstheit auch das Zeitalter körperlicher Heilung und der finalen Harmonisierung der heiligen Trinität aus Körper, Geist und Seele.

Neue Destinationen definieren

Die Prädestination des Menschen scheint bisher überwiegend in seiner Fähigkeit als Eroberungswesen mit ausgeprägtem Ego gelegen zu haben, gepaart mit scharfer Intelligenz und Expansionswillen um jeden Preis. Diese Vorherbestimmung darf nun von uns allen gemeinsam abgelöst werden, da wir vermehrt beginnen, uns zu befreien, unseren freien Willen wiederzuentdecken und uns ganzheitlicher zu fühlen und demgemäß zu handeln. Das bisherige Konzept der Zivilisation auf Erden funktionierte so lange, wie die Menschen in Angst lebten. Wenn wir beginnen mit der Befreiung aus der Angst, zu verarmen, weniger zu haben als andere, nicht anerkannt und nicht geliebt zu werden, krank zu werden oder zu sterben, werden keine Unterdrückungsmechanismen und keine unbewussten Aggressionen mehr nötig sein, da Licht an die Stelle des Dunkels tritt. Alle Ängste waren entstanden, weil wir die Anbindung an die Urquelle der Schöpfung verloren und vergessen hatten, denn so werden Ängste systemimmanent und halten, geschürt durch Manipulation, jeden in Schach, der sich dessen nicht bewusst ist … bis wir schließlich krank werden und im Idealfall dann über die Empfindung von Schmerz beginnen, uns zu befreien und zu heilen. Jeder hat dann eine neue Chance, denn die Zeitenergien ändern sich, und wir können unsere Destinationen nun leichter selbst definieren.

Der Planet Erde offeriert ausreichend Wasser, genügend Nahrung und angemessen viel Raum, um bei gerechter Verteilung jeden der rund sieben Milliarden Menschen zu ernähren. Vielen wird inzwischen bewusst, dass etwas im Zivilisationssystem nicht stimmen muss, wenn nach wie vor Kriege um Ressourcen oder um Religionen geführt werden und Flüchtlinge unter Einsatz ihres Lebens aus Spannungsgebieten oder bitterarmen Ländern nach Europa flüchten. Allein dass es sogenannte »Armutsflüchtlinge« gibt, ist katastrophal und beschämend für jeden von uns, zudem ist Armut ein Nährboden für Neid, Hass und fanatische Religionsgemeinschaften, die verheißen, dass irdisches Wohlbefinden eine Frage des Glaubens sei. In solchen anachronistischen Denkstrukturen liegen Leid, Schmerz und Krankheit verborgen, die die

Menschheit bisher nicht zu einer friedliebenden Spezies haben werden lassen, weil bis dato nur vergleichsweise wenige an diesen alten Denkstrukturen mit Bewusstheit und Verlichtung arbeiteten. Sehr wahrscheinlich wird es in Zukunft gar keine Krankheiten mehr geben, vielleicht wird die künftige Zeitlinie für uns alle geglättet, doch weiß ich von meinen feinstofflichen Helfern, dass wir nach wie vor aufgefordert sind, aktiv an Veränderungen zur persönlichen Heilung und damit zur Heilung von Mutter Erde (Gaia) und der gesamten Weltengemeinschaft mitzuarbeiten.

Neue Spiritualität erleben

Seit einigen Jahren verbreitet sich eine neue, von Dogmen befreite Spiritualität unter den Menschen, fast so, wie es die Hippiegeneration in den Siebzigerjahren als das »Age of Aquarius«, das Zeitalter der Wassermanns, besungen und ersehnt hat. Die Kennzeichen dieser neuen Ära sind Offenheit, Toleranz, Respekt, Kreativität und Befreiung des gehemmten Inneren, das bisher die alten Krusten nicht aufzubrechen vermochte und sich unter anderem noch mithilfe von körperlichen Erkrankungen Aufmerksamkeit verschaffen musste. Weisheitslehrende in großer Zahl, spirituelle Coaches, Menschen, die Meditationen und Yoga praktizieren, sind weltweite Phänomene, die diesen neuen Spirit tragen und mithilfe der elektronischen Kommunikationsformen verbreiten. Wie schon angedeutet wurde, bleibt nichts mehr unbeachtet oder nur für Eingeweihte im Geheimen: Das Zeitalter der Bewusstheit zeichnet aus, dass Wissen, Ideen und Erkenntnisse den Planeten in Windeseile umrunden und Webinare sowie weltweite Livemeditationen zu globalen Happenings werden. Ein elementarer Bewusstheitsprozess, der den Menschen ihren freien Willen wieder bewusst macht und sie zurück zu freien Entscheidungen führt, wurde durch hochfrequente Feinenergien in Gang gesetzt. Mithilfe von Bewusstheits-Upgrades, an denen wir selbst arbeiten dürfen, können wir bestimmen, wie wohl wir selbst und wie wir zum Wohle aller und auch zum Wohle der Natur leben wollen und werden. Handlungs- und Lebensweisen wie ökologischer oder veganer Lebensstil, De- signs, die sich nur mit Upcycling beschäftigen, und natürlich alle Bewegungen, die sich dem Naturschutz oder Entwicklungsprojek- ten für arme Länder widmen, sind längst keine vereinzelten Trends mehr, sondern ein wachsendes stabiles Fundament für profunde Veränderungen unserer Gesellschaftsordnung.

Neue Bewusstheit einsetzen

Uns allen ist es möglich, die Weichen für eine neue, gerechte, gesunde Zukunft – global und persönlich – zu stellen. Und die richtige Zeit dafür ist wie gesagt jetzt, da feinstoffliche Energien uns nun mit Qualitäten nähren, die tief greifende Veränderun- gen eher als zuvor möglich machen. Wenn wir unsere wachsen- de Bewusstheit einsetzen, werden wir in den nächsten Dekaden unseres Seins noch einiges aufzuarbeiten haben, und sicherlich werden auch nicht wenige Skandale öffentlich hochkochen, aber dies alles ist Teil des Verlichtungsprozesses. Was im Dunkeln lag oder wissentlich versteckt wurde, kommt zur bewussten Betrach- tung und zur Erlösung ans Licht. Wir alle und alles in unserem Umfeld existieren in einem Feld aus Schwingungen und Resonan- zen, weshalb alles, was in diesem Feld geschieht, jeden und alles beeinflusst. Unser persönlicher Wandel ist eine individuelle wie kollektive Initialzündung innerhalb dieses Resonanzfeldes. Der persönliche Wandel kann beginnen mit der Aufarbeitung durch imaginäre Reisen in der individuellen Vergangenheit, um uns selbst zu heilen, jedoch wird über die neue Spiritualität weniger Menschen eine resonante Schwingung auf viele und immer mehr andere übertragen, um schließlich unser aller Zukunft liebevoller zu gestalten. Das Zeitalter der Bewusstheit auf Erden ist eben das Zeitalter der Heilung des Menschen.

Das Resonanzfeld der Schöpfung

Um das neue Zeitalter der Bewusstheit zu dynamisieren und eine heilende Entwicklung der gesamten Erdengemeinschaft zu unterstützen, ist es für jeden von uns möglich, die aktuellen Zeitqualitäten der Veränderung aktiv zu nutzen und feinstoffliche Energien in Manifestationen zu verwandeln. Wie? Das Resonanzfeld der Schöpfung, das uns und alles in unserem Umfeld umgibt, macht dies möglich, denn innerhalb dieses Energiefeldes ist alles formbar.

Neue Energien nutzen

Lediglich etwas über vier Prozent des Universums – wie groß und unendlich es auch immer sein mag – besteht aus grobstofflicher, sichtbarer Materie. Dreiundzwanzig Prozent werden von Astrophysikern als sogenannte »dunkle Materie« bezeichnet, die in Form unzähliger schwarzer Löcher unvorstellbare Anziehungskraft besitzt, alles in ihrer Umgebung aufsaugt und in eine Dimension transformiert, die uns heute noch unbekannt ist. Die verbleibenden zirka zweiundsiebzig Prozent des Weltalls bestehen hypothetisch aus etwas, was die Wissenschaftler als »schwarze, freie Energie« bezeichnen, von der man gar nichts weiß, außer eben, dass sie den Großteil des Universums durchwebt. Man weiß heute, dass das Nichts, das wir sehen, wenn wir mit bloßem Auge in den nächtlichen Sternenhimmel schauen oder über Teleskope in den Weltraum blicken, kein leerer Raum ist, sondern Kräfte besitzt, die bisher niemand erklären kann. Dennoch muss die schwarze Energie spezifische Eigenschaften aufweisen, ansonsten würden sich nicht Billiarden von Galaxien innerhalb dieses Nichts aufhalten können.

Wissenschaftliches Denken möchte stets alles Existierende mit Namensetiketten versehen und berechenbaren Größen und Werten zuordnen, was mit den Dingen im Universum nur im geringen Maße gelingt. Ganzheitlich betrachtet, ist diese Unmenge des Nichts durchaus erklärbar, denn es ist das, was wir »feinstoffliche Energie« oder »Schwingungen« nennen, die Leben formt, umhüllt und schützt, hält und dennoch wachsen und entwickeln und sich verwandeln lässt. Dreiundsiebzig Prozent unbekannte Energie, die darauf wartet, von uns erfühlt und mit hoch entwickelter Bewusstheit genutzt zu werden.

Ganz aktuell wurde im Februar 2016 von Wissenschaftlern mehrerer Nationen die sensationelle erstmalige Messung von Gravitationswellen aus dem Universum veröffentlicht. Deswegen sensationell, weil damit die bereits seit einhundert Jahren existierende Relativitätstheorie Einsteins bewiesen wurde. Diese besagt letztlich nicht anderes, als dass alles, was sich im Universum befindet, auf Schwingung basiert und dass Raum und Zeit formbar sind und nicht linear verlaufen, wie es sich der menschliche Verstand vorstellt. Dies wiederum bedeutet, dass wir – wenn wir uns dessen bewusst sind, dass Grobstoffliches lediglich der Ausdruck von feinstofflicher Schwingung ist – alles in unserem Leben formen können und diese Formen unserem Denken und Fühlen folgen. Jeder Mensch entscheidet und formt seine Lebensumstände.

Alles, einfach alles Fein- und Grobstoffliche auf dem Planeten Erde wie auch in allen Galaxien ist über das weltallweite Schwingungsfeld miteinander verbunden beziehungsweise besteht aus Schwingungen. Schwingungen sind die Basis des Lebens, nicht Materie. Mit Bewusstwerdung dessen, was Schwingungen wirklich sind, lösen sich alle Vorstellungen von Raum und Zeit auf, so wie es Einstein in seiner Relativitätstheorie bereits definierte. Raum und Zeit sind Illusionen, die dem menschlichen Gehirn angenehm erscheinen, da etwas, was nicht durch Raum und Zeit limitiert wird, für uns bisher eigentlich unvorstellbar ist. Dies liegt an unserer körperlichen Be- respektive Gefangenheit und der Ausstattung mit Sinnesorganen, die in der Regel nur wahrnehmen, was grobstofflich, also anfass- oder sichtbar ist. Dennoch ist Feinstofflichkeit spürbar:

Reiben Sie dreißig Sekunden lang Ihre Handflächen aneinander. Dann schließen Sie die Augen und halten Ihre Hände in ungefähr fünfzig Zentimetern Abstand voneinander vor sich. Spüren Sie das Energiefeld, das zwischen Ihren Handflächen liegt. Versuchen Sie, die Handflächen ganz langsam näher zusammenzuführen, und nehmen Sie wahr, wie das Energiefeld sich kompakter anfühlt. Spielen Sie mit weiteren und engeren Abständen Ihrer Hände, und staunen Sie, wie Sie etwas fühlen, was nicht sichtbar ist.

In Anbetracht des Universums mit lediglich vier Prozent für unsere Sinnesorgane erfassbarer Materie ist selbst die logische, also verstandesbetont vermutete Wahrscheinlichkeit, dass es weder Raum noch Zeit gibt, um ein Vielfaches höher – und somit auch die Annahme, dass alles innerhalb der uns bekannten Schöpfung aus Fein- statt aus Grobstofflichkeit besteht. Innerhalb des feinstofflichen Energiefelds namens Weltall oder Schöpfung breiten sich auch mit konventionellen Geräten nicht messbare Schwingungen ohne räumliche oder zeitliche Begrenzung aus, und dies gilt ebenso für unser individuelles Leben. Sobald Sie und ich und wir alle verinnerlichen, dass unsere Lebensumstände und auch wir selbst aus Schwingungen bestehen, kann uns schlagartig bewusst werden, dass und wie alles, was unser Leben betrifft, geformt, kreiert, geschöpft und erschaffen werden kann – also auch Krankheit beziehungsweise Gesundheit.

Neue Schwingungen aussenden

Schwingungen haben die nachweisbare Eigenschaft, sich auszubreiten und Resonanzen zu formen, was zum Beispiel beim gesprochenen Wort oder musikalischen Klang passiert, die ausgesendet werden, dann beispielsweise auf das menschliche Innenohr treffen und die filigranen Gehörknöchelchen zum Schwingen bringen, was anschließend vom Gehirn als Wort- oder Musikklang interpretiert wird. Diese Eigenschaften von Schwingungen gelten für alles, auch für Emotionen. Senden wir Hass und Aggression aus, wird das uns umgebende Resonanzfeld diese Emotionsschwingung verbreiten und von allem Grobstofflichen innerhalb dieses Felds aufgenommen, verstärkt und zu uns zurückgespiegelt werden. Dasselbe gilt natürlich auch für liebevolle Emotionen oder andere Bewusstheitszustände. Sicher haben auch Sie schon mehr als einmal festgestellt, dass Ihre Kinder oder Haustiere nervös und gereizt reagieren, wenn Sie eine nervöse, angestrengte Grundstimmung haben. Ihr unmittelbares Resonanzfeld reflektiert das, was Sie an Schwingungen aussenden.

Ebenso verhält es sich mit grundsätzlichen Einstellungen zu Krankheit oder Gesundheit. Wenn wir uns permanent in einem – wenn auch unbewussten – Modus der Angst vor Erkrankungen befinden, wird diese Schwingungsfrequenz uns eines Tages Krankheiten widerspiegeln, und aus feinstofflicher Energie können besagte grobstoffliche Krankheitssymptome werden. Bewusste Konzentration auf Gesundheit, vor oder im Krankheitsfall, ist in jedem Fall die bessere Wahl und der heilsame Einsatz des Resonanzfeldes der Schöpfung. Alles kann deshalb geformt und verändert werden – auch die persönliche zukünftige Zeitlinie –, weil Raum und Zeit nichts anderes als Schwingungen sind. Wir selbst erschaffen und schöpfen, was wir sind.

Die Quantenphysiker bezeichnen die Schwingungen des Lebens als »Strings«, kleiner als jedes Atom oder ein Quantum dessen. Die Wissenschaftler erklären die hypothetische Annahme der Stringexistenz als Fäden, die permanent schwingen und auf denen alles, was im Kosmos vorhanden ist, wie Trillionen von Perlenschnüren aufgehängt ist. Kurz: Alles, was ist, schwingt. Dies war alten Hochkulturen bereits bewusst, zum Beispiel in den indischen Schriften der *Upanishaden* beschrieben (Entstehungszeitraum zirka 700 bis 200 v. Chr.). Demnach entstanden der Kosmos und die Erde aus einem Urklang (also einer Schwingung), symbolisiert durch das Silbenmantra des OM. Das naturwissenschaftliche Wortpendant »Urknall« lässt ebenfalls eine Art von Urgeräusch vermuten, aus dem das Universum entstand und auf dessen Vibration es immer noch weiter schwingt … und wir mit ihm.

Horchen Sie für einen Moment nach innen, schließen Sie die Augen und lauschen Sie. Spüren Sie die Vibration in Ihrem Inneren. Fühlen Sie dieses kleine, feine Summen? Stellen Sie sich nun vor, wie der Raum, in dem Sie sich gerade befinden, oder die momentane Umgebung ebenfalls vibrieren. Spüren Sie die Schwingung der Natur, empfinden Sie die Rotation der Erde. Stellen Sie sich vor, wie die Planeten um die Sonne rhythmisch kreisen. Fühlen Sie, wie unsere gesamte Galaxie und das gesamte Universum vibrieren, schwingen, summen.

Ab dem wahrlich erhellenden Moment, da man im Kopf verstanden und im Herzen begriffen hat, dass alles Lebendige nicht nur Grobstoffliches ist, sondern auf feinstofflicher Schwingung basiert, ist alles möglich. In unserer Fantasie können wir uns infolge unserer Prägung über die Sinnesorgane nicht vorstellen, Grobstoffliches dem Wesen nach zu verändern. Wir können zwar einen Klumpen Tonerde zu einem Gefäß töpfern, dennoch bleibt die Vase in unserer Wahrnehmung ein Stück fest gebrannte Tonerde. Aber etwas, was schwingt, ist in unserer Vorstellung leicht beeinflussbar wie eine Kinderschaukel, die mit der Kraft unserer Hände und Arme mal mehr oder mal weniger ins Schwingen kommt.

Alles, was schwingt, ist beeinflussbar, ist formbar, so auch die Gesundheit Ihres Körpers. Dieses Bild ist hilfreich: Eine Perlenkette, die Sie vor sich auf dem Tisch platzieren, können Sie in die eine oder andere Richtung formen. Genauso können auch feinstoffliche Strings in kleiner oder großer Ansammlung geformt, umgeformt und beeinflusst werden. Wenn Sie nun weitere Perlenketten parallel neben die erste auf den Tisch legen, können Sie mit Ihren Fingern Form und Ausrichtung aller Perlenketten beeinflussen, obwohl Sie nur eine Perle von diesen Ketten mit ihren Fingern berühren. Die Perlenschnüre bewegen sich, die Perlen selbst bewegen sich. Sie sind im Kosmos wie eine dieser Perlen, die Schwingungen auslöst und ihr Umfeld beeinflusst – so wie auch das Umfeld Sie beeinflussen kann. Bei Krankheit oder Gesundheit, aber auch ganz allgemein im Leben ist es von größter Wichtigkeit, darauf zu achten, welchen Schwingungen wir uns aussetzen und welche wir aussenden.

Das Resonanzfeld (andere Perlen, Mitmenschen, das Umfeld, die Umwelt) wird reagieren, indem wir uns – jeder auf individuelle Art und Weise – verändern und modifizierte Schwingungen ausbreiten, geboren in unserem Herzen. So funktioniert das Resonanzfeld der Schwingung: Was wir in das Feld hineingeben, beginnt zu schwingen, sich zu verbreiten und wird schließlich auch wieder zu uns als Ausgangspunkt zurückschwingen. Nähren wir das Resonanzfeld aus einem hohen Bewusstheitsgrad mit Liebe, Wohlbefinden und körperlicher Gesundheit, so verweilen und profitieren wir von einem Resonanzfeld aus Liebe, Wohlbefinden und körperlicher Gesundheit.

Sie können in dieser Weise auch Zeitreisen, die Sie demnächst für Heilungssequenzen unternehmen werden, als Perlenketten ansehen, die sich durch sanftes Anstupsen harmonisch bewegen, neu ordnen und liebevoll miteinander schwingen. Sie bringen Ihre individuelle Zeitlinie in eine neue Frequenz. Unterstützt werden Sie dabei von den aktuellen Zeitqualitäten, die in der Ära wachsender Bewusstheit jedes Streben nach persönlicher Bewusstheitsentwicklung potenziert und uns dabei hilft, in höhere, weitere, breitere Schwingungen und Resonanzen zu gehen und diese auszusenden. Das kosmische Resonanzfeld der Schöpfung bringt die Erde und das gesamte Sonnensystem in eine höhere Schwingung. Der Anfang, die Initialzündung, dieses Prozesses liegt in unser aller Herzen, dort, wo Vertrauen und Liebe wohnen und über die Anbindung an die Urquelle der Schöpfung das summende, göttliche Licht intensiv in jeder Kammer des Herzens zu spüren ist. Jeder Mensch, der seine feinstoffliche Herzenskraft durch Liebe und Wohlklang stärkt, stärkt seine persönliche, geistige und körperliche Gesundheit und kräftigt damit gleichsam das Resonanzfeld, um die gesamte Erdengemeinschaft zu heilen.

Verändern und Verlichten bedeutet für Sie persönlich, Bewusstheit zu entwickeln für das, was Sie glücklich statt krank macht, für das, was zu Ihrem Wohl und zum Wohle vieler in Ihrem Umfeld gut ist, und für das, was global dem Wesen der Erde guttut. Mit dem Wissen um das Resonanzfeld der Schöpfung vermögen wir künftig zu manifestieren, was wir uns wünschen, so es denn zum Wohle aller ist – denn dies ist ein elementares Attribut der neuen Zeit: Egohaftigkeit und nimmersatte Gier auf Kosten anderer wird nicht weiter von einem harmonischen Schwingungsfeld getragen und läuft als gescheitertes Versuchsmodell aus.

Neue Entscheidungen treffen

Es liegt an uns, zu entscheiden, wie wir künftig leben möchten. Wollen wir weiter an Verletzungen und Hass der Vergangenheit kleben? Möchten wir weiter satt leben und unseren in Europa vorhandenen Reichtum nicht mit anderen teilen? Möchten Sie weiterhin jeden Morgen zu einem Arbeitsplatz in eine Firma gehen, die Produkte herstellt, welche die Ressourcen des Planeten aussaugen, während ihres Gebrauchs die Umwelt belasten und am Ende ihrer Laufzeit auch noch als toxischer Müll die Natur gänzlich kaputt machen? Möchten wir weiter Angst vor Erkrankungen haben oder lieber unsere mentale wie körperliche Gesundheit nähren? Ist es nicht sinn- und liebevoller, durch Zeitreisen sich selbst zu heilen und auf diese Weise Heilungsschwingungen in die Welt hinauszuleiten? Was wir hinausgeben, kommt zu uns zurück …

Die Geburt des universellen Menschen

Die Modifikation der Lebensumstände aller Menschen auf Erden beginnt mit der Modifikation des persönlichen Bewusstseins, denn alles, was wir bei uns, zu unserem Wohlgefühl und zu unserer persönlichen Gesundheit mit der Kraft unserer Herzensliebe verändern, breitet sich wie eine wohlklingende Schwingung aus. Das Herz ist der Ort eines höheren Bewusstseins, es ist der Ort der Wahrhaftigkeit, im feinstofflichen wie im grobstofflichen Sinne. Aus der Wahrhaftigkeit des Herzens heraus, das die Anbindung zur Urquelle nie verloren hat, auch wenn diese Bindung vom Verstand verdrängt wurde, wird in unserer gegenwärtigen Zeitepoche die Geburt des universellen Menschen eingeleitet:

- Der universelle Mensch glaubt nicht an das Konzept der Schöpfung, sondern er fühlt und lebt diese Wahrhaftigkeit.
- Der universelle Mensch lebt nicht in Trennung von der Urquelle des Lichts, sondern ist sich seiner selbst als ein Teil der Urquelle bewusst.
- Der universelle Mensch ist nicht nur Körper, Geist und Seele, sondern er ist göttliches Licht.
- Der universelle Mensch vermag nicht weiter anderen Men-

schen oder der Natur zu schaden, weil er im Zustand der All-einheit und der Liebe verankert ist.

- Der universelle Mensch fühlt keinen Mangel, weil er ganz und heil ist.

Neue Fähigkeiten aneignen

Wie wird es uns möglich sein, zu solch einem universellen Men-schen zu werden? Um zu einem freien, universellen, interdimen-sionalen Menschen zu werden, sind keine Bergbesteigungen, tri-athletischen Wüstenläufe oder neue Computerprogramme nötig. Es ist viel einfacher, wenn wir die folgenden Fähigkeiten lernen, anwenden und in unser tägliches Leben integrieren:

- unseren »inneren Denker« und alle Handlungen beobachten und reflektieren,
- alte Gedanken und Reaktionsmuster verlichten,
- Achtsamkeit in jedem Augenblick bewahren,
- auf höhere Sphären und die Urquelle der Schöpfung vertrauen,
- aus der Liebe des Herzens heraus leben und handeln.

Neue Herzenskraft spüren

Es gibt Empfehlungen der Wesenheit Kryon, die sich in Chan-nelings über eine liebeswerte und lichtvolle Dame namens Bar-bara Bessen mitteilt. Diese Empfehlungen befassen sich damit, individuelle Verbindung zum symbolischen Herzen als Sitz der Seele herzustellen, also zur persönlichen Herzensebene, dort, wo Wahrhaftigkeit und Heiligkeit immer und zu jeder Zeit spürbar sind. Mit meinen eigenen Worten möchte ich Ihnen eine Anlei-tung für diese heilsame, himmlische meditative Übung empfeh-len, die heilige Liebe entfacht. Bitte nehmen Sie sich wertvolle Zeit dafür – es ist eine sehr bewegende Begegnung und Initiation zu Ihrer Neugeburt als universeller Mensch. Auf der CD finden Sie diese Meditation als gesprochene Anleitung.

Eine Reise zum Seelenherz, Teil 1

Schließen Sie die Augen, und legen Sie eine oder beide Hände auf die Mitte Ihrer Brust. Spüren Sie für einige Momente Ihre Atmung und Ihren Herzschlag. Stellen Sie sich nun Ihr Herz ♥ mit einer Tür vor. Betrachten Sie die Tür und ihre Beschaffenheit: Ist sie klein, steht etwas im Weg? Wenn ja, legen Sie die Tür frei, und lassen Sie die Flügel der Tür größer werden. Öffnen Sie die Tür zum Herzen eine Handbreit. Halten Sie inne, spüren und sehen Sie, was es zu spüren und zu sehen gibt. Dann gehen Sie durch die Tür und betreten den Raum Ihres Seelenherzens. Sehen und spüren Sie. Wie sieht es im Inneren Ihres Herzens aus? Gibt es etwas, was dort nicht mehr hingehört, gibt es etwas, was fehlt? Leeren oder ergänzen Sie, was immer Sie spüren – tun Sie es. Bitten Sie um Licht im Raum Ihres Herzens, erschaffen Sie sich eine wohlige, innige Atmosphäre. Vielleicht ist aber auch alles so schön und herrlich, wie Sie es sich ohnehin gewünscht haben. An diesem heiligen Ort sind Sie Ihr eigener Schöpfer, und Sie sind Ihr eigener Heiler. Besuchen Sie Ihr Seelenherz, wann immer Sie möchten oder wann immer Sie eine liebevolle Umgebung benötigen.

Aus eigener Erfahrung weiß ich, dass der Besuch des heiligen Herzens nach einiger Zeit zu einer hilfreichen, heilsamen, liebevollen täglichen Zeremonie werden kann. Der Herzensraum mag vielleicht immer etwas anders aussehen, es können sich neue Lasten angesammelt haben, die Sie jederzeit wegräumen dürfen und sollten. Irgendwann, je höher Ihre Bewusstheitsreife steigt und je lichtvoller Sie werden, wird Ihr Herzensraum nur noch von Liebe erfüllt und eine Oase der Heilung für Sie sein. Ich danke Kryon und Barbara Bessen für diese wundervolle Anregung, das eigene Herz zu besuchen.

Als universeller Mensch gehen wir mit unseren Empfindungen weit über das hinaus, was wir bisher als unsere Lebensform erachteten. Nicht nur Körper, Geist und Seele sind intensiver spürbar, sondern auch das feinstoffliche Feld um unsere Trinität wird deutlicher, und alles wird lichtvoller. Es ist wie die Veredelung unserer urheiligsten Eigenschaften, mit denen wir Stufe um Stufe unsere Perspektive erhöhen und innere Horizonte weiten. Die bislang fast alleinige grobstoffliche Anbindung löst sich auf und geht in die Unendlichkeit der Feinstofflichkeit des Lichts ein. In diesen höheren Sphären, die wir über den Besuch des heiligen Herzensraums betreten können, begegnen uns Herrlichkeiten, Visionen und Gefühle, die kaum beschreibbar sind.

Ich kann Ihnen versichern, dass dort eine Welt existiert, in der uns jede erdenkliche Hilfe zuteilwird, die wir benötigen, wenn wir bereit sind, diese anzunehmen. Sehen Sie diese Reise in die Interdimensionalität als eine Zeitreise in Ihre Zukunft an, in der weder Angst noch Leid, noch Schmerz existieren.

Neue Begegnungen fühlen

Vertrauen Sie auf die höheren Sphären, und vertrauen Sie sich den höheren Sphären an, indem Sie sich öffnen und Ihre angeborene Hellfühligkeit zulassen. Die folgende Visualisation »lege ich Ihnen ans Herz«, wenn Sie sich mit der zuvor beschriebenen Übung vertraut gemacht haben und Ihnen der Besuch Ihres heiligen Herzens nichts Fremdes mehr ist. Falls Sie diese nachstehende Übung jetzt machen möchten, legen Sie zuvor eine kleine Pause ein. Schließen Sie die Augen, und lassen Sie die bisherige Einweihung eine Weile auf sich wirken. Auf der CD finden Sie diese Meditation als gesprochene Anleitung.

Eine Reise zum Seelenherz, Teil 2

Legen Sie wieder eine oder beide Hände auf die Brust, und nehmen Sie Kontakt zu Ihrem Seelenherzen auf. Gehen Sie auf Ihre inneren Herzenstüren zu, öffnen Sie die Flügel der Türen liebevoll, und betreten Sie Ihren Herzens-raum. Vielleicht nehmen Sie Veränderungen des Raumes wahr, oder vielleicht wünschen Sie sich Veränderungen und dürfen beobachten, wie die Veränderungen geschehen, während Sie sich diese wünschen. Möchten Sie einen offe-nen Raum mit Ausblick? Möchten Sie von dort ins Weltall fliegen? Was immer Sie wünschen, wird geschehen. Wün-schen Sie sich nun einen Platz, an dem Sie sich niederlassen möchten. Dort platziert, wünschen Sie sich, in Kontakt zu treten mit jemandem oder mit etwas, der oder das Ihr in-nerer Helfer in Ihrem Leben war, ist und immer sein wird. Fühlen Sie, spüren Sie, sehen Sie. Vielleicht erscheint eine Wesenheit, ein Engel, eine feinstoffliche Lichtgestalt; oder vielleicht begegnen Sie Ihrem feinstofflichen höheren Selbst. Wer oder was auch immer erscheint … es wird eine wun-dervolle, heilige und bewegende Begegnung sein. Lassen Sie einfach geschehen, was geschieht, und spüren Sie, was es zu spüren gibt.

Solche meditativen Begegnungen mit der feinstofflichen Welt können vieles in uns verändern. Sie eröffnen uns eine neue Welt, von der wir bisher meinten, sie existiere nicht wirklich. Mithilfe dieser Meditationen entwickeln wir uns vom dreidimensionalen Erden- zu einem multidimensionalen, universellen Menschen. Die Wesenheiten, die sich Ihnen in Ihrem privaten Raum Ihres inneren Herzens offenbaren, sind göttliche Gesandte. Sie haben geduldig darauf gewartet, mit Ihnen in Kontakt treten zu können;

denn das tun sie nur, wenn Sie bereit sind und dies auch möchten. Die Gesandten kommen, wann immer Sie sie darum bitten.

Die Erfahrung lehrt, dass manche meiner Klienten besser mit der Vorstellung zurande kommen, eine engelhafte Wesenheit vor sich zu sehen; andere spüren die Liebe in Gestalt von Verstorbenen; wieder andere sehen sich selbst als glanzvolles, leuchtendes, allwissendes Abbild des höheren Selbst. Die allererste Begegnung mit den göttlichen Gesandten ist sehr tief berührend, heilend und wird Ihnen unvergesslich bleiben, denn sie ist eine Initiation in höhere Sphären.

Sie haben nun Ihr Herz geöffnet für bedingungslose Liebe, für interdimensionales Fühlen, Denken und Handeln. Jederzeit und für alle Zwecke und Themen dürfen Sie die Wesenheit in Ihrem Herzen um Rat fragen – und Sie werden immer eine Antwort erhalten. Außerdem werden Sie konkrete Hilfe bekommen, wenn Sie darum bitten. Vielleicht sofort, vielleicht etwas zeitverzögert, aber Sie werden in Ihrem Herzen fühlen, dass eine Botschaft eines Gesandten der richtige Weg ist und mit Ihrem Seelenplan übereinstimmt. So werden Sie künftig Ihre Entscheidungen und Handlungen von Ihrer Herzensebene aus entstehen lassen … zu Ihrem Wohl und zum Wohle aller.

Sie haben nun eine berührende Weihung erfahren, und der Prozess Ihrer persönlichen Verlichtung wird von Ihrem heiligen Herzen und mit der bewussten Annäherung an die Urquelle weitergetragen. Dieser Start macht den im Folgenden beschriebenen Pfad zur Heilung, Freiheit und Verlichtung leichter und ist vor allem unumkehrbar. Einmal begonnen, wird es täglich spannender, die Welt hinter den bisherigen Schleiern der Wahrnehmung zu entdecken.

Mit den Empfehlungen des folgenden Kapitels erhalten Sie zusätzliches Rüstzeug für Ihren Weg der Verlichtung, um Ihr Wohlgefühl für Ihre Ganzheit und holistische Gesundheit wachsen zu lassen und für alle Zeit zu etablieren.

Up- und Downloads als moderne Arznei

»Upload« und »Download« mögen seltsam anmutende moderne, technische Ausdrücke im Zusammenhang mit Heilung, Spiritualität und in Hinblick auf die Dimension der universellen Schöpfung sein. Die Begriffe sind von Vianna Stibal im Konzept des »Theta Healing« eingeführt worden. Ich finde, dass sie zeitadäquat sind und als »softe Arznei« gut zu einer modernen energetischen Form der Heilung in der Ära der Bewusstheit passen. Die Begriffe verdeutlichen, um was es geht: aus unserem individuellen Geist und Körper Inhalte hochzuladen, also abzugeben, die uns blockieren und an unserer Verlichtung bisher gehindert haben. Und da nach den Uploads Platz für Neues geschaffen worden ist, kann man für sich mit Downloads das herunterladen, was man benötigt, um glücklich und gesund zu sein.

Neue Begriffe etablieren

Die Praxis von Up- und Downloads ist eine inspirierende und befreiende Arbeit, die Sie durchaus für sich allein, aber auch mit Therapeuten machen können, um Ihre Gesundheit wiederherzustellen oder generell zu stärken. Der Weg der Selbstheilung ist ohne Frage ein Bewusstheitsweg.

Bevor Sie mit dem dritten Teil dieses Buchs und den spezifischen Assoziationen zwischen möglichen geistig-seelischen Ursachen für körperliche Beschwerdebilder von Fuß bis Kopf an Ihrer Gesundheit arbeiten, lege ich Ihnen ans Herz – nach aller Einstimmung und praktischer Vorbereitung in den ersten beiden Teilen des Buches –, nun ein bisschen mit Up- und Downloads anhand von einfachen Beispielen aus dem Alltag zu experimentieren. Machen Sie sich mit diesem Rüstzeug vertraut, und lernen Sie, was und wie Sie aktiv Hindernisse aus Ihrer Zeitlinie entfernen können, um Ihre individuelle Heilkraft freizusetzen. Erspüren Sie nach und nach, was Sie brauchen, um kraftvoller, liebevoller, urvertrauensvoller und damit holistisch heil zu sein.

Während Ihrer Zeitreisen werden Sie auf Erlebnisse, Begebenheiten, kleine und große Traumata treffen, und Ihnen werden nach und nach Verhaltensmuster, Prägungen und Glaubenssätze bewusst werden. Von diesen Hindernissen können Sie sich über Uploads befreien, indem Sie das, was im Heute nicht mehr zu Ihnen gehört, in den Kreislauf des Schöpfungsrecyclings einspeisen. Wie Sie wissen, wird die Urquelle den Inhalt Ihres Uploads an den richtigen Platz führen – zur weiteren Verwendung zum Wohle aller.

Neue Archive anlegen

Gehen wir also noch einmal zurück zu Ihrem inneren Archiv. Wenn Sie in Ihrer Vorstellung Zeitreisen mit dem Wunsch nach Heilung antreten, werden Sie in Ihrem inneren Archiv wandeln und durch Gänge gehen, in denen Regale voller Aktenmappen liegen, worin viele, viele Seiten Ihrer Vergangenheit abgelegt sind. Manchen Ordner und seine Inhalte werden Sie vielleicht kennen, andere sind eventuell im Dunkeln des Unbewussten versunken und unkenntlich. Nun können Sie, so Sie es möchten, auch in den unbekannten Ordnern stöbern und die wundervolle Fähigkeit der Menschen nutzen, sich zwischen Vergangenheit, Gegenwart und Zukunft zumindest imaginär hin und her zu bewegen. Vom Jetzt ausgehend, können Sie mit Ihrem freien Willen entscheiden, Ihre private Vergangenheit zu betrachten und darin aufzuräumen. Mithilfe von Uploads ist es Ihnen ja möglich, Altlasten und ganze Ordner nach und nach aus Ihrem Archiv hochzuladen und Ihre gesammelten Erfahrungen dem Schöpfungsrecycling zur Verfügung zu stellen. Der positive Effekt für Sie liegt wie angedeutet darin, dass Dokument um Dokument, Ordner um Ordner, Regal um Regal Ihr Archiv leerer und lichter wird und Sie Platz haben für neue Erfahrungen im Zeitalter Ihrer wachsenden Bewusstheit. Sähe die Welt heute nicht anders aus, wenn alle Menschen, Völker und Nationen ihre Vergangenheit verlichteten, damit statt Altlasten Heilung und Liebe die Erdengemeinschaft trügen?

Beim Uploaden von alten Dokumenten, Themen und Blockaden wird eine heilsame Kaskade für unsere individuelle Trinität in Gang gesetzt, die über das Resonanzfeld aus Schwingungen auch befreiende Auswirkungen auf unser Umfeld und unsere Gemeinschaften haben:

- Themen werden bewusst, die bisher im staubigen Dunkeln lagen, nicht aufgearbeitet und dennoch da waren.
- Blockaden werden benannt und hörbar ausgesprochen, sodass die Hindernisse sich vom Inneren ablösen und nach außen fließen.
- An die Stelle von Dunkelheit tritt Licht.
- Gefühle von Leichtigkeit und Freiheit etablieren sich.
- Raum für neue, liebevolle Erfahrungen entsteht.
- Erfahrungen vom »Trainingsplaneten« Erde werden über den Weg der Feinstofflichkeit der Urquelle zum Wohle der gesamten Schöpfung zur Verfügung gestellt.
- Feinstoffliche Wesenheiten und göttliche Gesandte stehen helfend zur Seite.
- Heilung und Ganzheit treten ein.

Neue Wege gehen

Dies ist unser aller Weg. Es ist der Weg der Verlichtung, den wir jetzt bewusst und aus freien Stücken gehen können, statt in Krankheit und Unzufriedenheit den Rest des Lebens zu warten, bis die Verschmelzung mit der Urquelle nach dem körperlichen Tod eintritt. Ich und viele andere Menschen haben inzwischen entschieden, die Verschmelzung bereits zu Lebzeiten zu initiieren, weil das Hier und Jetzt im aktiven Körper-Geist-Seele-System dadurch leichter und liebevoller wird.

Der Weg der Verlichtung ist leicht zu gehen, wenn man erst einmal im Intellekt verstanden und im Herzen begriffen hat, dass das Leben weit mehr als grobstoffliches Sein ist. Die Kenntnis des göttlichen Prinzips der Feinstofflichkeit schenkt uns wie gesagt alle Möglichkeiten, uns selbst zu befreien und auch körperlich zu heilen. Mit den unterstützenden Energien der aktuellen Zeitqualität löschen wir Programme unter vielen Namensvarianten der Angst aus unserem System, indem wir sie uploaden. Das ist die Erfüllung unseres Seelenplans, denn alle Seelen, die derzeit auf Erden inkarniert sind, haben sich wissentlich dafür entschieden, hier ihren Dienst zu tun und auf die eine oder andere Art zur Erhebung der Erde in ein neues Zeitalter und in eine lichtvollere Dimension beizutragen.

Um die Vorgehensweise von Uploads zu verdeutlichen, nenne ich Ihnen hier erst mal ein einfaches, bekanntes Beispiel aus dem Alltag: Sie fahren mit dem Auto los und befürchten (begründet aus dem Archiv Ihrer Erfahrungen), an Ihrem Zielort im Stadtviertel XY keinen Parkplatz zu finden. Was wird geschehen? Sie werden sehr wahrscheinlich keinen oder nur sehr schwer einen Parkplatz finden. Wenn Sie sich nun konkret einen bestimmten Parkplatz wünschen, ist er in aller Regel da und scheint nur auf Sie gewartet zu haben. Mit dem positiven Denkansatz haben Sie einen Parkplatz »bestellt« und im Resonanzfeld mit Ihren gedanklichen Schwingungen manifestiert.

Mit dem Wunsch nach einem Parkplatz beispielsweise hätten Sie sozusagen Up- und Download in einer Phase vollzogen. Sie hätten die Befürchtung, keinen Parkplatz zu bekommen, hochgeladen und einen konkreten, freien Platz mit Ihrem Wunsch heruntergeladen.

Ob die Erfahrungen zur Parkplatzsuche wirklich relevant für die Einspeisung in die Urquelle der Schöpfung sind, sei mal dahingestellt; ich weiß aber, dass diese Vorgehensweise funktioniert. Und wenn so etwas bei solch banalen Themen wie der Parkplatzsuche gelingt, liegt es nahe, dass das Prinzip bei komplexeren Motiven auch funktionieren wird.

Bei psychosomatischen Themen, die auf Reaktionsmustern, Prägungen und Glaubenssätzen beruhen, ist der Vorgang des Downloads naturgemäß etwas vielschichtiger. Es wird nicht funktionieren, indem Sie sich einfach etwas per Download wünschen, wenn Sie sich zuvor nicht bewusst von alten, verstaubten Erfahrungswerten oder Glaubenssätzen aus Ihrem Archiv befreit haben.

Das ist die besagte essenzielle Magie der Heilung: erst Altes zur Reinigung uploaden, um Raum für Neues zu schaffen, und dann die Manifestation als Download erbitten. Recycling besteht aus dem Kreislauf von Geben und Erhalten.

Beim Vorgang des Uploads wie auch beim Download sind einige Punkte von großer Wichtigkeit:

- Die Anrufung sollte immer gleichlautend sein. Sie können die Anrufung auch mit Ihren eigenen Worten formulieren, aber dann immer wieder gleich verwenden, wie Sie sie gewählt haben.
- Die Worte »jetzt« und »sofort« lassen die Anrufe möglicherweise wie Befehle klingen, sind jedoch wichtig, weil sie betonen, dass Ihre Bitte im Jetzt des Irdischen und nicht in einem vielleicht viel längeren Zeitrahmen des Kosmos bewerkstelligt wird. Dennoch kann es je nach Komplexität des Themas eine

Weile dauern (Minuten, Tage, Wochen), bis ein Thema gelöst und in der Urquelle der Schöpfung verarbeitet ist.

- Nennen Sie Ihren vollständigen Namen.
- Formulieren Sie das Thema möglichst konkret, jedoch in einfachen Worten, und wählen Sie nur eins pro Loadingvorgang.
- Sprechen Sie Ihre Sätze hörbar aus.
- Spüren Sie in sich hinein, um einen feinstofflichen Energiestrom im Körper zu empfinden: bei Uploads von unten nach oben und bei Downloads von oben nach unten.
- Sehr wichtig: Zweifeln Sie niemals, niemals, niemals daran, dass das, um was Sie gebeten haben, geschieht.
- Wiederholen Sie den Loadingvorgang nicht, denn einmal ausgesprochen und erbeten, ist »es« getan.

Altes uploaden

Mit der folgenden oder einer ähnlichen Formulierung können Sie das, was Sie an Ihrer Heilung oder persönlichen Weiterentwicklung hindert, uploaden:

Von der Urquelle des Lichts und der Schöpfung von allem, was ist, erbitte ich jetzt sofort für mich, XY [vollständigen Namen nennen], einen Upload meines Gefühls/meiner Angst/ meines Glaubenssatzes [Thema benennen].

[Kleine Pause, um zu spüren, wie etwas aus Ihrem Inneren hinaus nach oben in Richtung Himmel fließt.]

Danke, es ist getan, es ist getan, es ist getan.

Ein alltagstaugliches Beispiel: Sie bekommen Halsschmerzen, weil Sie am folgenden Tag ein wichtiges Gespräch haben oder eine Präsentation halten müssen. Der Energiefluss im Halschakra ist gestört und behindert die Kraft, die Sie eigentlich benötigen, aufgrund eines Angstgefühls, das Sie vielleicht früher erlebt haben, eventuell in der Schule, als Sie etwas vortragen mussten.

Von der Urquelle des Lichts und der Schöpfung von allem, was ist, erbitte ich jetzt sofort für mich, XY [vollständigen Namen nennen], den Upload meines Nervositätsgefühls bei einem Gespräch/einer Präsentation/einem Vortrag.

[Pause]

Danke, es ist getan, es ist getan, es ist getan.

Wenn Sie Halsschmerzen nach einem schwierigen Gespräch oder einer wichtigen Präsentation bekommen, könnte der Upload wie folgt formuliert werden:

Von der Urquelle des Lichts und der Schöpfung von allem, was ist, erbitte ich jetzt sofort für mich, XY [vollständigen Namen nennen], den Upload meines Gefühls, nicht alles Wichtige zum richtigen Zeitpunkt sagen zu können.

[Pause]

Danke, es ist getan, es ist getan, es ist getan.

Im dritten Teil des Buches finden Sie unter den körperlichen Symptomen einige Beispiele.

Neues downloaden

Downloads werden im Prinzip genauso ausgeführt, bedingen aber, dass vorher der Weg frei gemacht, also Platz in den Regalen Ihres Archivs geschaffen worden ist, damit Neues Einzug halten kann. »Ein Gefäß, das bereits gefüllt ist, kann man nicht mit Neuem füllen«, lautet eine Yogaweisheit.

Berücksichtigen Sie bitte, dass es bei Downloads nicht darum geht, sich materiell zu bereichern oder sich Wünsche des Egos vom Universum erfüllen zu lassen. Bei Up- und Downloads geht es um Prozesse der ganzheitlichen Heilung, um heilige Weihungen in höhere Bewusstheitsstufen und um die Verlichtung des Körper-Geist-Systems:

Von der Urquelle des Lichts und der Schöpfung von allem, was ist, erbitte ich jetzt sofort für mich, XY [vollständigen Namen nennen], den Download von Mut/Zuversicht/Stärke/Eigenliebe/Heilung/Schmerzlosigkeit [eines dieser Themen oder ein anderes konkretes Thema benennen].

[Kleine Pause, um zu spüren, wie etwas vom Himmel in Ihren Körper von oben nach unten fließt.]

Danke, es ist getan, es ist getan, es ist getan.

Beim oben angeführten Beispiel der Halschakra-Störung würde die heilende Downloadbitte etwa so lauten:

Von der Urquelle des Lichts und der Schöpfung von allem, was ist, erbitte ich jetzt sofort für mich, XY [vollständigen Namen nennen], einen Download zur Heilung meiner Halsschmerzen.

[Pause]

Danke, es ist getan, es ist getan, es ist getan.

Sollten Sie immer wieder einmal bei gewissen Anforderungen oder Herausforderungen beispielsweise an Halsschmerzen leiden, wäre es hilfreich, herauszufinden, ob vielleicht ein verinnerlichter Glaubenssatz hinter diesem wiederkehrenden Symptom steckt. Der Glaubenssatz zu dem Thema könnte eventuell lauten: »Ich versage sowieso immer, egal, was ich tue.« Up- und Downloads können nach solchen Erkenntnissen entsprechend formuliert werden, damit dieses Krankheitssymptom möglichst gar nicht mehr auftritt, also etwa: »Ich bitte um ein Upload meiner Angst, immer zu versagen.« Und: »Ich bitte um ein Download von Selbstbewusstsein und Stolz.«

Das, was uns bisher krank gemacht hat, war oder ist ein unbewusstes Festhalten an Ängsten, Emotionen und Erfahrungen, weil uns früher nicht bekannt war, dass wir essenzielle Teilnehmer des »göttlichen Recyclingsystems« sind. Das Zeitalter der Bewusstheit offenbart diese Zusammenhänge für jeden von uns, den diese neue Spiritualität interessiert. Uns von allem Alten zu lösen, was nicht mehr uns gehört, ist ein heiliges Geschenk, das wir nutzen dürfen und das uns hilft, gesund, heil und wieder eins zu werden.

Bevor Sie nun mit Ihren persönlichen Zeitreisen Erfahrungen sammeln, möchte ich Sie bitten, die feinstofflichen Energien des bisher Gesagten und Gelesenen auf sich wirken zu lassen und sich nochmals bewusst der ätherischen Welt für Ihre holistische Heilung zu öffnen. Halten Sie inne, und legen Sie dazu eine Hand auf das Feld der nachstehenden freien Seite. Die Seite ist ohne Worte, aber dennoch feinstofflich energetisch mit einem befreienden Upload und einem stärkenden Download für Sie aufgeladen. Legen Sie Ihre Hand darauf, vertrauen Sie, und spüren Sie in Muße, was es zu spüren gibt.

Zeitreisen als Meditation

Sie sind ein wundervolles Wesen

Fassen wir das bisher Gesagte noch einmal zusammen: Alle Menschen sind wundervolle Wesen, denn wir sind eingebettet in eine atemberaubende Schöpfung, geformt aus einer klangvollen Harmonie mit Körper, Geist und Seele, und wir wandeln im irdischen Leben entlang einer individuellen Zeitlinie, um mannigfache Erfahrungen zu sammeln, die uns prägen und formen. Wenn dabei unsere äußere Form der Trinität, unser Körper, im Jetzt nicht mehr funktioniert und erkrankt, ist die Abweichung vom Seelenplan eine wahrscheinliche Ursache, was sich wiederum über psychosomatische Beschwerden im Körper ausdrückt, um die Aufmerksamkeit und Achtsamkeit zum inneren Weg zurückzubeordern. So manche Abweichungen vom Seelenplan entstehen, wenn unsere Prägungen der Vergangenheit unser Denken und Handeln im Jetzt beeinflussen und den wahren Ausdruck unserer Herzenskraft und unser Lebensglück hemmen.

Was könnte Ihr Lebensglück hemmen und Ihren Körper krank machen? Spüren Sie noch einmal der Frage vom Beginn dieses Buches nach (siehe folgende Seite).

> *Was würden Sie in Ihrer Vergangenheit ändern wollen, was Sie im Jetzt belastet?*

Das Wunder Mensch drückt sich nicht nur in unserer Fähigkeit aus, kleine und große Schmerzen zu ertragen sowie eindrucksvolle Selbstheilungskraft zu entfachen, sondern auch in der erstaunlichen Begabung, mittels Vorstellungskraft simultan in der Vergangenheit, Gegenwart und Zukunft zu verweilen. Die drei Fähigkeiten zusammen zeugen von einer heiligen, göttlichen Intelligenz. Zum Ganzwerden in der Gegenwart und zum Heilsein in der Zukunft können wir im Jetzt lernen, diese heilige Intelligenz aktiv zu nutzen. Während wir entlang unserer persönlichen Zeitlinie zurückwandern, ist es möglich, alle unsere Fähigkeiten mit göttlichen Kräften zu vereinen, um gesund, lichtvoll und heil zu werden.

Sie können zeitreisen

Sie sind befähigt, sich in einem vergangenen Zeitfenster zu betrachten, sich aus objektiver Distanz zu sehen und sich selbst in Ihren Handlungsweisen und Verhaltensmustern neu zu erkennen. Selbsterkenntnis ist ein essenzieller Teil unseres Heilungswegs, doch mittels einer Zeitreise in die nahe oder ferne Vergangenheit vermögen wir zusätzlich, in spezifische Szenen des bisherigen Lebens aktiv einzugreifen, indem wir unsere Handlungen imaginär ändern. Manchmal genügt es aber schon, die krankheitsauslösende Begebenheit oder eine Anhäufung von Begebenheiten objektiver zu betrachten. Betrachten und/oder verändern – beide Vorgehensweisen leisten gute Dienste, um unsere brachliegenden Selbstheilungskräfte zu aktivieren und um Heilung in der nahen Zukunft zu erlangen.

Ich empfehle Ihnen, Zeitreisen als eine Art Meditationsritual regelmäßig in Ihre Lebensrhythmen zu etablieren. Das Ritual ist dann jederzeit im Falle einer Krankheit einsetzbar, fördert zudem auch die geistig-seelische Reinigung und die Gesundheit allgemein. Die positiven Wirkungen von regelmäßigen Meditationen, gleich, welcher Art, sind inzwischen wissenschaftlich gut erforscht. Und computertomografische Aufnahmen zeigen, wie das Gehirn selbst im hohen Alter noch im meditativen Zustand neue Synapsen aus tiefer Konzentration gepaart mit Entspanntheit knüpft, die sogenannte graue Masse der Gehirnsubstanz »wachsen« lässt und bisher wenig genutzte Areale aktiviert. Ähnliche Beobachtungen wurden lediglich und auch nur im kleineren Maße durch das Erlernen von feinmotorischen Fähigkeiten wie dem Klavier- oder Geigenspiel oder beim Jonglieren entdeckt. Zeitreisen sind also eine meditative Erweiterung unserer Gehirntätigkeit und – kombiniert mit der inneren Verlichtung unserer Vergangenheit – eine wundervolle Gesundheitsprophylaxe oder -wiederherstellung.

Hilfreich ist übrigens, sich die Meditationszeit nicht als erzwungene Auszeit vorzustellen, die Sie jetzt machen müssen, um gesund zu werden. Das erinnert Sie vielleicht an Kindheitstage, als Sie zu Bett gehen oder sich still in Ihrem Zimmer verhalten mussten. **Alles kann, aber nichts muss.** Ihr Meditationsritual können Sie als ein Geschenk zur Heilung betrachten, das Sie in aller Ruhe genießen dürfen.

Sie dürfen experimentieren

Sind Sie gespannt auf ein solches Zeitreisenexperiment? Wann immer Sie Lust darauf haben, probieren Sie es, oder wenn Sie ein Symptom im Körper verspüren, lesen Sie in Teil 3 des Buches nach, was mögliche geistig-seelische Auslöser dafür sein könnten. Sie finden im dritten Teil einige Inspirationen und Assoziationen zu psychosomatischen Verbindungen: mögliche körperliche

Symptome oder Erkrankungen von den Füßen bis zum Kopf, mögliche geistig-seelische Gründe für die Symptome, mögliche Assoziationen und Erinnerungen aus der Vergangenheit zu den Erkrankungen.

Lassen Sie die genannten Anregungen etwas auf sich wirken, wenn Sie ein konkretes Thema, einen Schmerz oder eine Krankheit angehen wollen. Vielleicht spüren Sie sofort oder nach einiger Zeit eine eigene, konkrete Assoziation aus Ihrer Zeitlinie zum aktuellen Körpersymptom. Möglich ist auch, dass Ihnen erst dann eine vergessene oder unterdrückte Begebenheit zum derzeitigen Körperthema auffällt, während Sie Ihre innere Zeitreise erleben. Was und wann immer sich vor Ihrem inneren Auge offenbart ... es wird das Richtige sein. Auf der CD finden Sie die meditative Zeitreise als ausführlichere gesprochene Anleitung.

> ### Eine meditative Zeitreise
>
> - *Sorgen Sie für Rückzug, ungestörte Ruhe und wohlige Atmosphäre.*
> - *Setzen Sie sich idealerweise entspannt, meditierend hin. Sollten Sie nicht sitzen können, weil Sie krank sind oder Schmerzen haben, legen Sie sich entspannt hin.*
> - *Schließen Sie sanft die Augen, spüren Sie das Ein- und Ausatmen Ihres Körpers.*
> - *Versuchen Sie, nicht einzuschlafen, sondern in einem Zustand reduzierter Bewusstheit zu verweilen.*
> - *Konzentrieren Sie sich auf die Wahrnehmung Ihres Inneren.*
> - *Spüren Sie, wie tief die Einatmung in Ihren Körper hineinfließt und aus welchen Regionen Ihres Inneren die Ausatmung wieder nach außen strömt.*

- Machen Sie sich Ihr Sein und Ihre Lebendigkeit in der Einheit zwischen Körper, Geist und Seele bewusst.
- Spüren Sie, dass Sie SIND.
- Spüren Sie die Heiligkeit Ihres Herzens, die göttliche Wärme und Liebe zu allen, die dort im Herzen verankert sind.
- Auf diese Weise nach innen gekehrt, können Sie nun Ihre Zeitreise beginnen.
- Stellen Sie sich einen wohligen Raum mit einem großen Vorhang aus weichem fallenden Samt wie im Theater vor.
- Sie sind die einzige Person in diesem Raum.
- Der Vorhang öffnet sich nur für Sie, gleitet nach links und rechts und gibt den Blick auf eine Leinwand frei.
- Auf der Leinwand erscheint Ihr Name in geschwungenen Lettern, die Ihrer Handschrift gleichen.
- Der Schriftzug wird langsam größer und größer, bis er sich auflöst, und dann beginnt Ihr Lebensfilm.
- Sie sehen sich in der Gegenwart im Sitzen oder Liegen meditierend.
- Von diesem aktuellen Moment aus beginnt Ihr Lebensfilm, rückwärts zu laufen.
- Sie betrachten sich als Protagonisten vor einer Stunde, vor einem Tag, vor zwei Tagen und so weiter, vor einer Woche und so weiter, vor einem Monat, einem Jahr ...
- Lassen Sie die Szenen laufen, betrachten Sie die Ausschnitte Ihres Lebens, bis Sie zu dem Zeitpunkt gelangen, den Sie mit Ihrer aktuellen Erkrankung oder mit den derzeitigen Schmerzsymptomen assoziieren.
- Ihr heiliges Herz wird Sie zu dem Zeitpunkt führen, der jetzt relevant ist.
- Ein anderes Mal mögen durchaus andere Szenen erscheinen und betrachtet werden, aber heute können Sie mit

dieser Szene aktiv Ihre Muster und Ihre Zeitlinie verändern.

- Betrachten Sie sich im Film, beobachten Sie sich, hören Sie Ihre Worte, so Sie mit jemandem sprechen, oder spüren Sie Ihre Gedanken und vor allem Ihre Gefühle.
- Nehmen Sie bewusst wahr, ob Sie traurig sind, sich allein oder verletzt fühlen oder sich ärgern.
- Nachdem Sie Ihren Zustand in der Filmszene bewusst wahrgenommen haben, spüren Sie in Ihr Herz hinein und erforschen, wie Sie sich in dieser Situation besser, wohliger, freier fühlen würden.
- Ändern Sie das, was Sie belastet.
- Sollen andere Worte von Ihnen oder den Mitspielern gesprochen werden? Ändern Sie die Dialoge, sprechen Sie aus, was Sie bedrückt.
- Benötigen Sie jemanden an Ihrer Seite? Bitten Sie einen göttlichen Gesandten, zu erscheinen.
- Möchten Sie umarmt werden? Umarmen Sie sich selbst liebevoll, oder bitten Sie den Gesandten darum.
- Möchten Sie aufhören, sich zu ärgern? Erkennen Sie Ihre Reaktionsmuster, und lassen Sie alle Wut mit einer Wolke im Himmel vergehen.
- Möchten Sie Liebe statt Hass spüren? Beginnen Sie, in Liebe zu vergeben, anstatt anzuklagen.
- Ihr Herz wird Sie führen und Ihnen zeigen, um was es geht – vertrauen Sie darauf.
- Lassen Sie Ihr Herz Regie führen und die Szene neu gestalten, je nachdem, was Sie an Veränderungen benötigen, um sich in der symptomauslösenden Situation wohl und heil zu fühlen.
- Sehen und spüren Sie, wie die alte Szene sich auflöst, zur

Urquelle des Lichts fließt und zum Wohle aller verwandelt wird.

- Betrachten und fühlen Sie die neu ausgestattete und erneut gedrehte Szene.
- Fühlen Sie die für Sie nun stimmige, wohltuende Atmosphäre.
- Hüllen Sie die Szene in göttliches Licht.
- Hüllen Sie sich und – falls vorhanden – die beteiligten Personen wie auch den helfenden Gesandten in göttliches Licht.
- Atmen Sie tief und dankbar ein und aus, und fühlen Sie das lebendige Licht und die wärmende Liebe der Urquelle in Ihrem Inneren.
- Nun lassen Sie Ihren Lebensfilm wieder vorwärts laufen, bis Sie wieder im Jetzt angekommen sind.
- Sitzend oder liegend spüren Sie Ihren Körper und konzentrieren sich auf Ihr aktuelles körperliches Thema.
- Arbeiten Sie nun wie beschrieben mit Uploads zur und Downloads von der Urquelle der Schöpfung.
- Hörbares Aussprechen der Sätze ist hilfreich.
- Seien Sie gewiss, dass das, um was Sie gebeten haben, getan wurde.
- Hüllen Sie die erkrankten Körperpartien in Gedanken intensiv in Licht.
- Spüren Sie, wie alle Schwere, etwa Hindernisse, alles, was nicht mehr zu Ihnen gehört, nun aus Ihrem Körper hinaus zur Urquelle des Lichts fließt und dort transformiert wird.
- Fühlen Sie den Frieden, die Freiheit und die Liebe in Ihrem Herzen.
- Reisen Sie nun für einen Moment in die Zukunft, und visualisieren Sie die Freude und Leichtigkeit, die Sie dort umfangen.

- *Sehen und fühlen Sie sich gesund und schmerzfrei, Sie strahlen innerlich wie äußerlich, und Sie sind glücklich, frei und heil.*
- *Mit diesem Heilungsbild tief verankert in Ihrem heiligen Herzen kommen Sie entlang Ihrer Zeitlinie zurück ins Jetzt.*
- *Sie spüren sich atmen, spüren den Ort, an dem Sie jetzt sind.*
- *Ganz nach Ihrem Bedarf verweilen Sie weiter meditierend, schlafen Sie oder beginnen, Ihre Wahrnehmung sanft wieder nach außen zu richten.*
- *Danken Sie der Urquelle des Lebens und sprechen Sie Dank an alle, die momentan wichtige Begleiter für Sie sind.*
- *Lassen Sie anschließend Ihren Körper Bewegungen machen, die er gern ausführen möchte, und bleiben Sie liebevoll und achtsam mit sich.*
- *Als zeremoniellen Abschluss Ihres Zeitreisen-Rituals lesen Sie das heilsame Mantra zum jeweiligen Körperthema (in Teil 3 des Buches) und affirmieren damit Ihre Heilungskraft jetzt und in den nächsten Tagen.*

Nach einigen Experimenten mit inneren Zeitreisen werden Sie bald in der Lage sein, Ihren Lebensfilm sicher, gezielt und zügig vor Ihrem inneren Auge ablaufen zu lassen. Nach einiger Praxis werden Sie bestimmten Auslösern zu spezifischen Erkrankungen schnell auf die Spur kommen. Wichtig ist es, nach der Veränderung Ihrer Vergangenheit auch ein Heilungsbild in schöner Atmosphäre für die Zukunft zu manifestieren. Das Mantra zu Ihrem aktuellen Körperthema empfehle ich Ihnen als Kärtchen oder als Smartphone-Notiz mit sich zu tragen und mehrmals täglich zu lesen – es repräsentiert im Alltag die Kurzform Ihres Heilungsrituals »Zeitreise«, das als kompakter Satz innere Heilkräfte aktiviert. Vollziehen Sie bitte die heilenden Zeitreisen als ein heiliges Ritual, und handhaben Sie die Ehrerbietung an die Urquelle der Schöpfung mit wahrhaftiger Herzensliebe.

Zeitreisen in die Vergangenheit können als heilsame Methode vielseitig zum Einsatz gebracht werden:

- allgemein empfehlenswert als tägliche Reinigungsmeditation am Abend vor dem Schlafengehen,
- allgemein empfehlenswert zur Wiederherstellung der Gesundheit, zur Heilung und zur Implementierung von positiven Affirmationen für die Zukunft,
- als Rückreise in die Kindheit und Jugendzeit zu Situationen, die Sie tief prägten und heute noch belasten, um generelle Reaktionsmuster abzulösen, und
- als Rückreise zu spezifischen Situationen, die Sie mit aktuellen Krankheitssymptomen assoziieren.

Aus dem Dunkeln ins Erwachen

Je nach psychosomatischer Thematik sind unter Umständen mehrere Zeitreisen nötig, um Beschwerden zu verlichten. Es ist hilfreich, immer wieder im Abstand von einigen Tagen, Wochen oder Monaten mit meditativen Zeitreisen zu arbeiten,. Dabei werden Sie vielleicht stets auf andere, vermutlich ältere Situationen stoßen, denn tief greifende Prägungen, die Sie im Jetzt beeinflussen, basieren üblicherweise nicht nur auf einer einzigen Begebenheit Ihrer Vergangenheit.

Zeitreisen sind Reisen zu Ihrem Selbst, zu Ihrem Wesenskern, zu Ihrem Seelenplan – es sind tiefe Wege, die Sie aus dem Dunkel der Vergangenheit in den unbegrenzten Zeitraum des Jetzt und des Erwachens führen, um dort in Freiheit zu verweilen. Ihre Begleiter auf Ihren Zeitreisen sind Achtsamkeit, Geduld und Liebe zu sich selbst, und das Ziel ist schöpferische Selbstheilungskraft.

Teil 3

DIE KRAFT DER SELBSTHEILUNG

»Ein Arzt verbindet deine Wunden.
Dein innerer Arzt aber wird dich gesunden.
Bitte ihn darum, sooft du kannst.«
Paracelsus

Symptome vom Fuß bis zum Kopf

In diesem Teil des Buches werden Sie sich selbst noch besser kennenlernen. Sie finden hier eine Vielzahl von körperlichen Beschwerden und Krankheitssymptomen, die wie in einem Nachschlagewerk von unten nach oben, beginnend bei Zehen und Füßen über Beine, Becken, Bauch, Brustkorb, Schultern und Arme sowie Hals und Kopf geordnet sind. Zur höheren Wertschätzung des Körpers habe ich eingangs die Funktion der Organe beschrieben und die geistig-seelische Bedeutung der Körperregionen ergänzt, um die psychosomatischen Zusammenhänge zu erhellen. So können Sie mit den Informationen arbeiten und eigene Assoziationen während einer aktuellen Erkrankung hinzufügen, die dann Grundlage Ihrer meditativen Zeitreise zum augenblicklichen Thema für Sie sind.

Auch wenn Ihnen gerade ein spezielles Symptom zu schaffen macht, empfehle ich Ihnen dennoch, sich hier mit allen Körperzonen von Fuß bis Kopf vertraut zu machen, da es eine spannende holistische Reise durch Ihren Organismus ist. Die aufgefrischte Kenntnis über die Vorgänge im Körper aus ganzheitlicher Sicht macht uns die lichtvolle Heiligkeit unseres Körper-Geist-Seelen-Systems wieder bewusst – und was wir gut kennen und ehren, können wir auch heilend beeinflussen.

Mit den hier genannten Assoziationen gewinnen wir mehr Erkenntnis und erlangen größere Bewusstheit. Nutzen Sie dafür die wundervollen menschlichen Fähigkeiten des freien Willens und die natürliche Sehnsucht nach Heilung, die in uns verankert ist. Es ist von großer Wichtigkeit, dass wir uns mehr und mehr ganzheitlich begreifen und uns bei unseren meditativen Zeitreisen von den Informationen dieses Buches, aber vor allem von unserem Herzensgefühl leiten lassen.

Hilfreich ist es auch, die vorgestellten Mantras wie eine wohltuende vorbeugende Arznei in unseren Lebensalltag zu integrieren, die wir regelmäßig einnehmen können. Mantras sind mentale Medizin. Sie fördern den Selbstheilungsweg, weil diese Affirmationen unsere Denkmuster verändern und zuversichtliche Feinenergien in unserem Körper freisetzen, ähnlich wie der bereits beschriebene Placeboeffekt. Wenn ich an aktuellen Themen arbeite, notiere ich mir das passende Mantra in mein Smartphone und lasse mich zweimal täglich daran erinnern. Am Abend ist ein Mantra außerdem ein hilfreiches Gebet, mit dem wir als letztem Gedanken einschlafen und als erstem Gedanken am Morgen aufwachen.

Alles im Folgenden Vorgeschlagene sind lediglich Angebote an Sie, die auf meinem Erfahrungswissen basieren. Entscheiden Sie mit Ihrem Herzensgefühl, was zu Ihnen passt – Heilung ist in erster Linie eine heilige Herzensangelegenheit. Konsultieren Sie im Zweifelsfall oder wenn Ihr Gefühl es Ihnen rät, jederzeit einen Heilpraktiker oder Arzt, oder vereinbaren Sie mit mir persönliche oder telefonische Termine (siehe Seite 303).

Der Grad eines Beschwerdebildes kann Ihnen bereits einen Hinweis darauf geben, wie stark seelisch-körperliche Imbalancen ausgeprägt sind:

- **Kleine Beschwerden (Prodrome) = leichtes Wachrütteln:** Ihr Körper möchte Sie auf etwas hinweisen, eine Erkrankung könnte aus diesen Vorzeichen entstehen.

- **Symptome mit Schmerzen = Aufmerksamkeit wird eingefordert:** Ihr Körper und Geist schwingen unharmonisch zu Ihrem Seelenplan.
- **Chronische Schmerzen = Alarmsignal mit dringendem Handlungsbedarf:** Ihr Körper, Geist und Ihre Seele sind bereits seit längerer Zeit in Disharmonie und leiden beständig unter diesem Missklang und der Missachtung Ihrer seelischen Belange.
- **Akute Vorgänge oder Unfälle = sofortiger Stopp:** Ihre Trinität »kann nicht mehr« und »befiehlt« eine sofortige Auszeit.

Über alledem sollten wir natürlich bedenken, dass jeder Körper allmählich ein kleines bisschen älter wird. Während des Alterungsprozesses verringert sich die Wiederherstellungsrate neuer Zellen, organische Funktionen und auch die Genesung im Krankheitsfall werden langsamer – so ist zumindest die vorherrschende Meinung. Dennoch bedeutet dieser Alterungsprozess nicht zwangsläufig Erkrankung oder Schmerz, auch wenn manche Interessengruppe alles daransetzt, uns dies zu suggerieren, um beispielsweise ihre Verjüngungsprodukte an die Frau und an den Mann zu bringen. Seriöse wissenschaftliche Experimente haben eindeutig gezeigt, was für das Jungbleiben wirklich wichtig ist: innere Harmonie, Zufriedenheit, soziale Anbindung und Aktivität in Balance mit Regeneration. Das Buch »Der Jugendfaktor« von Deepak Chopra zum Beispiel ist diesbezüglich ein empfehlenswerter Lesestoff.

Persönlich möchte ich noch weitere essenzielle Faktoren für ein glückliches Jungbleiben hinzufügen: Lachen und Herzensliebe zu allem, was ist, denn alles darf so sein, wie es ist. Meiner Überzeugung nach sind der Prozess der Verlichtung und der Weg zum Erwachen wahre Jungbrunnen.

Doch machen wir uns nun auf den Weg durch unseren Körper und beginnen konsequenterweise mit den Füßen.

1 Die Zehen und die Füße – Voranschreiten in die Zukunft

Körperliche Wertschätzung der Zehen und Füße

Die Füße tragen uns liebevoll durch das Leben auf Erden, und die Erde trägt unsere Körper mit all ihrer Kraft. Das gesamte Gewicht des Körpers, mag es hoch oder niedrig sein, lastet auf den – zur Körpergröße relativ kleinen – Füßen und Zehen. Das subtile Konstrukt aus sechsundzwanzig Einzelknochen pro Fuß in Verbindung mit zahlreichen Sehnen, Bändern und Muskeln macht die Fortbewegung von einem Ort zum anderen möglich, wann immer man dies möchte. Während der Bewegung wird das gesamte Gewicht des Körpers im Zusammenspiel mit anderen Elementen des Leibs sowie dem Gleichgewichtsorgan im Ohr koordiniert und ausbalanciert. Die Natur hat unsere Füße im Laufe der Evolution von der Fortbewegung auf vier Füßen zum aufrechten Gang ureigentlich als barfüßiges Werkzeug entwickelt, das sich jedem Untergrund, ob steinig oder moosweich, ob trocken oder nass, anpassen kann. Zu diesem Zweck sind Zehen und Füße mit sensiblen Nervenzellen ausgestattet, die über lange Bahnen mit dem Rückenmark und dem Gehirn verbunden sind. Jede einzelne Zehe ist maßgeblich an der Wahrnehmung der Erdbeschaffenheit sowie des Balanceaktes beim Gehen beteiligt, auch wenn es im heutigen Lebensstil meist nur auf Beton vorwärts und rückwärts geht.

Wie geht der neuzeitliche Mensch mit seinen Füßen um? Wir stecken diese äußerst sensiblen Empfindungsorgane in designte Schuhe, formschön zwar, aber eng – gleich einem Gefängnis. Und absurderweise verlangt man besonders vom weiblichen Fuß, auf hohen Absätzen permanent bergab zu gehen. Eigentlich machen sogar schon vorgeformte Fußbetten in Schuhen die Füße faul und lassen sie ihre Fähigkeit der Anpassung an die Bodenbeschaffenheit degenerieren.

Aus der Reflexologie weiß man, dass die Füße in Reflexzonen den gesamten Körper widerspiegeln. Jedes Organ, jedes Gelenk und die gesamte Wirbelsäule kann man über spezifische Stellen an den Füßen mithilfe von sanfter Massage stimulieren, weswegen über die Füße beispielsweise die Funktionen von Leber oder Nieren angeregt werden können.

Die Verbindung der Füße mit der Erde und möglichst häufiges Laufen ohne einengendes Schuhwerk sind ein Segen für den gesamten Körper. Auf einer idyllischen Wiese achtsam Schritt für Schritt rückwärts zu laufen fördert die Koordinationsfähigkeit des Körpers und ist ein mentales Betrachten des Weges, den wir in unserem Leben bereits gegangen sind.

Geistig-seelische Bedeutung der Zehen und Füße

Stellen Sie sich für einen kurzen Moment vor, Sie wären ohne Zehen oder Füße. Augenblicklich wären Sie bewegungsunfähig, platzgebunden und statisch wie ein kleiner Turm. Füße und Zehen machen uns Menschen zu einem mobilen Wesen, das voranschreitet und abschreitet, was vor ihm liegt, begreift und nach seinen Vorstellungen formt.

Nachvollziehbar stehen die Füße im metaphorischen Sinn für das Ertasten, Begreifen und Verstehen des Lebens, aber auch für das Verständnis des eigenen Selbst, denn ohne Füße könnten wir nicht auf Entdeckungstouren gehen und uns selbst im Bezug mit dem Planeten und innerhalb der Erdengemeinschaft erfahren.

Wir gehen mithilfe unserer Füße »den Dingen auf den Grund«. Die Zehen symbolisieren dabei die Wahrnehmung von Details: So wie jeder einzelne Zeh beim Barfußgehen physisch die Beschaffenheit des Bodenuntergrundes erkundet, so nimmt er im übertragenen Sinn auch die kleinen Beschaffenheiten des täglichen Lebens wahr und ist dem Geist und selbst dem Körper stets einige Zentimeter voraus, denn die Zehen betreten das Terrain der Zukunft immer als Erste. Füße und Zehen verbinden den Menschen mit der Erde, dem »Trainingsplaneten«, auf den die Urquelle der Schöpfung und unsere Seelen uns zum Sammeln von Erfahrungen entsendet haben.

Über die Füße geht mithilfe der Fußchakras ein feinenergetischer Austausch zwischen Erde, Mensch und Universum vonstatten, denn die in der Mitte der Füße gelegenen subtilen Zentren sind Transformationsstellen, die den Menschen nicht nur physisch, sondern auch feinstofflich mit dem Planeten verbinden, der uns trägt. Unsere Füße nehmen Botschaften auf und senden Botschaften aus.

In so manchen religiösen Bräuchen gilt das Waschen der Füße als heiliges Ritual, und in den meisten Kulturen wird es hoch geschätzt oder eingefordert, sich vor Tempeln oder Haustüren der Schuhe zu entledigen.

Beispiele für körperliche Beschwerden bei Zehen und Füßen und mögliche geistig-seelische Gründe
Allgemeine Fußprobleme deuten auf eine generelle Angst vor der Zukunft hin, Sie möchten nur zögerlich oder unwillig weiter vorwärtsgehen. Fragen Sie sich, worin Ihre Angst vor der Zukunft begründet liegt. Erspüren Sie während Ihrer meditativen Zeitreise zum Thema, was Sie in Ihrer Vergangenheit blockiert und Sie ängstlich in die Zukunft blicken lässt. Fußthemen können auch darauf hinweisen, dass Sie nicht im Jetzt verankert sind und den Schritt von der Vergangenheit zur Zukunft schnell überspringen wollen.

Fersensporn ist eine Verhärtung der Hauptsehne, die die Fußballen mit der Ferse über das Fußgewölbe verbindet und mitunter starke Schmerzen beim Auftreten verursacht. Die Angst vor der Zukunft hat sich als innere Starre im Fuß manifestiert und ist ein deutliches Zeichen dafür, dass Sie dort, wo Sie sich befinden, nicht mehr am richtigen Platz sind, sich jedoch aus Angst nicht entfernen wollen.

Fragen Sie sich in Ihrer meditativen Zeitreise, was Sie an dem jetzigen Ort oder im momentanen Lebensumstand festhält und Sie nicht vorwärtskommen lassen will. Uploaden Sie diese Blockade, und visualisieren Sie in liebevollen Bildern und mit angenehmen Gefühlen, wie Sie in kleinen Schritten schmerzfrei weiter den Weg Ihrer Herzenswünsche gehen.

So ergangen ist es einer meiner Patientinnen. Sie war Journalistin und hatte die letzten Jahrzehnte diverse Positionen als Chefredakteurin von Frauenzeitschriften innegehabt. Nach einem Burn-out machte sie ein Sabbatjahr, um sich gründlich zu erholen und über ihre weitere berufliche Zukunft nachzudenken. Sie wusste, sie wollte nicht weiter in der schnelllebigen Medien- und Modebranche arbeiten. Nach ihrer zwölfmonatigen Pause wurde ihr ein attraktiver Chefredaktionsposten zur Einführung einer neuen Frauenzeitschrift angeboten, und sie nahm trotz gegenteiliger Vorsätze an. Ihre Beschwerden begannen nach einiger Zeit im neuen Job: Es entwickelte sich ein Fersensporn am rechten Fuß. Sie ließ die Erkrankung konventionell behandeln, aber die Schmerzen beim Laufen wurden stetig schlimmer. Als sich überdies auch noch am linken Fuß ein Fersensporn entwickelte, konnte sie kaum noch gehen und ihre repräsentativen Aufgaben als Chefredakteurin wahrnehmen. So wurde sie zu meiner Patientin.

Über Gespräche und meditative Zeitreisen erkannte sie, dass sie nach ihrem Sabbatjahr wider ihren Seelenplan gehandelt hatte, da es eigentlich ihr Herzenswunsch war, selbstständig und frei zu arbeiten und aus der Welt der Medien auszusteigen. Während ihrer ersten Zeitreise stellte die Patientin fest, dass sie Angst hatte vor den nächsten Schritten, die aus der vertrauten Branche hinausführen würden, und dass sie deshalb, bisher unbewusst, an solchen Positionen festhielt.

Wir lösten in ihrer Zeitlinie diese Angst und veränderten in einigen Sitzungen ihre Glaubenssätze in Hinblick auf das Thema »Scheitern« mit Uploads. Mit einem Download baten wir um eine gangbare Lösung und Hilfe. Die Schmerzen beim Gehen ließen nach einigen Tagen nach, und dann geschah etwas Unerwartetes: Der Verlag stellte das Frauenmagazin überraschend ein, und die Redaktion wurde aufgelöst. Die Patientin stieg anlässlich dessen aus der Branche aus und arbeitet heute selbstständig und frei wie ersehnt. Der beidseitige Fersensporn heilte vollständig aus.

Fußgelenksbeschwerden in Knöchel oder Sprunggelenk verweisen auf mangelnde Flexibilität und Anpassungsfähigkeit an künftige Entwicklungen. Ein starrer, um nicht zu sagen sturer Wille hält Sie an der jetzigen Situation fest, die auch gestern und vor Jahren schon so war. Auch wenn unbekanntes Terrain Ihnen vielleicht Angst bereitet, machen Sie sich bewusst, dass das Betreten neuer Gebiete etwas Urmenschliches und Essenzielles zur persönlichen Weiterentwicklung ist.

Verlichten Sie Ihre Historie und entsorgen Sie einige Akten aus Ihrem inneren Archiv, damit Platz für Neues geschaffen wird. Wenn Sie neues Terrain achtsam und bewusst betreten, werden Sie leichter und frei werden.

Gestauchte, gebrochene Zehen oder Fußknochen verlangen aufgrund eines akuten Unfalls im Alltag Ihre volle Aufmerksamkeit und fordern einen Stillstand und ein Innehalten im tiefsten Sinne dieser Worte ein. Zehen stehen für die Details in der Zukunft, die einzeln betrachtet und erledigt werden wollen. Sind Ihre Gedanken eventuell stark in der Vergangenheit und gleichzeitig in der Zukunft verknüpft? Haben Sie ängstliche Gedankenmuster wie beispielsweise »Was soll nur aus mir werden?«?

Verändern Sie während Ihrer Zeitreisen Situationen, die Ihr Urvertrauen erschüttert haben, und uploaden Sie die damit verbundenen Gefühle. Erbitten Sie ein Download mit den Worten »Ich bitte um das tiefe Gefühl, dort, wo ich bin, mein volles Bewusstsein zu entfalten«.

Hallux valgus ist eine Fehlstellung des Großzehengrundgelenks, unter dem meist Frauen schmerzhaft an einem oder beiden Füßen leiden. Dieses Symptom steht im psychosomatischen Bezug für den Wunsch einer Neuausrichtung und dennoch ängstliches Verharren in einer oktroyierten oder ehemals selbst auferlegten Lebenssituation, die heute nicht mehr stimmig ist.

Erkunden Sie während Ihrer Zeitreise, wann und warum Sie diesen Lebensstil gewählt haben, und machen Sie sich Ihren freien Willen und Ihre Kraft zur Veränderung bewusst. Befreien Sie sich mit Uploads von alten Glaubenssätzen, und bitten Sie um Kraft und Freude für eine Neuausrichtung.

Heilsames Mantra bei Schmerzen in Zehen und Füßen
»Ich vertraue auf die Erde und gehe meine Schritte in Achtsamkeit und Freude.«

2 Die Beine – Täler durchwandern und Berge erobern

Körperliche Wertschätzung der Beine

In den Beinen liegen die längsten Knochen unseres Körpers, umhüllt von kräftigen Muskeln und Sehnen. Die Ober- und Unterschenkelknochen sind wegen des geringen Durchmessers im Verhältnis zur Länge eigentlich zu dünn, um das Gewicht des Torsos mit Armen und Kopf zu tragen – der filigrane Knochenbau im Inneren ermöglicht es dennoch. Die Röhrenknochen sind inwendig mit einer knöchernen Netzstruktur ausgestattet, die schon mancher Architekt zur Stabilisierung seines Bauwerks zu kopieren versucht hat. Im Zusammenspiel von Knochen, umhüllenden Muskeln sowie den Gelenken der Knie, Hüften, Füße und Zehen werden unsere Beine zu einem agilen und sogar schnellen Fortbewegungsmittel, mit dem Menschen nicht nur auf einer Ebene laufen, sondern sich auch auf- und abwärts bewegen können, was die Expansion der menschlichen Rasse auf dem Planeten erst möglich machte. Als i-Tüpfelchen vermögen wir mithilfe unserer Beine sogar zu schwimmen und so zeitweilig in das wässrige Element zurückzukehren, in dem alles Leben auf Erden vor Urzeiten begann.

Geistig-seelische Bedeutung der Beine

Füße und Beine haben aufgrund ihrer Fortbewegungsfunktion im geistig-seelischen Bereich ähnliche Bedeutungen wie Füße und Zehen. Es geht um unser Voranschreiten und zusätzlich um unsere Fähigkeit, rückwärts zu gehen; denn manchmal muss man auch im übertragenen Sinne einen Schritt zurück- oder zur Seite treten, um Begebenheiten im Leben aus größerer Distanz zu betrachten und Erfahrungen im Zusammenhang des großen Mosaiks der Schöpfung einzuordnen. Rückwärtige sowie seitliche Bewegungen wären ohne Beine mit Kniegelenken wohl nicht auszuführen. Darüber hinaus ermöglichen die Beine dem Menschen, Hindernisse zu überwinden – konkret wie metaphorisch. Treppen und Berge bringen uns dem Licht des Himmels näher, wir vermögen mithilfe der Beine »aufzusteigen« und uns zu verlichten.

Aber im Leben geht es nicht immer nur bergauf, sondern auch mal bergab, und nicht wenige Male führen uns unsere Lebenswege durch lange, entbehrungsreiche Täler, um tief greifende Erfahrungen zu sammeln – die Beine tragen uns wie zwei stützende und doch flexible Säulen da durch. Die sinnbildliche Standhaftigkeit des Menschen verdanken wir unseren Beinen. Im psychosomatischen Zusammenhang ermöglichen sie uns das bewusste Erleben des Auf und Ab der Lebenszyklen, und im »Begehen« unserer Erfahrungen tragen uns unsere Beine durch unterschiedliche Lebenslandschaften und -situationen in spannende Tiefen und atemberaubende Höhen.

Beispiele für körperliche Beschwerden der Beine und mögliche geistig-seelische Gründe

Allgemeine Beinprobleme deuten auf ein Verharren hin und – ähnlich wie bei den Füßen – den Unwillen, den nächsten Schritt zu gehen oder sich auf Veränderungen einzulassen. Die psychosomatischen Ursachen für Beinschmerzen, die zu einem unbewussten oder gewollten Stillstand führen, rühren jedoch weniger aus der Angst vor der Zukunft, sondern erwachsen aus einem ansteigenden Grad der Frustration über Lebenssituationen, in denen man sich bereits seit Längerem befindet und deswegen in Perspektivlosigkeit verharrt oder lieber ohne Perspektive verharren möchte.

Beinmuskelschmerzen oder verspannte Oberschenkelmuskeln weisen auf eine willentlich erzeugte Standfestigkeit hin, die sich in Richtung Sturheit entwickelt. »Ich weiche nicht von meinem Platz« ist hier der zentrale Gedanke, dahinter liegt ein Angstmuster um Gebiets- oder Positionsverlust sowie allgemeine Angst vor Veränderungen und vor Verlust. Mit verhärteten Oberschenkel- oder Wadenmuskeln ist weder ein Abstieg ins Tal noch der Aufstieg auf Berge möglich, was den Unwillen ausdrückt, sich dem Auf und Ab des Lebens zu stellen, geschweige denn, das Leben mit Freude »zu begehen«.

Suchen Sie auf Ihren Zeitreisen nach Auslösern, die Ihnen die Neugierde und Lebensfreude genommen haben, und uploaden Sie diese Erlebnisse. Ersetzen Sie die entscheidenden Szenen durch Bilder nach Ihren Wünschen und Vorstellungen, also mit dem, was Ihr Herz sich frei und ohne Zurückhaltung wünscht.

Ischialgie ist präzise betrachtet ein schmerzhaftes Nervensymptom, das ursächlich im Lendenwirbelbereich beginnt, jedoch meist durch ziehenden Nervenschmerz im Oberschenkel, manchmal auch bis zum Fuß abwärts zu spüren ist. In der Regel entsteht diese Erkrankung durch sitzende Arbeits- und Lebensweise und grundsätzliche innere wie äußere Untätigkeit. Auch hier liegt die Verbildlichung der psychosomatischen Ursachen klar vor Augen: »Dort, wo ich sitze, fühle ich mich sicher – alles andere ist unsicher.«

Suchen Sie nach geprägten Verhaltensmustern zum Thema »Sicherheit«, und finden Sie heraus, warum Sie Ihren Stuhl am liebsten überallhin mitnähmen. Glätten Sie Ihre Zeitlinie, indem Sie sich von alten Strukturen loslösen, um Neuem und Neugierde auf das Leben Platz zu machen. Drehen Sie neue Szenen Ihres Kinofilms, und sehen Sie sich auf vielerlei Stühlen und Sesseln Platz nehmen und sich so richtig wohlfühlen.

Venenprobleme sind physiologisch betrachtet eine Stauung des Blutes hauptsächlich in den Gefäßen der Unterschenkel, was in geistig-seelischer Metaphorik einem Stau des Lebensflusses gleichkommt. Frustration und Anstauung vieler nicht begangener Schritte oder Veränderungen im Leben zeigen sich in geschwollenen, schmerzenden Beinen. Krampfadern deuten auf eine emotionale Belastung hin – man fühlt sich wie in einem Schlammloch feststeckend, gleich einer Lebenssituation, die man hasst, die zu verändern man (derzeit) aber unfähig ist.

Gehen Sie während Ihrer meditativen Zeitreise auf die Suche nach Lebensrahmen, die Sie behindern und einengen, ohne dass Ihnen das bewusst ist. Es wird vermutlich einige meditative Zeitreisen erfordern, um sich aus dem Schlamm zu befreien, der vieles verdeckt. Bitten Sie in Uploads darum, sich von der Schwere zu erlösen. Fragen Sie sich, wohin Ihre Beine Sie eigentlich tragen möchten, um Ihrem Seelenplan zu folgen, und bitten Sie durch Downloads um die Umsetzungskraft konkreter Schritte und Ziele.

Zellulitis ist ein Syndrom aus aufgestauter Lymphflüssigkeit in Kombination mit weichem Bindegewebe, meist an Oberschenkeln und Po. Geistig-seelische Gründe hierfür liegen möglicherweise in aufgestauter Wut, die man gegen sich selbst richtet. Gedankenmuster wie beispielsweise »Ich bin so, wie ich bin, und das ändert sich nie« deuten ebenfalls auf sture Sichtweisen hin – diesmal jedoch in Hinblick auf sich selbst.

Erspüren Sie bei Ihren Zeitreisen Situationen und Erfahrungen, die Sie dazu gebracht haben, sich selbst für unzulänglich zu befinden und zu bestrafen. Verdeckte Glaubensmuster könnten in Ihren Teenagerjahren geprägt worden sein, falls Ihre Mutter auf Ihre natürliche Schönheit und Jugend eifersüchtig gewesen sein sollte. Verändern Sie solche Erinnerungen, indem Sie sich weiterhin schön fühlen und Ihre Mutter als liebevolle Freundin gewinnen. Bitten Sie um eine große Portion Eigenliebe über ein Download.

Heilsames Mantra bei Schmerzen in den Beinen
»Mein Leben ist eine Landschaft aus Tälern und Bergen, die ich mit Freude durchwandere.«

3 Die Knie – Egohaftigkeit in Ehrerbietung verwandeln

Körperliche Wertschätzung der Knie

Um Landschaften zu durchwandern, benötigen wir Zehen, Füße, Beine und zwei Gelenke, die zu den größten und tragfähigsten des Körpers zählen: unsere Kniegelenke. Die langen Knochen von Unter- und Oberschenkel treffen hier mit ihren wulstigen Enden aufeinander und vereinen sich in einem genialen Konstrukt zu einer Art Scharnier, das ähnlich den Scharnieren an Türen die Bewegung in eine Richtung und wieder zurück ermöglicht. Die Beugefähigkeit unseres Knies macht die Mobilität des Menschen auf Erden perfekt. Eine große Sehne verbindet Ober- und Unterschenkel, und die eigentlich lose knöcherne Kniescheibe wird von dieser Sehne ummantelt, denn die Kniescheibe schützt das empfindliche Kniegelenk gegen Aufprall- oder Aufstützschmerz. Der Mensch vermag sich mithilfe seiner Knie auf »allen vieren« fortzubewegen, wenn ihm danach ist oder Yogalehrer danach verlangen.

Innen- und Außenbänder stabilisieren seitlich das recht voluminöse Kniegelenk. Um das Scharnier zwischen den beiden langen Schenkelknochen ein Leben lang beugefähig zu erhalten, legte die Schöpfung zwischen den Röhrenknochen zwei Puffer an, die Menisken, die – ähnlich wie die Bandscheiben zwischen den Wirbelknochen – die Flexibilität des Kniegelenks garantieren.

Zusammengebunden wurden alle Anteile des Kniegelenks noch mit einer hübschen Schleife: Das Kreuzband, in der Kniekehle gelegen, besteht aus zwei Strängen, die wie ein X miteinander verbunden sind und zur Stabilisierung bei gleichzeitiger Flexibilität fest an den Knochen haften.

Alles in allem eine erstaunlich robuste, aber auch anfällige Konstruktion, die beim Gehen, Stehen, Joggen, beim Bergauf- und Bergabgehen oder beim Biegen in Yogaübungen das gesamte Gewicht auf relativ kleiner Gelenkfläche austariert und abpuffern kann … und dennoch in der Regel nicht reißt.

Geistig-seelische Bedeutung der Knie

Im Französischen heißt »Knie« *genou* (gesprochen mit einem weichen G wie in »Gelatine«). Es ist ein Begriff, der gleichlautend (homophon) mit *je* (»ich«) und *nous* (»wir«) ist und damit einen interessanten Hinweis auf die geistig-seelische Bedeutung dieses Gelenks gibt. Es geht um unsere Beziehungen zwischen dem Ich und dem Wir, was heißt: »Wie sehe ich mich in Verbindung mit anderen, welche Stellung habe ich in Gemeinschaften und welche Position nehme ich innerhalb einer Gesellschaft ein?« Metaphorisch repräsentiert das Knie daher unser Ego, das normal ausgeprägt oder sehr aufgeblasen sein kann.

Der Knicks war früher eine höfliche Begrüßung eines Mädchens gegenüber einer älteren und/oder ranghöheren Person, so wie es das Protokoll auch heute als Ehrerbietung gegenüber den königlichen Herrschaften vorsieht, die es immer noch auf Erden gibt. Männer beugten Haupt und Oberkörper zu diesem Zweck, aber gegebenenfalls auch beide Knie, um Gnade zu erflehen. Das Kniegelenk ermöglicht uns, wie Scharniere Türen zu anderen Menschen zu öffnen oder zu verschließen. Auch bei Gebeten ist der Kniefall als Ehrerbietung noch weit verbreitet. Die Beugung des Knies oder beider Knie ist aber nicht ausschließlich eine unterwürfige Geste, sondern bringt auch die Anerkennung einer höheren

Kraft zum Ausdruck, von der wir uns Hilfe und Fürsorge erwarten. Die Kniegelenke stehen im psychosomatischen Sinne für die dreifache Anpassungsfähigkeit eines Menschen, der erstens weich und devot oder zweitens starr und mit einem stolzen, unbeugsamen Ego oder drittens in federnder Leichtigkeit und Flexibilität auftritt.

Beispiele für körperliche Beschwerden der Kniegelenke und mögliche geistig-seelische Gründe
Allgemeine Knieprobleme deuten auf eine ausgeprägte Selbstbezogenheit hin, landläufig als »Ego« bezeichnet, unter dessen Regie kein soziales Verhalten des Ichs gegenüber der Gemeinschaft entsteht. Stolz, Eitelkeit, Selbstherrlichkeit sowie Unnachgiebigkeit über die Maßen sind weitere Facetten eines Egoisten, die sich in schmerzhaften Kniebeschwerden widerspiegeln können.

Kreuzbandprobleme oder ein Kreuzbandriss sind Vorgänge tief im Inneren des Kniegelenks, die meist infolge eines Sportunfalls eintreten und psychosomatisch auf übertriebene Aktivität, Übereifer oder mangelnde Aufmerksamkeit beziehungsweise mangelnde Achtung der Körperbelange hindeuten – allesamt unter dem Deckmantel des eitlen Egos. Symbolisch steht das Kreuz des Kreuzbands für einen Vorgang, der früher »zu Kreuze kriechen« genannt wurde, um Vergebung zu erbitten. Beim akuten Kreuzbandriss geht es jedoch um Selbstvergebung: »Bin ich bereit zu vergeben, statt mein Ego weiter meinen Weg bestimmen zu lassen?« und »Bin ich bereit, mir selbst meine Sünden zu vergeben?« sind die Fragen, die in solchen Fällen Aufschluss über das Warum der Erkrankung oder des Unfalls geben könnten. Unfälle bringen immer einen Stillstand mit sich – nutzen Sie die Auszeit für meditative Zeitreisen, um in Ihrem inneren Archiv die Akten der persönlichen Unbeugsamkeit zu verlichten und sich gegebenenfalls von spezifischen geprägten Reaktionsmustern zu befreien.

Meniskusbeschwerden charakterisieren Vorgänge in unserem Alltag, bei denen man nicht so richtig weiß, wo man steht und wer man ist. Sie sind das Symbol für eine Form der Positionslosigkeit im Sinne einer nötigen Neudefinition und eines Richtungswechsels im Leben. Fragen Sie sich, welche Rolle Sie innerhalb Ihres privaten oder beruflichen Umfelds spielen möchten. Vielleicht ist es Zeit, vom Thron zu steigen und anderen Menschen Ehrerbietung zu zollen oder durch bestimmte Türen neues Terrain zu betreten.

Gehen Sie auf Zeitreisen zurück in Momente Ihres Lebens, in denen Sie anderen Anerkennung und Dank entgegenbringen sollten, dies aber nicht getan haben, weil Sie sozusagen »eingeknickt« sind. Verändern Sie Szenen, in denen Sie zu bestimmten Menschen oder Begebenheiten keine Position bezogen haben. Bitten Sie um Uploads alter (explizit benannter) Schuldgefühle, und lassen Sie sich von Ihrem Herzen statt von Ihrem Ego in eine neue Zukunft führen.

Probleme mit den Seitenbändern können Hinweise auf mangelnde Flexibilität in bestimmten Lebenssituationen geben. Ausweichen nach links oder rechts, also metaphorisch einen Schritt zur Seite zu treten, ist nur mithilfe der Seitenbänder des Kniegelenks möglich. Fragen Sie sich, ob Sie Konkurrenz in jemandem neben sich sehen und ob dieses Empfinden wirklich begründet ist.

Suchen Sie auf Ihren Zeitreisen nach Erlebnissen in der Vergangenheit, während deren Sie körperlich starr wie mental stur waren und dies später bereut haben. Verändern Sie diese Situationen imaginär, und uploaden Sie Denkmuster der Unbeugsamkeit, bitten Sie um Flexibilität und Nonchalance im Jetzt.

Heilsames Mantra bei Schmerzen in den Knien
»Ich achte mich, und ich achte andere.«

4 Der Beckenraum – Lebenskraft und Balance bewahren

Körperliche Wertschätzung des Beckenraums

Der Beckenraum des Menschen umfasst mehrere Körperteile. Man unterscheidet zwischen dem knöchernen Becken, bestehend aus Hüftgelenken, Kreuzbein, Sitzhöcker und Schambein, die in ihrer Anordnung für die inneren Organe eine schützende Schale formen. Blase und Anteile des Dick- wie Dünndarms liegen im Beckenraum, und besonders geschützt liegt die Gebärmutter im unteren Beckenbereich, da hier neues Leben heranwachsen soll. Unser Beckenraum ist die Grenze zwischen Ober- und Unterkörper und physiologischer Dreh- und Angelpunkt in der Koordination dieser beiden Körperhälften.

Mithilfe der Hüftgelenke sowie des Iliosakralgelenks (bestehend aus Hüftknochenfuge, Kreuzbein und fünftem Lendenwirbel) sind beispielsweise eine gleichzeitige Ausrichtung des Unterkörpers nach links und des Oberkörpers nach rechts möglich. Auch die optional sitzende Position, die heutzutage eine Hauptpose des Menschen ist, macht erst das Konstrukt des Beckenraums möglich, ebenso wie den Wechsel aus stehender, gehender, sitzender und liegender Position.

Aufgrund der überwiegend sitzenden Lebens- und Arbeitsweise auf mehr oder weniger rechtwinkligen Möbeln ist der Beckenraum vom Bewegungs- zum »Stauraum« mutiert, was zu einer Vielzahl von Beschwerden führt.

Geistig-seelische Bedeutung des Beckenraums

Unser Beckenraum ist ein heiliger Ort des Körpers, da hier schöpferisches Leben entsteht, das sich in einem göttlichen Transformationsprozess vom Feinstofflichen ins Grobstoffliche materialisiert. Im Becken liegen gleich zwei subtile Energiezentren nah beieinander: Das Wurzelchakra ist ein Schwingungsfeld am Steißbein, das zur Erde hin ausgerichtet ist. Es trägt Energien des kosmischen Bewusstseins in unseren Körper, also unsere Urverwurzelung und das Urgefühl sowie die Zugehörigkeit zur Gesamtheit der Schöpfung. Im Wurzelchakra ist die Antwort auf die Frage »Woher komme ich?« verankert, die im physischen Stauraum des sitzenden Beckens bei vielen Menschen keine Entfaltung, geschweige denn Antworten findet. Das Sakralchakra ist das zweite Schwingungsfeld im Becken (zwischen Scham- und Kreuzbein gelegen). Es transformiert die Energien unseres individuellen Ichbewusstseins vom feinstofflichen Äther in unseren physischen Leib, und so entsteht im Beckenraum die Basis für unsere körperliche, für unsere mentale und für unsere spirituelle Identität.

Der Beckenraum ist also im mehrfachen Sinne die Wiege und Waage unseres Lebens, denn seine geistig-seelische Bedeutung liegt in der Vereinigung von Vergangenheit, Gegenwart und Zukunft, da an diesem Ort alles irdische Leben mit der Reinkarnation der Seele beginnt, die sich im Jetzt durch vitale Lebenskraft ausdrückt und für reichhaltige Erfahrungssammlungen in der Zukunft sorgt, wenn die feinstofflichen schöpferischen Energien im Beckenbereich blockadefrei fließen können.

Die Schale des Beckens repräsentiert nicht nur den generellen Kreislauf von Werden, Sein und Vergehen. Darüber hinaus werden auch unser persönliches Wachstum, unsere innere Aufrichtung und die individuelle Ausrichtung zum Leben sowie die damit verbundene innere wie äußere Balance mit dem Becken- und Hüftbereich assoziiert. »Wie ist meine Haltung im und zum Leben?« ist die Frage, deren Antworten in unserem Beckenraum wohlbehütet liegen und auf Verlichtung warten.

Beispiele für körperliche Beschwerden im Beckenraum und mögliche geistig-seelische Gründe
Allgemeines Unwohlsein im Beckenbereich bei Frau oder Mann legen nahe, Rückschlüsse auf mangelndes Urvertrauen und mangelnde Urverwurzelung sowie einen abgeschwächten Selbstausdruck zu ziehen. Die Betroffenen machen »unten einfach zu« und kappen sich vom reichhaltigen Fluss der Erdenergie ab – aus Angst, den Halt zu verlieren, was paradox ist, da gerade der Beckenraum physisch, psychisch und feinenergetisch ebendiesen Halt und eine feste Verwurzelung bietet.

Bei Beschwerden im Beckenbereich ist oft eine schwach ausgeprägte Beckenbodenmuskulatur ursächlich. Sie besteht aus drei im unteren inneren Becken liegenden Muskelschichten, die alle Beckenorgane nach unten hin abstützen, teilweise beim Orgasmus pulsieren und außerdem anteilig an der Aufrichtung der unteren Wirbelsäule beteiligt sind. (Unwohlsein im Bauchraum wie zum Beispiel Verdauungsbeschwerden: siehe Darm, Magen.)

Die Blasenentzündung ist ein akuter Vorgang, der durch bakteriellen Befall begründet wird. Die geistig-seelischen Ursachen für diese schmerzhafte Erkrankung liegen in einer akuten Überreizung des Gemüts und der Toleranz anderen gegenüber. Man ist »stocksauer« und gleichzeitig erschüttert über das, was im Umfeld geschieht und einen engen persönlichen Bezug hat. Probleme in der Partnerschaft, aber auch zwischenmenschliche Beziehungen mit Vorgesetzten oder Kollegen können Auslöser für Blasenentzündungen sein.

Neben naturheilkundlicher oder ärztlicher Behandlung sind in Fällen von Blasenentzündungen Zeitreisen hilfreich. Versuchen Sie aufzudecken, wer oder was Sie derartig reizt, dass Ihre Blase heiß und mit einem inneren Feuer reagiert. Solche Auslöser liegen meist nicht weit in der Vergangenheit, sondern eher gestern als vorgestern. Drehen Sie in Ihrer Vorstellung die entsprechenden Szenen neu, wobei Sie aussprechen, was Ihnen nicht passt. Verändern Sie so Ihre Schwingung zu dem Thema, denn dann ist meist auch ein beruhigendes, heilendes Gespräch in der Jetztzeit mit den Beteiligten möglich. Bei chronischen, immer wiederkehrenden Blasenentzündungen richten Sie Ihren Fokus während der Zeitreisen auf prägende Situationen in Ihrer Vergangenheit, die Sie »stocksauer« gemacht und erschüttert haben.

Eine langjährige Patientin rief mich an und klagte über Schmerzen beim Wasserlassen und häufigen Toilettengang. Die Beschwerden traten vor einigen Stunden plötzlich auf, und das, obwohl sie so etwas wie eine Blasenentzündung noch nie gehabt hatte. Ich riet ihr, trotz enormer Arbeitsbelastung am besten gleich in meine Praxis zu kommen.
Gemeinsam ließen wir in einer Zeitreise ihren bisherigen Tag Revue passieren. Ihr innerer Kinofilm des Tages stoppte beim morgendlichen Meeting mit Chef, Team und Auftraggeber, in dem Letzterer einen Job in kürzester Frist erledigt haben wollte und ihr Chef dies zusagte, ohne das anwesende Team gefragt zu haben. Die Patientin war stocksauer, weil dies für sie und ihre Kollegen nicht nur Überstunden, sondern sogar mehrere Nachtschichten bedeutete. Das Meeting war beendet, der Kunde gegangen und der Chef ins nächste Meeting verschwunden. Sie konnte ihrem Zorn keinen unmittelbaren Ausdruck verleihen.

Während der Zeitreise drehten wir die Szene im Meeting neu: In der imaginären Situation sagte sie, dass das Verlangte in der Frist nicht zu schaffen sei, und der Chef überließ es ihr, einen realistischen Termin für den Kunden zu nennen. Der Kunde sah ein, dass die Aufgabe nicht schneller zu bewältigen war, und man einigte sich.

Zurück in der Jetztzeit, fühlte sich die Patientin bereits befreit und hatte nicht mehr das Gefühl, innerlich zu brennen oder zornig zu sein. Sie ging an dem Tag nicht mehr ins Büro, ruhte nach und nahm Schüßlersalze, die ich ihr empfohlen hatte.

Am nächsten Tag sprach sie mit ihrem Chef und danach mit dem Kunden. Aufgrund ihrer kompetenten Intervention wurde ein neuer Zeitrahmen für den Auftrag gesetzt, der für alle akzeptabel war. Die Blasenentzündung klang binnen zwei Tagen vollkommen ab.

Blasenschwäche oder Inkontinenz ist physiologisch durch eine schwache Beckenbodenmuskulatur bedingt. Im psychosomatischen Zusammenhang stehen diese Symptome jedoch für jahrelang angestaute Emotionen und unterdrückte Bedürfnisse (nicht nur sexueller Natur), die nicht gelebt, erfühlt, erfüllt und befriedigt wurden. Die angestauten Emotionen laufen quasi über und quellen aus der Wurzel Richtung Erde hinaus.

Fragen Sie sich, was Sie sich wünschen. Möchten Sie umarmt werden? Dann reisen Sie zurück in die Vergangenheit, und umarmen Sie sich selbst in jedem wichtigen Stadium Ihres bisherigen Lebens, oder lassen Sie sich wohlig in Ihrem heiligen Herzen von göttlichen Gesandten umarmen und einhüllen. Leben und erleben Sie Ihre Bedürfnisse in der Vergangenheit. Es bietet sich an, solche Nachversorgungen in Form von Zeitreisen öfter und eine Zeit lang regelmäßig zu machen – so lange, bis Ihre bisher unterdrückten emotionalen Bedürfnisse erfüllt sind und Sie sich mit Ihrer eigenen Person wohler fühlen. Bitten Sie in Downloads um Liebe zu sich selbst und um den Mut, Ihre Bedürfnisse als Erwachsene zu leben, wann immer Sie es möchten.

Hüftgelenksarthrose ist klassisch-medizinisch gesehen eine Abnutzung der Gelenkknochen. Ganzheitlich betrachtet, stehen der knöcherne Beckenbereich und insbesondere die Hüften für die Balance im Leben, denn die Hüftgelenke sorgen für Gleichgewicht und Ausgewogenheit bei allen Schritten, die ein Mensch tut – besser gesagt: Die Hüften sollten »es tun«. Die Realität zeigt meist eine einseitige und vorschnelle Abnutzung einer Hüftseite. Warum? Die meisten unserer Zeitgenossen sind mental unausgewogen und handeln nicht als interdimensionale Wesen: Die einseitige und überwiegend materiell ausgerichtete Betrachtung des Lebens führt auch zur körperlichen Einseitigkeit. Unsere innere Waage ist unausgeglichen, weil meist die rechte Hüfte mehr Ballast trägt, denn die rechte Körperhälfte ist die handelnde, rational gesteuerte Seite des Menschen.

Bei Schmerzen in den Hüftgelenken sind Fragen wie »Warum bin ich nicht in Balance zwischen Körper, Geist und Seele?«, »Was lässt mich immer wieder aus dem inneren Gleichgewicht kommen?« oder »Wer oder was zieht und steuert mich?« heilsam, und die Antworten darauf, die Sie in Meditationen finden können, wirken verlichtend. Bei akuten Hüftproblemen initiieren Sie eine Zeitreise und suchen Sie nach auslösenden Momenten in Ihrem Leben, die Sie aus der Balance gebracht oder einseitig ausgerichtet haben. Verändern Sie die Szenen, in denen Sie Angst um Ihre materielle Existenz haben. Glätten Sie Ihre Zeitlinie mit dem Gefühl nach tiefer und stabiler Ausgewogenheit und Zufriedenheit, die Sie über Downloads erbitten können.

Kreuzbeinbeschwerden (meist im gesamten Iliosakralgelenk spürbar) deuten psychosomatisch auf eine alte verborgene Wut hin, die uns einst machtlos bleiben ließ und deswegen tief im Beckenraum vergraben wurde. Hier gilt es, das oder die zornig machenden Erlebnisse in der Vergangenheit aufzuspüren und mit Sanftmut und Liebe zu erfüllen, um wieder selbst die Macht über das eigene Leben zu übernehmen und um sich nicht länger von der Wut dominieren zu lassen, die als Emotion sehr energiezehrend und vergiftend ist.

Wenn Sie die Schlüsselerlebnisse während Ihrer Zeitreise gefunden haben, bitten Sie um Uploads dieser starken Gefühle. Spüren Sie die innere Erleichterung, und ergänzen Sie Ihre mentale Gesundheitsarbeit mit Downloads von heilsamer Vergebung und Liebe für Sie selbst und andere.

Libidoschwäche kann eine Folge zu weicher Beckenbodenmuskeln sein, da diese durch die überwiegend sitzende Lebensweise vernachlässigt und wenig trainiert sind. Die Beckenbodenmuskeln repräsentieren physisch Halt, symbolisieren jedoch auch geistig-seelischen, also inneren Halt, interne Struktur sowie die sehr individuelle sexuelle Ausdruckskraft und Persönlichkeit eines Menschen. Libidoschwäche deutet auf starre Innenstrukturen, die befreit werden wollen.

Versuchen Sie bei gefühlter Unlust oder länger andauernder Libidoschwäche, Erlebnisse der Vergangenheit aufzustöbern, in denen Ihnen Tabus und früher geltende gesellschaftliche Konventionen zu Körpergefühl, Lust und Sex aufgestempelt wurden, die Sie innerlich prägten und haben erstarren lassen. Lösen Sie diese alten Glaubenssätze mit Uploads auf, und erbitten Sie Downloads zur Befreiung und Entfesselung Ihrer Bedürfnisse.

Menstruationsbeschwerden deuten metaphorisch auf Gefühle von Verlorenheit und die Sehnsucht nach einem Nest, einem Zuhause in Geborgenheit hin. Die Gebärmutter ist das erste Daheim aller Menschen – verkrampft sich diese Muskelstruktur, ist dies ein Zeichen für Mangel an Geborgenheit.

Suchen Sie für Ihre Uploads nach Gefühlen der Einsamkeit in Ihrer Vergangenheit. Schauen Sie sich in Ihrem Lebensfilm Situationen an, in denen Ihr Zuhause erschüttert wurde, beispielsweise durch Streit oder Trennung vom Partner oder Familienmitgliedern. Selbst wenn diese Menschen verstorben sind und Ihr Privatleben dadurch leerer geworden ist, können Sie die Personen während Ihrer Zeitreise wieder lebendig werden lassen und imaginäre Dialoge mit ihnen führen. Downloaden Sie von der Urquelle der Schöpfung liebevolles Aufeinander-Zugehen sowie Entspannung, und mehren Sie das Wohlgefühl im inneren Zuhause Ihrer Gebärmutter.

Steißbeinschmerzen drücken ein inneres Ungleichgewicht und massives Festhalten an alten Vorgängen aus, die man wegdrücken oder aussitzen will. Verletzungen des Steißbeins durch Hinfallen machen deutlich, wie anstrengend permanente Kontrolle ist, doch durch den Unfall wird dieses verspannte Kontrollbedürfnis endlich gelöst, wenn auch sehr schmerzhaft.

Damit das nicht wieder vorkommt, ist die Suche nach Angelegenheiten in Ihrer Vergangenheit hilfreich, in denen Sie alles unter Kontrolle halten wollten und in denen Sie anderen Menschen (zum Beispiel den erwachsen werdenden Kindern) keine Freiheit gewährt haben. Ändern Sie Ihre Einstellung zu den Themen innerhalb Ihrer zurückliegenden Zeitlinie und handeln Sie entsprechend freizügig in der Zukunft als Neubeginn für ein schmerzfreies Leben.

Scheinbare Unfruchtbarkeit kann metaphorisch ebenfalls ein Hinweis auf Lust- und damit einhergehende Selbstverleugnung sein. Da man selbst keinen Halt und wenig Muskelstruktur im Beckenraum hat, wagt man es auch nicht, einem neuen Lebewesen Halt zu bieten. Für den Zeugungsakt spielt jedoch eine Vielzahl von Faktoren eine Rolle, deren Zusammenspiel nicht immer harmonisch verläuft. Die Kenntnis von Karma und Seelenplan ist in Fällen von scheinbarer Unfruchtbarkeit hilfreich, aber schwerlich selbst zu ermitteln. Versuchen Sie es dennoch mit meditativen Zeitreisen zur Selbsterkenntnis oder einem virtuellen Besuch in Ihrem heiligen Herzen – Sie werden sicherlich liebevolle Hinweise erhalten.

Suchen und verändern Sie Situationen in Ihrer Zeitlinie, in denen Sie Halt suchten, aber aus bestimmten Gründen nicht bekommen haben, beispielsweise von den eigenen Eltern. Meist liegen solche Erschütterungen im Zeitrahmen der Kindheit verborgen. Hatten Sie beispielsweise Angst vor Ihrem Vater oder Ihrer Mutter? Lassen Sie für Sie wichtige und prägende Menschen in der Szene mildtätig, verständnisvoll und liebevoll werden, bis Sie sich gehalten und geborgen fühlen wie ein Baby, das Sie selbst in den Armen halten.

Verspannte Pomuskeln sind Anzeichen für inneren wie äußeren Stress sowie die Angst, diesem nicht standhalten zu können. Sie geben Hinweise darauf, dass Urvertrauen und Ichbewusstsein verbunden mit Selbstbewusstsein fehlen. Suchen Sie während Ihrer Zeitreise nach Erlebnissen, die Sie in jungen Jahren bereits gestresst haben, und/oder entdecken Sie Personen aus Ihrer Vergangenheit, die Sie unter Druck gesetzt haben. Vielleicht setzen Sie sich aber auch selbst unter Druck? Verändern Sie die Szenen, indem Sie selbstbewusst auftreten, wohl wissend, was gut für Sie ist. Bitten Sie in Downloads um ein allzeit gutes Gespür für sich selbst und für Ihre Leistungskapazität.

Heilsames Mantra bei Beschwerden im Beckenbereich
»Ich liebe mich, und ich lebe mein Leben in Balance mit mir selbst.«

5 Der Darm – Verwandeln und befreien

Körperliche Wertschätzung des Darms

Der Darm ist das Organ, in dem unsere Nahrung verarbeitet, sortiert und absorbiert wird, um dem Körper die Moleküle zur Lebenserhaltung und reibungslosen Funktion zur Verfügung zu stellen. In der Tat können wir uns den Darm, besser gesagt unsere Gedärme, als agile Verarbeitungsfabrik mit hoher Effizienz vorstellen, in der genauestens unterschieden wird, was nützlich ist und was wieder ausgeschieden werden muss, weil es unverdaulich oder gar schädlich wäre, wenn es im Organismus verweilte.

Rund fünf Meter Dünn- und zirka zwei Meter Dickdarm teilen sich die Aufgaben der Absorption und des Verpackens zur Abfuhr. Die Innenwände der Därme sind mit sensiblen Ausstülpungen versehen, die Moleküle aufnehmen und ins Blutsystem weiterleiten. So ist der Darm das größte Innenorgan des menschlichen Körpers, das die Fläche eines Fußballfelds abdecken würde, könnte man die Innenseite dieses schlauchförmigen Gebildes komplett ausbreiten. In der modernen humanbiologischen Forschung spricht man inzwischen vom Bauchgehirn, da mit den Organen im Bauchraum ein weitverzweigtes Nervengeflecht verbunden ist, das ähnlich leistungsfähig wie das Kopfgehirn ist. Schließlich müssen in einem durchschnittlich langen Leben rund dreißig Tonnen Nahrungsmittel und rund fünfzigtausend Liter Flüssigkeitszufuhr im Darm analysiert werden – eine Aufgabe, die das Kopfgehirn nicht auch noch leisten kann. Überlastet sind oft zweifelsohne beide Gehirne des zeitgenössischen Menschen, wie diverse Beschwerden und Erkrankungen nahelegen.

Geistig-seelische Bedeutung des Darms

»Der Tod sitzt im Darm« ist eine Erkenntnis, die unter anderen Paracelsus zugeschrieben wird, jenem berühmten Arzt, Alchemisten und Spagyriker des Mittelalters. Der Ausspruch will verdeutlichen, dass unser Darm eine lebenswichtige Rolle spielt – und dies nicht nur im physiologischen Sinne. Die Außenhaut des Körpers ist ein sensibles Organ, das alltäglich und ein Leben lang Myriaden von Eindrücken aufnimmt und einordnet – ebenso tut dies die Innenhaut unseres Darms. So wird der Darm auch als »nach innen gestülpte Außenhaut« beschrieben. Mithilfe von empfindsamen Zellen finden außen wie innen intensive Wahrnehmungen statt. »Bauchgrummeln« und »Bauchgefühl« als Umschreibungen für gewisse Empfindungen sind also keine Mär, sondern reale Eindrücke unserer Trinität aus Körper, Geist und Seele.

Der Darm steht im geistig-seelischen Sinne für Assimilation einerseits und Abgrenzung beziehungsweise nicht mehr gelingende Abgrenzung zur Außenwelt andererseits; denn was sensibel ist, kann in unserer hektischen Lebensweise auch schnell überfordert sein. Beschwerden im Darmbereich sind eindeutige Indikatoren für Dysbalancen zwischen dem, was in unserem unmittelbaren Umfeld geschieht, und dem, was unser Seelengespür dazu empfindet. Essenziellen Fragen zum Thema »Darm und psychosomatische Zusammenhänge« sind »Fühle ich mich wohl in meinem Umfeld?« und »Fühle ich mich wohl in meiner inneren Welt?«.

Dermatologische Erkrankungen wie Ekzeme, Neurodermitis und allergische Hautreizungen stehen im engen Zusammenhang mit Erkrankungen unseres Darms beziehungsweise umgekehrt. Ist unsere Darmflora nicht intakt, kann sich dies im äußeren Hautbild zeigen. Die Metaphorik des Darms ist in seiner sensiblen Arbeit zu sehen, bei der seine unzähligen Zellen zwischen »Gut« und »Schlecht« unterscheiden, und entsprechend seiner »Diagnose« zeigt er uns dies zielgerichtet durch Krankheitssymptome an. Die Sortierung zwischen »Was tut mir wirklich gut?« und »Was strengt mich unnötig an oder schadet mir?« wird im gesamten Bauchraum getroffen. Leider blockt das Gehirn meist unser intuitives Bauchgefühl ab, lässt uns konträr zu ihm handeln, was wiederum in der Regel zur Verschlimmerung der Symptome bis hin zur Chronifizierung von Beschwerden führt.

Beispiele für körperliche Beschwerden im Darm und mögliche geistig-seelische Gründe
Unspezifische Beschwerden im Darm, die immer wiederkehren, sind Anzeichen für anhaltendes Unwohlsein in der Beziehung zwischen uns und unserem Umfeld. Auch wenn diese Beschwerden (wie temporäre leichte Verstopfung oder gelegentlicher Durchfall) nicht weiter hinderlich sind und nicht als gravierend empfunden werden, ist es dennoch empfehlenswert, auf das Bauchgefühl und die kleinen inneren Weckrufe zu achten, wann immer sie auftreten.

Bauchweh und Darmkrämpfe weisen auf etwas Unverdauliches hin, was nicht nur im grobstofflichen Sinne zu interpretieren ist, sondern besonders symbolischen Charakter hat. Kinder klagen immer über Bauchweh, wenn ihnen irgendetwas nicht passt, weil sie ein noch gutes, nicht vom Verstand unterdrücktes Bauchgespür haben, dies kundtun und auch danach handeln. Will heißen: Intuitionen sollten ernst genommen werden, ob im Kindesalter oder als Erwachsener, denn eine missachtete Intuition führt zu einem kranken Körper.

Im akuten Fall von Bauchweh spüren Sie während einer kleinen Zeitreise in sich hinein, wann und warum Sie wider Ihre Intuition gehandelt haben. Allein das Erkennen des Handelns gegen das innere Bauchgefühl löst meist bereits Heilungsenergien aus, und der Darm beruhigt sich, wenn Sie ihm versprechen, das nächste Mal gleich auf ihn zu hören. Da Bauchweh und Darmkrämpfe häufig zeitnah zur Zuwiderhandlung auftreten, haben Sie außerdem die Möglichkeit, eine gegen Ihre Intuition getroffene Entscheidung gegebenenfalls noch in der aktuellen Situation zu korrigieren.

Treten bei Ihren Kindern Bauchbeschwerden auf, sollten Sie die Kleinen keinesfalls zu etwas zwingen, gegen das ihr Bauchgespür sich wehrt.

Chronische Blähungen im Darm stehen metaphorisch für unverdaute Prägungen, Vorstellungen, Prinzipien und alte Glaubenssätze, die Ihnen unbewusst schon immer ein Bauchgrummeln verursachten, aber dennoch in Ihnen gären. Hier ist das Bild der Verlichtung des inneren Archivs hilfreich, denn die Gase des Darms bringen diese alten Gedankenmuster im wahrsten Sinne des Wortes an die frische Luft und damit ans Licht. Schön wäre es, wenn die Luftblasen etikettiert wären, um die Zusammenhänge bewusst zu assoziieren, denn es gärt viel Altes in jedem vom uns.

Sollten Sie chronisch an Blähungen leiden, ist natürlich eine Analyse von Lebensmittelunverträglichkeiten nicht außer Acht zu lassen, aber auch meditative Zeitreisen sind als »softe Arznei« hilfreich. Gehen Sie Jahr um Jahr zurück in Ihrem Lebensfilm, und räumen Sie Schicht um Schicht alte und überholte Vorstellungen auf von dem, wie »etwas zu sein hat«, gleich, ob es Ihre eigenen oder anerzogene Prinzipien sind. Verwandeln Sie alte Grundsätze in zeitgemäße Toleranz und Offenheit – so wird Ihr Darm auch leichter werden, und Ihr Bauch- wie Ihr Kopfgehirn werden spürbar entlastet.

Durchfall ist aus psychosomatischer Sicht eine akute Reaktion auf etwas, was zu viel ist. Das System läuft sozusagen über, Sie sind übervoll und »pfeifen drauf«, was andere meinen, sagen oder von Ihnen wollen. Insofern ist der »Dünnpfiff«, wenn dieses Symptom nicht länger anhält, eine befreiende Reaktion des Körpers, initiiert von Geist und Seele. Bei wiederkehrendem Durchfall spielen gegebenenfalls Lebensmittelunverträglichkeiten eine Rolle, die allerdings auch symbolisch ein Hinweis darauf sein können, dass etwas zwischen dem Selbst und dem Umfeld in Disharmonie schwingt.

Im akuten oder wiederkehrenden Fall entwickeln sich Erkenntnis und Selbstheilungskraft während Ihrer meditativen Zeitreisen, wenn Sie sich auf die Suche nach den Auslösern begeben, die Sie derartig nerven, dass Sie (verzeihen Sie den derben, aber an dieser Stelle wohl passenden Sprachgebrauch) drauf »scheißen«. Anstatt Ihren Darm mit energiezehrendem Durchfall zu belasten, verändern Sie aufwühlende Szenen in der vergangenen Zeitlinie und lösen sich konsequent in der Jetztzeit aus dem enervierenden Umfeld und damit verknüpften Begebenheit. Vollziehen Sie mental wie handelnd das, was Ihr Körper Ihnen vormacht: Lassen Sie los.

Reizdarmsyndrom ist heutzutage ein weitverbreitetes Beschwerdebild, das dem hektischen Lebensstil geschuldet ist. Mal grummelt der Darm, mal bläht er sich auf, mal verstopft er, und die gesamte Peristaltik (die Transportfähigkeit des Darms für den Stuhlgang durch rhythmische Bewegungen) ist gestört. Es entsteht sozusagen keine Ruhe im tiefsten Inneren. Psychosomatisch sind wirre, gegensätzliche Ideen und Pläne und die vielen nicht zu Ende gedachten Gedanken ursächlich, weil der Mensch im stressigen Alltag kaum noch klar denken kann. Unser Kopf- und Bauchgehirn sind ja eng miteinander verbunden, und was unser Kopf nicht mehr verarbeiten kann, wird in untere Regionen zur Weiterverarbeitung abgelegt.

Das Reizdarmsyndrom ist eine typische Zivilisationserkrankung, die allein schon durch eine neue Strukturierung des Tages gelöst werden kann. Gedanken entstehen und wirken lassen, gezielte Ruhephasen ohne jegliche Aktivität (also auch beispielsweise keine SMS lesen oder tippen) sind heilsame Rituale im Alltag, wenn sie mehrmals etabliert und genossen werden. Nächtlicher Schlaf als Entspannungsritual reicht heutzutage nicht mehr aus, da die wirren Gedanken täglich mehr werden und des Nachts von den Gehirnen weitergedacht werden – der Darm bleibt aktiv, und ebenso wirr bleibt die Gedankenwelt durch unruhige Träume. Ritualisieren Sie tagsüber kleine Auszeiten ohne Störungen von außen, ohne Telefon und dergleichen, und nehmen Sie sich Zeit, Ihre Gedanken zu Ende zu denken.

Während längerer Zeitreisen suchen Sie nach Begebenheiten, Umständen, Pflichten und Arbeitsaufgaben, die Ihnen schlichtweg zu viel sind. Verändern Sie diese Angelegenheiten zu Ihrem eigenen Wohl vorerst imaginär, denn so bauen Sie allmählich die innere Kraft auf, dies auch in der der aktuellen Situation zu vollziehen. Über Downloads bitten Sie für ein sicheres Gespür zu Ihren persönlichen Belangen.

Eine meiner Patientinnen litt nach eigener Schilderung jahrelang unter dem Reizdarmsyndrom. Kein Arzt konnte ihr helfen, keine Medikamentengabe änderte die Beschwerden grundlegend, denn die Symptome vergingen zeitweilig, tauchten jedoch immer wieder auf. Sie ist alleinerziehende Mutter eines Sohnes, der nach schwierigen Schuljahren nun auf das Abitur zusteuerte. Die Sorge um den »rechten Weg« des Sohns und ihr fordernder Job in der Modebranche ließen ihr, wie sie sagte, keine Zeit, ihre Gedanken zu Ende zu denken, geschweige denn, sich um sich selbst zu kümmern. Sie wollte vieles für sich und ihren Sohn tun und erreichen. Die Patientin empfand die unterschiedlichen Darmbeschwerden natürlich als lästig, zumal sie beruflich viel unterwegs war.

Bei ihren Erzählungen fiel mir auf, wie konträr ihre Gedanken und Ideen waren: einen besser bezahlten Job suchen oder sich doch lieber sozial engagieren oder Yogalehrerin werden? Ein neues Auto kaufen oder doch das alte weiterfahren? Sollte der Sohn ein Auslandsjahr machen oder besser gleich studieren? Der Sohn hatte ganz andere Pläne.

Während diverser Seelen-Coaching-Sitzungen und Zeitreisen fiel der Patientin auf, welch hohe und anhaltende Anforderungen sie an sich stellte. Sie wollte alles perfekt planen und ausführen, um sich zu beweisen. Auf der Suche nach den Auslösern ihres Perfektionismus entstand das Bild ihres Elternhauses und ihrer Eltern, die ihr nichts zutrauten und ihren Bruder in jeglicher Hinsicht bevorzugten. Dieses innere Bild und diese Prägung verursachten bei ihr auch im Erwachsenenalter ambivalentes Bauchgrummeln. Sie war hin und her gerissen zwischen ihrer braven, lieben Mädchenrolle, wie die Eltern sie von ihr gewünscht hatten, und einer starken Motivation, jedem zu beweisen, dass sie alles konnte. In diesen beiden Extremen gefangen, wusste die Patientin nicht, was sie selbst für sich wollte und sich wünschte, ohne dabei an andere zu denken.

Wir arbeiteten mit Uploads an der Auflösung alter Prägungen und erbaten mit Downloads Selbstakzeptanz und Eigenliebe. Dankenswerterweise ließ die Reizdarmsymptomatik schon nach einigen Sitzungen nach, sie taucht heute nur noch in stressigen Situationen auf. Diesen inneren Wecker nutzt die Patientin nun, um augenblicklich in sich hineinzuhorchen und zu erkunden, wo und warum sie von ihren Wünschen zum eigenen Wohl gerade einmal wieder abweicht.

Verstopfung (Obstipation) des Darms mag zeitweilig auf Reisen eine normale Umstellungserscheinung sein, wenn der Dickdarm jedoch ständig verstopft ist, hat dies weitreichende Folgen für das gesamte Körper-Geist-Seelen-System. Im Dickdarm wird das unter Entzug von Flüssigkeit weitertransportiert, was definitiv nicht mehr für unseren Körper verwertbar ist. Verbleibt der Stuhl des Dickdarms über ein normales Zeitlimit von einem Tag oder länger im Körper, wirken die darin enthaltenen Substanzen sehr toxisch auf den Organismus. Bei chronischer Verstopfung findet eine schleichende, aber immanente Vergiftung des gesamten Systems statt, Müdigkeit, Mattigkeit und Konzentrationsschwäche oder Hautprobleme und so weiter sind die Folgen. Psychosomatisch betrachtet, kann die Toxifikation auch vom Geist ausgehen, der an wütenden, giftigen Gedanken oder Hass gegen andere oder sich selbst festhält. Die Seele möchte den alten Ballast abwerfen, wird jedoch nicht erhört, sodass nur der Weg verbleibt, mithilfe des Körpers alarmierende Zeichen zu setzen. Der Geist will nicht loslassen, und der Körper verstopft im eigenen Gift. Metaphorisch geht es bei Obstipation um sehr tief vergrabene Altlasten, die auf gewisse Weise den Betroffenen vermeintlichen Halt bieten und gleichzeitig deutliches Unwohlsein verursachen. Ein Paradoxon, das mithilfe von täglichen Zeitreisen und wohl nur allmählich aufgelöst werden kann.

Fragen Sie sich, was Sie innerlich vergiftet und warum Sie diese mentalen Gifte in sich tragen? Lieben Sie sich, oder hassen Sie sich? Versetzen Sie sich in Ihrer Zeitreise in Situationen, die Sie dazu gebracht haben, sich selbst abzulehnen, oder versuchen Sie, Menschen zu entdecken, die Ihnen den Selbsthass vorgelebt oder beigebracht haben. Lösen Sie geduldig und in kleinen Schritten

Ihre inneren Gifte auf, und hüllen Sie sich mithilfe von Downloads täglich in Licht und Liebe.

Heilsames Mantra bei Beschwerden im Darmbereich
»Ich löse mich in Leichtigkeit von allem, was nicht mehr zu mir gehört.«

6 Die Bauchspeicheldrüse –
Bitteres in Süßes einhüllen

Körperliche Wertschätzung der Bauchspeicheldrüse
Der Begriff »Pankreas« geht auf das gleichlautende und -bedeutende altgriechische Wort für »Bauchspeicheldrüse« zurück, was wörtlich mit »alles Fleisch« übersetzt werden kann. Sprachlich wird so die zentrale Rolle dieses Organs für den gesamten Organismus ausgedrückt, das essenzielle Aufgaben für die Gesunderhaltung des Fleisches in unserem Körper hat. Die deutsche Bezeichnung darf ebenso wörtlich verstanden werden, denn die Bauchspeicheldrüse produziert Speichel, ein Sekret, das ähnlich dem Mundspeichel an der Verdauungsarbeit unserer Nahrung beteiligt ist. Spezifisch produziert die Bauchspeicheldrüse eine basische Flüssigkeit, die die Aufgabe hat, den aus dem Magen austretenden sauren, bitteren Nahrungsbrei »abzuduschen«, damit er keinen verätzenden Schaden in den Gedärmen anrichten kann. Der Bauchspeichel verwandelt saures in neutrales Milieu.

Doch die Bauchspeicheldrüse kann noch mehr. Sie ist eine lebenswichtige Hormondrüse, die Insulin und Glucagon produziert und dem Blutkreislauf zuführt. Insulin ist das entscheidende Hormon für die Aufnahme von Molekülen in jede Zelle des Körpers, die mithilfe dieses biochemischen Stoffs (allgemein als »Zuckermoleküle« bezeichnet) Energie produzieren und dem

Körper bereitstellen kann. Ist zu wenig Insulin in unserem Blut enthalten, fehlt sozusagen der Schlüssel, um die Zellwände aufzuschließen und für Zuckermoleküle durchlässig zu machen, was den Kreislauf schwach oder ohnmächtig oder den gesamten Organismus kollabieren lassen kann. Der biochemische Botenstoff Glucagon, der ebenfalls in der Bauchspeicheldrüse produziert wird, ist der hormonelle Gegenspieler des Insulins. Ist zu viel Zucker im Blut vorhanden, fehlt Insulin, da der Zucker nicht in die Zellen eingebaut werden kann – ist zu wenig Zucker im Blut als wichtiger Energiebaustein vorhanden, tritt Glucagon auf den Plan, um mehr Energie für unseren Körper durch Glykogenolyse bereitstellen zu lassen.

Geistig-seelische Bedeutung der Bauchspeicheldrüse

Die psychosomatische Bedeutung des Pankreas liegt in seinen nahezu konträr angelegten Aufgaben. Er sorgt dafür, dass Saures neutralisiert wird, und so macht er simpel ausgedrückt Bitteres süß. Dies ist die physiologische Funktion der Bauchspeicheldrüse im Körperinneren, aber auch im übertragenen Sinne in der Interaktion eines Menschen mit seinem Umfeld: Saure, bittere Erlebnisse und Begebenheiten des Lebens werden von uns auf körperlicher Ebene idealerweise mit der Bauchspeicheldrüse »verdaut« und neutralisiert, bis sie nach einigem zeitlichen Abstand oder nach Jahren nur noch süße Erinnerungen auf dem Weg unserer persönlichen Entwicklung sind. Wenn jedoch der Verstand an den bitteren Erlebnissen haften bleibt und Kopfgefühle wie anhaltende Ärger, Wut und Rachegelüste ins Spiel kommen, wirken sie sich auf die harmonisierende Aufgabe des Pankreas aus, sodass Bitteres bitter bleibt und sich diese Bitterkeit immer tiefer ins Baucharoal hineinfrisst. Die Bauchspeicheldrüse steht dann metaphorisch für überbordende Wut, die meist auch ausgelebt wird.

Auch die Produktion der zwei hormonellen Gegenspieler Insulin und Glucagon verdeutlicht die diametrale Arbeitsweise der Bauchspeicheldrüse, die eine ausgewogene Balance zwischen Kraft oder Hilflosigkeit herstellt. Die mentale Fokussierung auf Lebenssüße (Kraft) oder Lebensbitterkeit (Hilflosigkeit) wirkt sich mittelfristig auf unser Drüsenorgan im Bauchraum aus. Das ist die Frage, die sprichwörtlich für die Symbolik der Bauchspeicheldrüse steht: Sind Sie Optimist oder Pessimist?

Beispiele für körperliche Beschwerden in der Bauchspeicheldrüse und mögliche geistig-seelische Gründe
Allgemeine Beschwerden der Bauchspeicheldrüse führen unter Umständen zu Verdauungsstörungen, da die Biochemie aller weiteren Verdauungsorgane akribisch aufeinander abgestimmt ist. Erkrankungen des Pankreas sind generell tiefgründig wie tief greifend, da sie sich meist auf das ganze Körpersystem auswirken, was wiederum psychosomatisch auf eine tiefe Unzufriedenheit und Enttäuschung vom Leben schließen lässt.

Bauchspeicheldrüsenkrebs ist eine Erkrankung, die das gesamte Körpersystem (»alles Fleisch«) durch Streuung der Krebszellen befallen kann. Der Pankreas steht symbolisch für Kontrolle, und krankhafte Symptome in diesem Organ können bei Menschen entstehen, die möglicherweise immer alles überblicken und regeln wollen. Ist es jedoch nicht machbar, eine allumfassende Kontrolle über alles und jeden zu haben, werden die Betroffenen dies erkennen, aber dennoch nicht aus ihren inneren Zwängen und Anhaftungen loskommen und folglich mental wie körperlich verbittern. Jähzorn macht sich breit, und unkontrollierbare Wut bricht sich auf psychosomatischem Wege Bahn. Solche Charaktere ärgern sich permanent und fressen sich regelrecht ein Loch in den Bauch. Bauchspeicheldrüsenkrebs ist eine der invasivsten und bedrohlichsten Krebsarten. Der Apple-Gründer Steve Jobs mit seiner unfassbaren Genialität und seinem extrem ausgeprägten Hang zur Pedanterie bis hin zur Überkontrolle der kleinsten

Details ist eine beispielhafte Persönlichkeit, die an Pankreaskrebs verstorben ist, ebenso wie einige sehr perfektionistische Schauspieler. Der innere Kampf um Kontrollwillen und Harmoniesehnsucht wurde in derartigen Fällen im Pankreas manifest, und dabei ging leider der Körper verloren.

Sollten Sie unter einer solchen Diagnose stehen, ist eine psychologische Betreuung sicher die adäquate Form, sich auf die Suche nach Ihrer verschluckten Bitterkeit im Leben zu begeben und die Energien des Jähzorns aus Ihrem System auszuleiten. Lassen Sie sich von Ihrem heiligen Herzen und Ihren feinstofflichen Gesandten führen.

Diabetes mellitus kann verschiedene physische Ursachen haben und wird nach vier Kategorien eingeteilt. Die bekannteste Form ist Diabetes mellitus Typ 2 als erworbenes Krankheitsbild, an dem Menschen normalerweise erst im Alter erkranken können. Die insulinproduzierenden Zellen der Bauchspeicheldrüse erlahmen und produzieren weniger Insulin, sodass zeitweilig zu wenig Energie in der Zelle hergestellt wird. Insulin transportiert Zucker aus dem flüssigen Blut in die Zellen, weswegen der Blutzuckerspiegel sinkt. Glucagon sorgt im Falle von wenigen Zuckermolekülen als Energielieferant für die Entlassung von Zucker aus den Körperdepots ins Blut, wodurch der Blutzuckerspiegel steigt. Weil Blut unter ungünstigen Umständen mit Zuckermolekülen überschwemmt ist, die wegen Insulinmangel nicht verarbeitet werden können, heißt diese Erkrankung Diabetes mellitus, was etwa »der honigsüße Durchfluss« bedeutet.

Aus psychosomatischem Blickwinkel deuten die Diabetes-Typ-2-Erkrankung wie auch andere Diabetesformen auf eine unerfüllte Sehnsucht nach lebenswichtigen Gefühlen hin, wie beispielsweise auf einen Mangel oder das Ausbleiben von Liebe, Zärtlichkeit, Vertrautheit, Verbundenheit, Loyalität – also Dinge, die schmerzlich vermisst werden. Fragen Sie sich während Ihrer

Zeitreisen, wann und mit wem gemeinsam Sie erstmalig das Gefühl von Liebe und Vertrautheit empfunden haben und ob es Begebenheiten gab, die diese Zuneigung gestört oder sogar zerstört haben. Verändern Sie Ihre Vergangenheit imaginär, und beginnen Sie bewusst damit, sich in erster Linie selbst bedingungslos zu lieben, ohne an sich herumzukritisieren. Selbstliebe ist ein wichtiger Download und ersetzt die bitteren Erinnerungen aus Ihrem Leben, die Sie uploaden und damit über die Urquelle der Schöpfung neutralisieren dürfen.

Heilsames Mantra bei Beschwerden in der Bauchspeicheldrüse
»Ich beschließe, die Süße des Lebens zu leben.«

7 Der Magen – Sympathie und Antipathie ausdrücken

Körperliche Wertschätzung des Magens

Der Magen ist der erste Sammelort, in dem alles landet, was nach genüsslichem Kauen und geschmacklichem Auskosten dem Körper als Nahrung zugeführt wurde. Kohlenhydratmoleküle werden vom Speichel im Mund vorverdaut, und der Magen beginnt, die in der Nahrung enthaltenen Eiweiße aufzuspalten. Zu diesem Zwecke ist er mit einem Saft gefüllt, der größtenteils aus Salzsäure besteht und derartig stark ätzend ist, dass diese Säure den Körper von innen verbrennen und töten könnte, würde die Salzsäure frei in den Bauchraum fließen. Die starke Säure ist jedoch notwendig, um in der Regel das, was in den Lebensmitteln für unseren Organismus schädlich ist – zum Beispiel Viren und Bakterien –, augenblicklich abzutöten. Der Magensaft ist außer mit Salzsäure auch noch mit Pepsin durchsetzt, einem Enzym, das Eiweißmoleküle aufspalten kann, und dem sogenannten »intrinsischen Faktor«, einem Magensaftbestandteil, der für die Resorption von Vitamin B_{12} aus der Nahrung im Laufe des Verdauungsprozesses eine wichtige Rolle spielt.

Wir tragen also ein Organ in der Mitte unseres Körpers, das aufgrund der biochemischen Zusammensetzung wie auch in seiner physiologischen Funktion ziemlich heikel ist, da es den Menschen töten kann. Die Ausstattung der Mageninnenwand ist in ihrer Kreation einzigartig, um diesen Tötungsakt zu verhindern. Die Magenschleimhaut ist ausgestattet mit Zellen, die Salzsäure produzieren können, jedoch gleichzeitig dagegen immun sind und enorme Widerstandskraft aufweisen. Um einen übersäuerten und schmerzenden Magen zu bekommen, muss im Äußeren wie im Inneren des Organismus einiges schieflaufen. Plakativer gesagt, muss das Leben zeitweilig ziemlich »ätzend« sein, damit dieses perfekte System aus der Balance gerät.

Kommt das delikate chemische Gefüge des Magensaftes wirklich eines Tages aus dem Lot, ist der Organismus in Aufruhr, was wiederum weitreichende Folgen für die gesamte Nahrungsaufnahme und weitere Verwertung der Lebensmittel in Leber und Gedärmen hat, weil die Aufspaltung der Nahrung im Magen nicht sorgsam ausgeführt wird. Er kann unter Umständen zu viel oder zu wenig Säure aufweisen – beides bereitet körperliche Beschwerden und wirkt sich systemisch aus. Der Magen ist die grobstoffliche Verbindungsstelle zwischen der Außen- und der inneren Welt eines Menschen, denn hier wird verdaut, was von außen nach innen kommt und was bekanntermaßen zu viel oder zu wenig sein kann.

Geistig-seelische Bedeutung des Magens

Was wir von außen in unser Inneres bringen, wird Teil von uns, und so steht der Magen metaphorisch für die Verbindung zwischen unserem Umfeld und unserer Persönlichkeit im grob- wie im feinstofflichen Sinne. Er symbolisiert unsere Identität und ist psychosomatisch verknüpft mit Fragen wie »Wer bin ich?«, »Wie wirke ich in meinem Umfeld?« und »Wie wirkt das Umfeld auf mich?«. Allein über die Nahrungsaufnahme passiert vielfach täglich ein Entscheidungsprozess zwischen dem, was gut und zuträglich für unseren Körper als Teil des Ichs ist, und dem, was schwer verdaulich ist.

Ebenso ist es im emotionalen wie im feinstofflichen Bereich: Der Magen ist das Anzeigeorgan für Begebenheiten sowie für Mitmenschen, die uns guttun, oder solche, die für uns unverträglich sind. Im Magen und mithilfe des in den oberen Bauchregionen gelegenen Nervengeflechts des Solarplexus (ein Teil des Bauchgehirns) wird permanent und unbewusst, also intuitiv, entschieden, was zu uns gehört und was nicht, was unserem Wohle dient und was schädlich für uns ist. Und hören wir auf diese innere Stimme? Leider viel zu selten. Sympathie und Antipathie liegen nah beieinander und werden im Magen abgewogen. Sympathie für etwas oder jemanden vermittelt ein wohliges Bauchgefühl und ist keinesfalls schädlich. Ebenso zeigt der Magen durch saures Aufstoßen, durch Magensäureüberschuss oder Magendrücken Antipathie an, und wir tun gut daran, auf diesen Indikator der Ablehnung zu hören.

Das Solarplexuschakra weist häufig eine feinenergetische Blockade an, die als Weckruf zu verstehen ist, der sagt: »Ich möchte gehört und ernst genommen werden.« Anfängliches Magendrücken wird irgendwann zu Sodbrennen, dann bei anhaltender Überforderung zu einem übersäuerten Magen, was in eine chronische Gastritis oder sogar Magengeschwüre mündet. Der Magen und sein Säuregehalt sind der Gradmesser für Überforderung, und diese Überforderung entsteht, wenn wir – egal, wie viele Anforderungen von außen an uns herangetragen werden – dieser keinen Einhalt gebieten und nicht »Stopp!« sagen.

Interessant ist bei diesen Vorgängen die Frage, was uns dazu bringt, nicht Nein zu sagen; denn in ihr liegt eine weitere geistig-seelische Bedeutung des faszinierenden Organs Magen: Es geht um das »Gefallenwollen« und um krankhafte Auswüchse dieser Attitüde. Beschwerden und Krankheiten des Magens sind deutliche Stressanzeiger, und dieser Stress beginnt in unseren Verhaltensmustern und Prägungen. Wir alle sind mehr oder weniger darauf ausgerichtet, gefallen zu wollen, ob dies nun durch ein enormes Arbeitsleistungspensum geschieht oder durch lobhudelndes Jasagen zu allem und jedem. In solchen eigenen oder oktroyierten unbewussten Konventionen gefangen zu sein ist das zentrale geistig-seelische Thema bei Beschwerden und Erkrankungen im Magenbereich.

Beispiele für körperliche Beschwerden im Magen und mögliche geistig-seelische Gründe
Allgemeine Beschwerden im Magen führen zu Verdauungsstörungen wie beispielsweise zu festem oder zu weichem Stuhlgang oder auch Blähungen, denn der Darm muss dann ausbügeln, was die Magensäure momentan nicht leistet. Der Magen verarbeitet metaphorisch Ideen und Vorstellungen, die man sich unbewusst zu eigen macht, obwohl das innere, intuitive Gefühl dagegenspricht. Achten Sie also im besonderen Maße darauf, was Sie essen und in welcher Atmosphäre Sie dies tun.

Gastritis entsteht bei anhaltender Magensäureüberproduktion, die mit einem Zuviel im Äußeren einhergeht, was den biochemischen Effekt hat, die vom Magen produzierte Magensäure stetig ätzender werden zu lassen, bis sie die Magenschleimhaut anzugreifen beginnt. Die so hervorgerufenen schmerzhaften Entzündungsreaktionen sind durch permanente Magenschmerzen spürbar, die sich nicht punktförmig wie beim Sodbrennen, sondern flächig im Oberbauch ausbreiten. Bei einer solchen Erkrankung gibt es metaphorisch gesehen von allem zu viel, und dies über einen längeren Zeitraum, was das innere Fass zum Überlaufen bringt: zu viel Arbeit, zu viele Emotionen (beispielsweise Trauer und Mitgefühl), zu viel »Gefallenwollen«.

Suchen Sie während Ihrer Zeitreisen nach Prägungen, die Sie dahingehend geformt haben, Überforderungen nicht rechtzeitig zu erkennen. Hat Sie in jungen Jahren jemand auf Leistung und Fleiß geeicht? Wurde Ihnen immer wieder gesagt: »Du musst an die anderen denken, sonst bist du kein braves Kind«? Entdecken Sie Situationen in den Tagen Ihrer Kindheit, die Sie sensibel gemacht haben, weil Sie sich immer Harmonie und Liebe gewünscht haben, aber die äußeren Umstände in der Familie so waren, dass Sie als Puffer herhalten mussten, um die Frustrationen der anderen zu kompensieren. Verändern Sie imaginär die Szenen Ihrer Vergangenheit und beginnen Sie damit, Ihre Zeitlinie durch Uploads von alten Prägungen zu glätten und mithilfe von Downloads mehr Abgrenzungswillen und Selbstbewusstsein in Ihrer Zukunft zu etablieren.

Ein Patient entdeckte auf seinen Zeitreisen, dass er als mittleres Kind unter einigen Geschwistern nicht wirklich anerkannt und gesehen wurde. Wenn er zu etwas Nein sagte, wurde dies einfach nicht ernst genommen und schlicht ignoriert. Er berichtete beispielsweise, dass Nachbarskinder ihn zum Spielen abholen wollten; und wenn er keine Lust dazu hatte, habe seine Mutter ihn dennoch dazu aufgefordert und ihn mit den Worten geprägt: »Das kannst du nicht machen. Wenn die Kinder kommen und mit dir spielen wollen, musst du das auch tun, sonst mögen sie dich nicht mehr.« So wurde er konditioniert, den Kindern einerseits sowie den erwachsenen Menschen in seinem Umfeld andererseits immer »alles recht zu machen«, um zu gefallen – egal, welche Meinung er selbst dazu hatte.
Seit Jahren plagte er sich nun mit einer immer wieder aufflammenden Gastritis herum, die im Job, aber auch durch private Situationen mit Freunden oder der Familie ausgelöst oder verschlimmert wurde. In einigen Seelen-Coaching-Sitzungen konnten wir die prägenden Erlebnisse seiner Kindheit imaginär verändern und so die Zeitlinie glätten. Seine Glaubenssätze konnten nach und nach

durch Uploads aus seinem inneren Archiv hervorgeholt und verlichtet werden.

Als der Patient während einer weiteren Zeitreise sogar noch erkannte, dass seine Mutter (die ebenfalls unter Magenproblemen litt) selbst ausschließlich nach dem Prinzip des »Gefallenwollens« lebte, wurde offensichtlich, dass es um ein generationenübergreifendes Muster ging. Wir arbeiteten folglich auch noch an der Ausheilung der Zeitlinie einiger Generationen vor ihm, um das Familienkarma zu erlösen.

Der Patient registriert nun durch bewusste Selbstbeobachtung und -reflexion sehr schnell, wann er anderen alles recht machen möchte und wann er beginnt, sich selbst zu überfordern. Er ist heute beschwerdefrei, und über das familiensystemische Arbeiten konnten auch heilsame Erkenntnisse bei der Mutter initialisiert werden.

Glutensensibilität und -allergie (Zöliakie) sind zunehmende Syndrome, die ohne Zweifel mit der überwiegend industriellen Produktion und Herstellung von Lebensmitteln und der unausgewogenen Zufuhr von Kohlenhydraten, Ballaststoffen und Vitaminen auf Pflanzenbasis zusammenhängen. Die körperlichen Symptome reichen von leichtem Durchfall bis zu gefährlichen allergischen Reaktionen mit Kreislaufkollaps. Zöliakie ist aus klassisch-medizinischer Sicht nicht heilbar, dennoch ist eine psychosomatische Betrachtungsweise für die mildere Form der Glutenunverträglichkeit sowie für die massive Form als Allergie hilfreich. Der Magen reagiert bei Aufnahme auf ein Protein, das sogenannte »Klebereiweiß«, das in Weizen oder anderen neuzeitlich veränderten Getreidearten vorkommt. Dieses Protein klebt alle Bestandteile des Weizenkorns zusammen und ist für die saftige und haftbare Konsistenz von Brot maßgebend. Metaphorisch gesprochen, sind Betroffene, die kein Gluten vertragen, auch innerlich verklebt, und ihnen fehlt es möglicherweise an persönlicher Ausdruckskraft als Ventil, um die inneren Ansichten und Meinungen zu äußern. Vielleicht verträgt man keinen zusätzlichen »Klebstoff« mehr, weil bereits einiges im Inneren so sehr »verklebt« ist? Stapelt sich zu viel Altes, Staubiges, »Verklebtes« im inneren Archiv?

Allergien verweisen im Allgemeinen darauf, dass man sich wenig zutraut. Man verleugnet unbewusst die ureigene Kraft und Ausdruckskraft der Persönlichkeit, die jeder von uns zur Geburt von der Schöpfung geschenkt bekommen hat. Lieber passt man sich den äußeren Gegebenheiten an und sucht über Allergien eine Art »Exitstrategie«, mit der man sich durch allergische Reaktion vom Umfeld abgrenzen kann, ohne konkret Position zu beziehen. In Fällen von Glutenunverträglichkeiten »verklebt« man metaphorisch gesehen eher, weil man Anpassung als Lebensprinzip gelernt hat, anstatt dazu erzogen worden zu sein, zu den persönlichen Überzeugungen zu stehen – sofern die individuellen Werte und Überzeugungen überhaupt bewusst sind; meist werden nämlich Meinungen anderer Leute als die eigenen adaptiert.

Auch bei der Zöliakie ist es ein lohnenswerter Versuch, über Zeitreisen nach Situationen zu suchen, in denen man sich nicht traute, Position zu beziehen, oder dieses schlichtweg einfach nicht durfte. Wenn Sie betroffen sind, fragen Sie sich, ab welchem Lebensalter Sie begonnen haben, die Meinung anderer als Ihre eigene anzusehen, und so Ihre innere Kraft verleugneten. Ändern Sie im Geiste solche Begebenheiten und stellen Sie sich Szenen vor, in denen Sie sehr wohl Ihre Meinung vertreten und Ihren Mann oder Ihre Frau stehen, ohne sich danach zu richten, was andere über Sie denken. Bitten Sie mit Uploads darum, sich von der Meinung anderer unabhängig zu machen, statt daran anzuhaften. Glätten Sie Ihre Zeitlinie und beginnen Sie, sich über sich selbst zu definieren. Wünschen Sie sich mit Downloads Ausdruckskraft und Selbstsicherheit.

Eine meiner Yogaschülerinnen, eine Patientin, litt seit ihrer Kindheit unter diagnostizierter Zöliakie. Nun, im Erwachsenenalter, begann sie sich aufgrund ihrer allgemein schwachen körperlichen Konstitution für natürliche Heilkunde und alternative Lebensweisen zu interessieren, weshalb sie bei mir eine Yogalehrerausbildung machte und an einer Heilpraktikerschule studierte, um eine entsprechende Zulassung zu bekommen. Sie begann ein differenziertes Gespür für ihre persönlichen Belange und für ihren Körper zu entwickeln. Sie machte sich über meditative Zeitreisen auf die Suche nach den Ursprüngen ihrer Zöliakie.

Ihr wurde bewusst, dass sie – aufgewachsen in der DDR – von ihren konservativ-systemkonformen Eltern sowie der speziellen Gesellschaftsform darauf programmiert worden war, keine eigene Meinung zu äußern, und gelernt hatte, sich immer und überall anzupassen. Genau solche Verhaltensweisen wurden während der Schulzeit von ihren Lehrern zusätzlich verstärkt – und in dieser Zeit begann sich ihre Sensibilität gegenüber Gluten zu entwickeln. Sie selbst empfand sich während unserer Zeitreise in diversen Szenen ihres Kinofilms, als ob man ihr den Mund zugeklebt hätte, worunter sie als eigentlich munteres, fröhliches Kind litt.

Gemeinsam drehten wir in einigen Sitzungen diverse prägende Szenen neu, bis sich die Klientin freier, selbstsicherer und sogar im Magen weniger empfindlich fühlte. Auch die Prüfungsangst, die sich in Schulzeiten aus der Furcht etabliert hatte, etwas Falsches zu sagen, konnten wir mit der Zeit auflösen, sodass die Frau ihre Prüfung zur Zulassung als Heilpraktikerin auf Anhieb bestand und heute in eigener Naturheilpraxispraxis mit Schwerpunkt Allergien und Homöopathie viele Patienten berät.

Magengeschwüre entstehen nicht – wie weithin vermutet – durch einen chronischen Überschuss an Magensäure, sondern sie sind tatsächlich Ansammlungen entarteter Zellen in der Magenschleimhaut, die unter anderem durch bakteriellen Befall zu wuchern beginnen und sich sogar bis in die Muskelschichten des Magens ausbreiten können. Magengeschwüre verursachen periodische Schmerzen. Man wird quasi von innen wund. Aus psychosomatischer Sicht entsteht das Wundsein bereits auf mentaler Ebene: Die Betroffenen fühlen sich nicht ganz, nicht komplett, sie leiden unter emotionalem Mangel und glauben, »nicht genug zu sein«, was nicht selten durch Drogen oder Nikotin, Medikamente, Alkohol und so weiter wettgemacht werden soll, jedoch nicht gelingt.

Fragen Sie sich, warum Sie sich als ungenügend empfinden. Vielleicht entdecken Sie auf Ihren Zeitreisen in Ihrer Kindheit Situationen, in denen Sie wiederholt getadelt anstatt motiviert und gelobt wurden. Verändern Sie diese Kindheitserlebnisse, indem Sie sich selbst als Kind in den Arm nehmen, sich streicheln, liebevoll und aufbauend mit sich selbst sprechen. Diese Art der »kindlichen Nachversorgung« sollte so oft wiederholt werden, bis langsam ein Gefühl von Ganzheit und Eigenliebe wächst, das dazu führt, dass Sie sich auch in der Jetztzeit wohler und heiler fühlen. Sie sind gut so, wie Sie sind. Jeder von uns ist gut so, wie er ist.

Pepsinmangel bedeutet eine nicht ausgewogene Zusammensetzung des Magensaftes. In deren Folge wird die Verdauung von Eiweißproteinen vermindert, was zu einem Gefühl eines verschluckten Steins im Bauchraum und zu einem Blähbauch sowie eher verstopfenden Verdauungsbeschwerden führt – im Gegensatz zu brennenden Schmerzen bei einer Übersäuerung des Magenmilieus. Aus psychosomatischer Sicht entsteht diese chemische Imbalance durch Lebenssituationen im Äußeren, die nicht »verdaut« werden wollen oder können. Man schluckt dennoch das psychisch-emotionale Unverträgliche mit einer devoten und ängstlichen Haltung weiter, anstatt sich zu wehren.

Hier ist es von größter Wichtigkeit, bei den Zeitreisen die tiefen Ängste aufzudecken, die das unterwürfige Verhalten ursächlich geprägt haben. Fragen Sie sich, welche Lebensumstände Ihnen Angst machen und woraus diese Angst besteht, um mit Uploads um Erleichterung und mit Downloads um Mut und Tapferkeit zu bitten. Ausgestattet mit neuer Kraft, können Sie Änderungen im Jetzt herbeiführen oder um Beistand von Freunden oder Fachleuten bitten.

Sodbrennen deutet aus psychosomatischer Sicht darauf hin, dass man etwas ablehnt, was im wahrsten Sinne des Wortes im Inneren gärt und sauer aufstößt. Die Magensäure kann gegebenenfalls bis in die unteren Regionen der Speiseröhre aufsteigen und die örtliche Schleimhaut verätzen, was in brennenden Schmerzen gleich einer Faust im oberen Bauchraum unterhalb des Brustbeins spürbar ist. Es ist die zusammengeballte Faust der Ablehnung, die die Hand nicht zeigt, mit der man eigentlich auf den Tisch hauen möchte. Man schluckt etwas, was man nicht schlucken möchte. Ein vielfach geäußerter Spruch als Rat eines vertrauten Freundes lautet: »Schluck's runter.« Man sollte jedoch abwägen, ob man dies wirklich tun möchte und ob man sich mittelfristig nicht mehr damit schadet. Eine sofortige Reaktion der Wut eskaliert meistens in Aggression, aber eine bedachte Aussprache am nächsten Tag mit heruntergefahrenen Emotionen ist heilsam und kann Sodbrennen unter Umständen verhindern und mindern.

Sodbrennen entsteht in der Regel allmählich, es kann jedoch auch akut auftreten; also halten Sie während Ihrer meditativen Zeitreisen Ausschau nach zeitnahen Situationen, die Sie dazu brachten, etwas zu schlucken, was Ihnen wie ein Stein im Magen liegt – weshalb der Magen mit einer Überproduktion von Magensäure reagiert. Verändern Sie imaginär die Situation, und downloaden Sie für sich die Kraft und den Mut, in der Jetztzeit mit gezielten, aber liebevollen Worten Ihr Nein zu transformieren.

Heilsames Mantra bei Beschwerden rund um den Magen
»Ich sorge gut für mich, und ich bin in Frieden mit mir.«

8 Die Leber und die Gallenblase – Innere Gifte erlösen

Körperliche Wertschätzung der Leber und der Gallenblase

Die Leber ist unser größtes und mit eineinhalb bis zwei Kilo ein recht schweres Organ. Das relativ hohe Gewicht entsteht durch den einzigartigen Leberzellaufbau, der eine kompakte Masse bildet und zudem sehr stark durchblutet ist. Die Hauptaufgabe der Leber ist die Ausfilterung von biochemischen Schadstoffen, die in den Flüssigkeiten des Körpers vorhanden sind. Sie ist das zentrale Entgiftungsorgan, und Darm, Nieren und Haut sind ihre Partner in Sachen Entschlackung. Die Leber verarbeitet Umweltgifte, Gifte, die über die Nahrung zugeführt werden, ebenso Gifte wie Alkohol, Nikotin, Drogen sowie chemische Medikamente oder künstlich zugeführte Hormone, doch auch körpereigene, überschüssige Hormone werden in der Leber abgebaut. Die Zufuhr zur Umarbeitung und der Abtransport aus diesem »Labor« passieren über unser Blut- und Lymphsystem, sodass Schadstoffe im Regelfall über Darm, Nieren und Haut aus dem Körper herausgeführt werden können. Gelingt dies nicht, beginnt eine schleichende Verschlackung der Leber, die jahrzehntelang ohne akute Beschwerden vonstattengeht. Eine Leberzirrhose (Zusammenbruch, Sklerosierung und schließlich Absterben der Leberzellen) ist das Endstadium von invasiven Lebererkrankungen, die normalerweise aber nur durch massiven jahrzehntelangen Missbrauch und Missachtung oder über virale Entzündungen entsteht.

Die Leber ist ein sehr geduldiges Organ, das ohne Murren dafür sorgt, dass der Organismus rein und möglichst frei von Schadstoffen bleibt, doch kann es je nach Lebensstil und mit zunehmenden Lebensjahren zur Verschlackung des gesamten Körpersystems kommen, falls nicht regelmäßige Maßnahmen wie beispielsweise Heilfasten oder ayurvedische beziehungsweise spagyrische Kuren zur Detoxifikation unternommen werden. Jährlich einmal intensive Entgiftungswochen durchzuführen ist für uns alle sehr empfehlenswert und eine protektive Maßnahme zur Gesundheitserhaltung, bei der besonders die Leber, aber auch der gesamte übrige Organismus gründlich »durchgeputzt« werden.

Eine weitere Aufgabe der Leber ist die Produktion von Galle, einer Körperflüssigkeit, die für die Verdauung von Fett und die Aufspaltung dieser kompakten Moleküle notwendig ist. Die Gallenflüssigkeit wird in einem eigenen Gefäßsystem aus dem Lebergewebe abgeführt und der Gallenblase als Sammelort zugeführt, von wo aus sie bei Bedarf zum Einsatz kommt.

Geistig-seelische Bedeutung von Leber und Galle

Die Leber ist aus psychosomatischer Sicht das Organ, in dem wir unsere tiefen Emotionen wie Trauer, Widerstand gegen Veränderungen und unterdrückten Ärger oder Wut einlagern (im Gegensatz zum Pankreas, der die gelebte Wut verkörpert). Es ist, als ob die Leber unsere heftigen, aufwallenden, das Blut zum Kochen bringenden Gefühle in ihrem Zellsystem wie in unterirdischen Katakomben speichert, damit wir sie im Aktivgedächtnis vergessen können. Nicht aufgearbeitete Trauer um Mitmenschen, tierische Wegbegleiter oder auch profunde Lebensereignisse oder Enttäuschungen werden zur Leber »transportiert«, so wie physiologisch die biochemischen Gifte dort zur Transformation hingeleitet werden. Eine gängige Redewendung für jemanden, der offensichtlich übellaunig oder »einfach nicht gut drauf« ist, lautet: »Ihr/ihm ist eine Laus über die Leber gelaufen.« Ob diese Laus äußeren Begebenheiten oder innerer Wut entspricht, bleibt dabei offen, denn die Leber ist auch das Organ, das symbolisch unseren Ärger über uns selbst, den Ärger über die eigenen Irrtümer oder persönliches Fehlverhalten filtert. Gibt es ein Zuviel all dieser menschlichen Kopfgefühle, versagt unsere Leber irgendwann ihren Dienst, und dies trotz aller Gelassenheit und Geduld, die dieses Organ alles in allem ein Leben lang auszeichnet.

Die Gallenblase und die Gallenflüssigkeit haben eine noch subtilere Bedeutung im psychosomatischen Zusammenhang von Gefühlsleben und Körper. Der Volksmund sagt: »Mir läuft die Galle über«, und wie immer liegt auch in diesem Bild viel Wahrheit, denn metaphorisch kann ein Übermaß an Persönlichkeit die Galle tatsächlich zum Überlaufen bringen. Die alten Griechen unterschieden in den Anfängen der Humanpathologie grundsätzlich zwischen vier Temperamenttypen des Menschen (Choleriker, Melancholiker, Phlegmatiker und Sanguiniker), aus deren Verhaltensweisen sich im Laufe des Lebens spezifische Krankheiten entwickelten. Ähnliche Typologien sind aus der alchemistischen und ayurvedischen Lehre bekannt. Der Choleriker ist der Gallenblase zugeordnet, die zu viel Gallenflüssigkeit (cholḗ) produziert, bis ein Temperamentsausbruch wort- und kraftgewaltig als Ventil zum Abbau dient. Aus heutiger psychosomatischer Sicht ist es genau genommen der umgekehrte Weg: Das cholerische Temperament macht Leber und Gallenblasen krank. Choleriker können nicht mit Enttäuschungen umgehen, besonders wenn sie von sich selbst enttäuscht sind und dies zugeben müssten. Stattdessen unterdrücken sie ihre Emotionen, bis es zu einem explosionsartigen Ausbruch kommt, bei dem man als Außenstehender nur das Weite suchen kann. Ist der cholerische Anfall jedoch abgeklungen, sind Choleriker meist sehr umgängliche, gutmütige Menschen.

Das medizinisch messbare Pendant der emotionalen Vorgänge in Leber und Galle sind die berüchtigten Cholesterinwerte, die aus naturheilkundlicher Sicht weniger aufgrund falscher Ernährung als vielmehr unter Leistungsstress ansteigen. Leistungsstress bedeutet Druck von außen, der den inneren Druck erhöht, also die Erwartungshaltung an sich selbst, was zwangsläufig zur Enttäuschung von der eigenen Person führt. Und dann kommt noch unser menschlicher Stolz ins Spiel, der eng mit unserem Ego verbandelt ist. Alles in allem etwas, was wir mitunter im emotionalen Übermaß mit uns herumschleppen und in physiologischer Form als Gallenflüssigkeit im Bauchraum angesammelt haben.

Ein ehemaliger Kollege von mir aus meiner Zeit in der Marketingbranche erschien einige Jahre nach meinem Ausstieg in meiner Heilpraxis. Er war stets ein kompetenter, souveräner Teamleiter gewesen, jedoch auch gefürchtet ob seiner cholerischen Anfälle, die regelmäßig aus ihm herausbrachen. Seit ich ihn kannte, achtete er sehr auf seine Ernährung und ging einmal jährlich auf eine Heilfasten-Kur, um Körper und Geist zu entschlacken. Aktuell lag dem Ratsuchenden ein wiederholtes Ergebnis von Blutuntersuchungen vor, die erhöhte Cholesterinwerte aufwiesen, was für ihn wie für seinen Arzt unerklärlich schien, da diese Werte nicht in unachtsamer Ernährung oder Alkoholkonsum begründet sein konnten. Der Arzt empfahl, eine Leberbiopsie machen zu lassen. Diesen operativen Eingriff wollte der Patient vorerst vermeiden und suchte nun nach Wegen, die Cholesterinwerte ganzheitlich zu betrachten und naturheilkundlich zu behandeln. In unserem Anfangsgespräch stellte sich heraus, dass er eine hohe Position im Arbeitsleben erreicht hatte und viel Verantwortung für einen Konzern und dessen zahlreiche Mitarbeiter trug. Er selbst bezeichnete sich als Choleriker und konnte diesen Ausbrüchen, die inzwischen fast täglich stattfanden, gar nicht mehr Herr werden. Sein Privatleben war seit jeher kompliziert. Naturheilkundlich arbeiteten wir mit der Gabe von spagyrischen Tropfen, die die Leber nicht nur physiologisch, sondern auch feinstofflich entlasteten, da dies das ganzheitliche Prinzip der alchemistischen Heilkunde ist. Während der meditativen Zeitreisen, auf die der Patient sich nach einiger Überzeugungsarbeit meinerseits einließ, entdeckte er, dass er sich selbst die Schuld an einer angeborenen Behinderung seiner Tochter gab – und sich infolgedessen ebenfalls für alle Pannen und Fehlleistungen, die Mitarbeiter im Konzern machten, persönlich verantwortlich und schuldig fühlte. Diese selbst auferlegte Last konnte der Patient zu gegebener Zeit einfach nicht mehr unterdrücken, was ihm bisher jedoch nicht bewusst gewesen war. Wir arbeiteten mit Uploads in vielen Sitzungen an diversen Facetten seiner lange unerkannten Schuldgefühle und veränderten zahlreiche Szenen aus der Vergangenheit, in denen er ausgeflippt war, was ihm hinterher immer leidtat. Statt wie im realen Leben mit Aktenordnern oder Gegenständen nach Menschen zu werfen, visualisierte der Patient sich bei diversen Begebenheiten als friedlichen, in sich gekehrten Buddha, der milde lächelnd Informationen und Ereignisse durch sich hindurchfließen ließ, wie ein sanfter Wasserfall mit klarem, kühlenden Wasser. Nach einem halben Jahr des wöchentlichen Trainings mit inneren Bildern konnte sich der Patient bei einem aufkommenden cholerischen Anfall meist selbst beeinflussen und zur Ruhe bringen – einer Ruhe, die keinesfalls erzwungen, sondern wohlig heilsam war. Die Cholesterinwerte sanken auf Normalniveau. Der Patient praktiziert heute dreimal wöchentlich Hatha-Yoga und täglich Meditation.

Beispiele für körperliche Beschwerden in Leber und Gallenblase und mögliche geistig-seelische Gründe

Die Leber ist allgemein ein Organ, das selten erkrankt und über Jahrzehnte der Lebenszyklen ihre zahlreichen physiologischen Aufgaben erfüllt. Man könnte die Leber selbst als »gemütlich« und »gelassen« bezeichnen, und es muss viel zusammenkommen, bis sie »Stopp!« sagt und ihren Dienst verweigert. Dann ist es ein deutliches Zeichen dafür, dass all die Gemütsruhe und Gelassenheit auch einmal ein Ende haben kann.

Erhöhte Leberwerte im Blutbild weisen wie im beschriebenen Fallbeispiel nicht zwangsläufig auf eine ungesunde Lebensweise mit *drugs and Rock 'n' Roll* hin. Körperlicher und mentaler Stress über einen längeren Zeitraum können sich in einer Erhöhung der Leber- und Blutwerte niederschlagen. In solchen Fällen sind nach traditionellen Rezepten hergestellte pflanzliche Arzneien hilfreich, basieren sie doch alle auf einigen Bitterstoffen, die in der Nahrung heutiger Speisepläne meist fehlen (Wermut, Enzian, Artischocke, Endivien, Radicchio, Grapefruit, Walnüsse).

Wenn bei Ihnen erhöhte Leberwerte festgestellt wurden, suchen Sie während Ihrer Zeitreisen nach spezifischen Begebenheiten, die Ihnen emotionalen Stress bereiten. Dies muss nicht unbedingt die allgemeine Arbeitssituation sein, sondern es kann sich auch um ein Problem handeln, das seit Langem ungelöst Ihr Leben begleitet und stets mit Wut und Ärger verbunden war. Vielleicht ist eine Aussprache mit »alten Feinden« nun endlich machbar? Probieren Sie in den Szenen Ihres inneren Kinofilms aus, was Ihnen hilft, um Wut und Druck aus Ihrem Bauch zu entlassen.

Leberentzündung (**Hepatitis**) entsteht in der Regel infolge von viralen Infektionen mit unterschiedlichen Übertragungswegen, die von A bis E kategorisiert werden. Die psychosomatische Symbolik ist eigentlich deutlich: »Für Übertragungen von anderen auf mich müssen andere schuldig sein, und ich übernehme keine Verantwortung für mein Handeln.« Bei solchen Erkrankungen ist es hilfreich, zu fragen, warum Sie eine Entzündung des Geduldsorgans Leber ereilt hat und was in Ihrem Inneren derartig brennt, dass sogar Ihre Leber sich heiß und entzündlich kundtut. Suchen Sie nach Begebenheiten oder eingebrannten Prinzipien, die Ihnen »auf der Leber liegen« und die Sie am liebsten mit einem großen Feuer verbrennen möchten. Reisen Sie zurück in die Vergangenheit, und ändern Sie Ihre Zeitlinie, indem Sie mit einem imaginären Feuer Ihr Archiv von den Aktenordnern »Hass«, »Wut« und »Enttäuschungen« befreien. Bitten Sie um die Erlösung solch heftiger Emotionen mit Uploads, und tauschen Sie diese gegen Downloads von liebevoller Toleranz und Respekt vor dem freien Willen Ihrer Mitmenschen ein.

Gallensteine sind eine mineralische Zusammenballung von Verbitterung und Stolz. Stolz wird in der Gallenblase zu Stein, und harte Gedanken und Strenge materialisieren sich in körperlicher Form. Gallensteine verstopfen in der Regel den Ausführungsgang der Flüssigkeit zum Darmsystem, sodass immer weniger physiologisch korrekt verdaut werden kann, was das Ego noch missmutiger macht. Gesunder wie krankhafter Stolz bezieht sich immer auf etwas in der Vergangenheit. Ist es ungesunder Stolz, Arroganz und stoische Härte anderen gegenüber, ist eine Zeitreise zum Beginn dieser Prägung hilfreich. Stolz und innere Bitterkeit werden oft von Generation zu Generation vererbt, sodass tief greifende Veränderungen der karmischen Zeitlinie nötig sind. Beginnen Sie damit, vorerst bei sich im Inneren aufzuräumen und die Steine Ihres Stolzes zu zertrümmern. Danach arbeiten Sie weiter rückwärts in den Generationen vor Ihrer Lebenszeit, gegebenenfalls mit fachlicher Unterstützung.

Heilsames Mantra bei Beschwerden in Leber und Gallenblase
»Ich verwandle meine inneren Gifte in Liebe zu allem, was ist.«

9 Die Nieren – Beziehungen ohne Erwartungen leben

Körperliche Wertschätzung der Nieren
Unsere Nieren liegen als Paar links und rechts neben der Wirbelsäule nahe den zwölften hinteren Rippen in der Mitte unseres Torsos. In diesem Bereich sind häufig die Rückenmuskelstränge stark verspannt, was den Nieren unter den Rippen wenig Freiraum lässt. Ihr zweifaches Vorhandensein deutet physiologisch auf ihre Wichtigkeit hin, denn sie waschen den Saft des Lebens, das Blut, und führen toxische Stoffe über die Herstellung und Abgabe von Urin aus dem Organismus hinaus. Ungefähr fünfzehnhundert Liter Blut fließen innerhalb von vierundzwanzig Stunden durch die Nieren; das heißt, bei durchschnittlich sechs Litern Blut im Körper wird die gesamte Blutmenge zirka 250-mal durch unsere Nieren geleitet, von denen eine noch nicht einmal größer ist als eine Faust mit zirka zwölf auf fünf Zentimeter und ein Eigengewicht von hundertfünfzig Gramm aufweist.

Ohne die tägliche Urinproduktion von einem bis eineinhalb Litern würde der Organismus binnen kürzester Zeit übersäuern, verschlacken und an körpereigenen wie -fremden Toxinen zugrunde gehen. Der Urin wird über Harnleiter, -blase und -röhre auf Nimmerwiedersehen abgeführt, was unserem Körper im wahrsten Sinne des Wortes Erleichterung verschafft. Die bewundernswerte Arbeitsleistung der Nieren liegt auf molekularer Ebene, wo sie zwischen »gut« und »schlecht für den Organismus« millionenfach pro Sekunde unterscheidet. Phänomenal ist außerdem, dass die Nieren ganz nebenbei auch noch regulierend auf den systemischen Blutdruck einwirken und diesen gegebenenfalls erhöhen, wenn die Kreislaufkraft zu schwach ist. Der filigrane Aufbau des Nierenfunktionsgewebes enthält pro Niere rund 2,4 Millionen winzig kleine Filterstationen, »Nephrone« genannt, die pedantisch zwischen dem unterscheiden, was im Blut noch nützlich zum Körper gehört, und dem, was als nicht weiter verwertbar oder als zu viel vorhanden abgeführt werden muss. Die Nieren wertschätzen unsere inneren Substanzen, so wie wir die Arbeit der Nieren wertschätzen sollten.

Die ebenfalls paarigen Nebennieren haben ganz andere Funktionen und sind getrennte Organe, obwohl sie ganz dicht mit den Nieren verbunden sind. Die Nebennieren sind Hormondrüsen, die unter anderem den bekannten Botenstoff Adrenalin unter starker körperlicher wie geistiger Leistungsanforderung und Kortison bei entzündlichen Vorgängen zur Unterstützung unseres Körpers ausschütten.

Geistig-seelische Bedeutung der Nieren

Die Nieren unterscheiden in ihrer physiologischen Funktion zwischen Gut und Schlecht, und so symbolisiert das Nierenpaar auch unsere emotionalen Unterscheidungen zwischen Gut und Schlecht. Erkrankungen der Nieren stehen für Probleme im Miteinander, dies betrifft jedoch nicht die allgemeine gesellschaftliche Entwicklung, sondern hat immer mit Zweierbeziehungen zu tun. Das Nierenpaar repräsentiert auf feinstofflicher Ebene paarige Verbindungen, die eher keine Liebesbeziehungen sind (diese sind den Lungenflügeln zugeordnet), sondern Beziehungen beispielsweise zu Eltern, zu Geschwistern, zu engen Freunden oder langjährigen Kollegen oder Vorgesetzten.

»Etwas geht mir an die Nieren« ist ein Ausdruck, der die emotionale Wichtigkeit der Nieren deutlich macht, denn diesen Satz sagt man, wenn man wirklich tief von etwas betroffen ist, was im unmittelbaren Umfeld aktuell geschieht und persönlich stark belastet. Es geht dabei weniger um das Mitleiden, sondern um das persönliche Leiden unter einer Situation in Hinblick auf eine andere Person.

Paarige Beziehungen prägen unseren Alltag, denn in der Interaktion mit anderen gibt es meist eine Kerngruppe, die aus lediglich zwei Personen besteht, und innerhalb dieser Kleinstgruppe läuft es nicht immer glatt. Die Seele erfährt das Leben über Beziehungen, und irdische Erfahrungen sind nicht nur eine Ansammlung von Glück. Problematische Erfahrungen haben einen Sinn, so man bereit ist, den eigenen Anteil daran zu erkennen.

Nieren erkranken aus psychosomatischer Sichtweise erst, wenn über einen längeren Zeitraum Probleme in einer Kerngruppe bestehen, die nicht kommuniziert werden und für die keine Lösungen gefunden werden zu denen man selbst beitragen könnte. Meist denken wir bei Beziehungsschwierigkeiten, die anderen seien schuld – tatsächlich trägt jeder in einer Zweierverbindung gleiche Anteile an Problemen. Findet diese Selbsterkenntnis nicht statt, geht es uns an die Nieren, also tief hinein ins Inneren des eigenen Körpers und unseres gesamten Seins. Metaphorisch fließt unter fehlender Selbsterkenntnis das Blut, das von den Nieren gewaschen und geklärt wird, nicht mehr hindernislos, denn in den Millionen von Filterstationen der Nieren bleibt hängen, was eigentlich zu klären und reinzuwaschen wäre.

Selbsterkenntnis beginnt stets mit Selbstreflexion und -kritik und setzt sich in veränderten, bewussten, neuen Verhaltensweisen fort. So sind Erkrankungen der Nieren eine Aufforderung, die eigene Position innerhalb einer Zweierverbindung zu läutern und zu bereinigen, beispielsweise mit einer Schwester, über die man sich seit Jahren ärgert. Doch nun hat man erkannt, mit welchen eigenen Anteilen man die Schwierigkeiten mit verursacht hat.

Die Nieren reinigen und klären das Blut im Inneren – der Mensch kann mithilfe seines Intellekts und seines Herzens diesem Beispiel folgen und Beziehungen im Äußeren bereinigen und klären. Wenn wir mit einer bewussten Lebensweise und Selbstreflexion die innere Arbeit der Nieren unterstützen, haben die Nebennieren auch keine Veranlassung, Stresshormone auszusenden.

Bei Nierenproblemen geht es darum, Beziehungen ohne Erwartungen an den anderen zu leben, denn jede Seele hat ihren eigenen Seelenplan und einen freien Willen, um über die Art des Lebensstils und der Lebensausrichtung zu entscheiden.

Beispiele für körperliche Beschwerden in Nieren und Harnwegen und mögliche geistig-seelische Gründe

Allgemeine Beschwerden treten selten auf, denn erkrankte Nieren schmerzen erst im fortgeschrittenen Stadium einer Entzündung, sodass die labortechnische Untersuchung des Urins Aufschluss über Nierenerkrankungen gibt, die sich sehr rasch systemisch im gesamten Körper auf Blutdruck, pH-Milieu oder Hormonhaushalt niederschlagen können. Hilfreich ist die Selbstbeobachtung von Geruch und Farbe des Morgenurins – so bekommen wir ein Gefühl für die internen »Waschvorgänge« und bemerken, ob unsere innere Reinigung gestört ist.

Harnwegsinfektionen beginnen in der Regel in der Harnröhre und Blase (Blasenentzündung im Beckenraum), können sich jedoch über aufsteigende Bakterien in den beiden Harnleitern ausbreiten und entzündliche Schmerzen im Beckenraum und unteren Rücken verursachen (Nierenbeckenentzündung). Blasenentzündungen deuten psychosomatisch darauf hin, dass ein aktuelles Ereignis »stocksauer« macht und an der Basis erschüttert. Aufsteigende Harnwegsinfektionen gehen tiefer, sie brennen sich mehr und über einen längeren Zeitraum ein und deuten auf eine gravierende Imbalance zwischen dem Ich und einer Person im Umfeld.

Im akuten Krankheitsfall gehen Sie während Ihrer Zeitreise auf die Suche nach einer Zweierverbindung, die Ihnen Schmerzen bereitet. Erkunden Sie die Gründe und Ihre Anteile an dieser schmerzhaften Beziehung. Lösen Sie Ihre Urteile oder Vorurteile gegenüber der Person mit Uploads auf und erbitten Sie mit Downloads Hilfe für eine Lösung oder Aussprache in der Gegenwart. Lassen Sie ein inneres Bild des Friedens und Ihrer körperlichen Heilung entstehen, damit Ihr Nierensystem nicht weiter unter Ihren »Kopfemotionen« leidet und Ihr innerer Frieden dadurch gestört wird.

Nierenbeckenentzündungen sind eine Folge von aufsteigenden Harnwegsinfektionen, denen weder somatisch noch psychisch Einhalt geboten wurde und die deswegen schmerzliche, gravierende und gefährliche Dimensionen annehmen, was bis zur Niereninsuffizienz gehen kann. Unter einer sich ausbreitenden Entzündung in einer oder beiden Nieren wird das filigrane Nierenfunktionsgewebe rasant und unwiderruflich zerstört – mit entsprechenden Folgen für den gesamten Organismus.

Die Symbolik eines solchen Vorgangs ist augenscheinlich: Eine verfahrene Situation geht bis an die inneren Gewebe der Nieren und damit an den Rand der Selbstzerstörung. Es besteht dringender Behandlungs-, Handlungs- und Klärungsbedarf, den Sie während einer meditativen Zeitreise erforschen und vorbereiten können, um Heilungsenergien freizusetzen, denn vermutlich haben Sie unter dieser Erkrankung nicht unmittelbar Kraft und Zeit, sich mit jemandem in einem längeren Gespräch auseinanderzusetzen. Dies können Sie später immer noch tun, wenn Sie erste Erkenntnisse und geistig-seelische Zusammenhänge zu Ihrer Erkrankung erkannt haben. Meist ist die Erkenntnis um die Auslöser einer Erkrankung während einer Zeitreise ja bereits die Initialisierung eines Heilungsprozesses, den Sie später mit einer realen Aussprache fortsetzen, unterstützen und sichern können.

Nierensteine sind eine Manifestation unausgesprochener Themen und ungelöster Probleme, die Betroffene in enger Verbindung mit anderen erwerben. Die Angelegenheiten kristallisieren förmlich zu kleinen Felsbrocken, die zusätzlich belasten und als absoluter Hilferuf zu deuten sind. Vermutlich ist im Seelenplan die Klärung karmischer Energien zwischen zwei Menschen für den aktuellen Lebenszyklus vorgesehen, die bisher noch nicht stattgefunden hat.

Nierensteine entstehen im Nierenbecken (Sammelbecken für den Harn) und verstopfen je nach Größe den Ausgang zum Harnleiter, oder sie bleiben bei geringerem Umfang im Harnleiter stecken. In jedem Fall ist der Abtransport der inneren biochemischen wie mentalen Gifte gefährdet und zeitweilig unterbrochen.

Visualisieren Sie während Ihrer meditativen Zeitreise das Thema oder die Themen, um die es geht und die sich in Ihrer Vergangenheit angestaut haben. Drehen Sie diverse Lebensszenen neu, indem Sie Ihre Nierensteine in Ihrer Hand liegen sehen und sie bewusst einzeln und nacheinander ins Meer werfen, wo sie sich zu Sandkörnern im Wasser auflösen und in den Ozean hinausgeschwemmt werden. Bitten Sie mit Uploads, das Meer möge die mit den Nierensteinen verbundenen Themen dem Schöpfungsrecycling zuzuführen. Mit Downloads erbitten Sie sich Klärung und Kraft, sich innerlich und äußerlich durch Gespräche zu heilen.

Zwei Schwestern, die altersmäßig rund fünf Jahren auseinanderlagen, waren aus unterschiedlichen Gründen beide meine Patientinnen. Seit dem Auszug aus ihrem ursprünglichen Zuhause lebten sie in einer gemeinsamen Wohnung, in der sie ihre Freiheit genossen, ihre »Sturm-und-Drang-Zeit« erlebten, Partys feierten und viele nächtliche Gespräche in der gemütlichen Küche über Gott und die Welt führten, während sie sich in der äußeren Welt beruflich weiterentwickelten.

Nach zwölf Jahren des Zusammenlebens beschloss die jüngere der beiden Schwestern, in eine andere Stadt zu ziehen, um dort einen herausfordernden wie gut bezahlten Job anzunehmen. Gesagt, getan. Die ehemalige Schwestern-WG wurde zur Wohnung einer einzelnen Schwester.

Diese entwickelte nach zirka einem halben Jahr Nierensteine, die sie über Wochen schmerzhaft plagten. Selbst Krankenschwester, bevorzugte sie es, solange es ginge, die Ausleitung der Nierensteine naturheilkundlich mit pflanzlichen Tropfen und Unmengen von Kräutertee zu bewerkstelligen. Zusätzlich arbeiteten wir mit Zeitreisen und suchten nach Auslösern dieser Nierenerkrankung.

Ihr innerer Kinofilm kam bei einer Szene zum Stehen, in der die beiden Schwestern in der Küche saßen und sich über den Umzug in die andere Stadt unterhielten. Die ältere Schwester stimmte der jüngeren zu und riet ihr, das Jobangebot anzunehmen und als Chance zu sehen, die eingefahrenen Wege zu verlassen.

Während die Szene vor den inneren Augen meiner Patientin ablief, fing sie an zu weinen und stellte schluchzend fest, dass sie in der Tiefe ihres Körpers diesen Umzug ganz und gar nicht befürwortete. Sie sprach damals ihre Ängste des »Verlassenwerdens« und Alleinseins nicht aus, weil sie der kleineren Schwester nicht im Wege stehen und nicht egoistisch sein wollte. Sie ging sogar unbewusst so weit, ihre eigenen Bedürfnisse zu verleugnen, denn eigentlich bewunderte sie ihre Schwester wegen ihres Muts, den sie selbst auch gern aufgebracht hätte, um sich zu verändern und dem vertrauten Trott zu entkommen.

Während der Zeitreise entwickelte die Patientin ein inneres Bild, in dem dieses Gespräch anders verlief und beide beschlossen, die Wohnung aufzulösen und jede in eine andere, jedoch nicht in dieselbe Stadt zu ziehen.

Nach dieser Sitzung nahm ich Kontakt mit der jüngeren Schwester auf, um zu hören, wie es ihr in der neuen Umgebung und am neuen Arbeitsplatz ginge. Sie fühlte sich wohl und empfand die Herausforderungen als spannend und gleichsam befreiend.

Auf meine Nachfrage, wie es um ihre Gesundheit bestellt sei, antwortete sie zu meinem Erstaunen, dass sie in der Großstadt bereits zweimal an Harnwegsinfektionen gelitten habe und dies darauf zurückführe, öfter in der Freizeit an einem Flussufer in der Nähe ihrer Wohnung zu sitzen, was der Arzt ihr nun quasi verboten habe, nicht ohne eine Antibiotikagabe zu verordnen.

Ich erklärte ihr die psychosomatischen Zusammenhänge, auch in Verbindung mit der Erkrankung ihrer älteren Schwester. Zusammen führten sie in der Jetztzeit ein klärendes, reinigendes Gespräch, das sehr emotional wie erleichternd war. Nach einem weiteren halben Jahr zog auch die ältere Schwester aus der ehemals gemeinsamen Wohnung aus, die beide mit einem Abschiedsritual leer räumten und feinenergetisch reinigten. Die jüngere Schwester wohnt im Norden, die ältere inzwischen im Süden, und beide sind nach wie vor »ein Herz und eine Seele«, jedoch ohne Probleme mit den Nieren. Sie leben ihre schwesterliche Beziehung ohne gegenseitige Erwartungen.

Heilsames Mantra bei Beschwerden in den Nieren
»Ich lasse Altes los und heiße Neues in meinem Herzen willkommen.«

10 Das Herz –
Heilige Wahrheit finden

Körperliche Wertschätzung des Herzens und des Blutes

Das Herz scheint aus physiologischer Sicht unser wichtigstes Organ zu sein, denn wenn es nicht mehr rhythmisch schlägt und das Blut durch den Körper transportiert, sind alle anderen Anteile der Physis nicht mehr lebensfähig. Tatsächlich sind jedoch alle Organe und Strukturen des Körpers von Bedeutung für die grobstoffliche Lebendigkeit, denn die Schöpfung kreiert nichts, was belanglos ist. Aber ohne Blut als biochemischen Energielieferanten pulsiert das Leben eben nicht.

Das Blut ist unser »Saft des Lebens«, weil seine Bestandteile alle Nährstoff-, Mineral-, Vitamin- und Sauerstoff- beziehungsweise Kohlendioxidmoleküle zu allen Bestimmungsorten innerhalb des Organismus transportieren. Das Herz steht im Zentrum dieses vitalen Kreislaufs von Kommen und Gehen. Es ist bekanntermaßen eine Art raffinierte Saug-Druck-Pumpe, die durch ein ausgeklügeltes System von Zufuhr- und Abfuhrleitungen in staunend machender Zusammenarbeit mit vier Kammern sowie Ein- und Ausgangsklappen Faszinierendes leistet – und dies ohne Unterlass ein ganzes körperliches Leben lang, das acht bis neun oder mehr Jahrzehnte dauert. Die Herzmuskulatur pulsiert rhythmisch im Zweiertakt, um Ansaugen und Auswurf des Blutes zu koordinieren. Die einzigartige Muskelstruktur unseres Herzens ermüdet nicht, sie bekommt keinen Muskelkater wie die Skelettmuskulatur, und sie leiert bei guter Pflege auch nicht aus, wie es so manchen anderen Regionen des älteren Körpers widerfährt. Rund fünf Liter Blut bewegt das Herz pro Minute mit durchschnittlich siebzig Schlägen durch den Körper, was in Summe ein sagenhaftes Blutvolumen von 7200 Litern ausmacht, die das Herz mit rund hunderttausend Kontraktionen innerhalb des etwa hunderttausend Kilometer langen Blutgefäßsystems täglich bewegt.

Ausschlaggebend für die rhythmische Kontraktion des Herzmuskels ist der Sinusknoten im Inneren des Herzgewebes. Es ist ein Mini-Nervenzentrum, von dem ein elektrischer Impuls ausgeht, mit dem das körperliche Leben bereits im Mutterleib beginnt und mit dem es endet, wenn dieser Nervenknoten kein Signal mehr aussendet. Was den Sinusknoten dazu bringt, die elektrischen Signale auszusenden, ist bis heute nicht bekannt und kann höchstens spirituell interpretiert werden.

Das immer aktive Herz ist trotz all seiner erstaunlichen Leistung nur ungefähr so groß wie eine Faust und wiegt im Durchschnitt 350 Gramm. Alle anderen Funktionen der Körperorgane wären nicht möglich ohne dieses Organ, das etwas links von der Mitte der Brust gelegen und dort stabil gegen äußere Verletzungen geschützt ist von Brustbein, Rippen und Wirbelsäule, zusätzlich abgepuffert von den umliegenden Lungenflügeln und vom Atemmuskel Zwerchfell getragen, der die oberen Organe im Brustraum von denen im Bauchraum trennt.

Die körperliche Wertschätzung des Herzens ist überdeutlich, und Erkrankungen in diesem Organ sind verständlicherweise ängstigend, weil sie das gesamte physiologische System beeinflussen. Das Herz ist der Ort der Wahrheit.

Geistig-seelische Bedeutung des Herzens und des Blutes

Man solle »auf sein Herz hören« ist ein des Öfteren geäußerter Rat im menschlichen Miteinander, der jedoch selten befolgt wird. Die Aussage der Redewendung ist zweideutig. Einerseits wird empfohlen, Entscheidungen mit unserem Herzen zu treffen, also aus einem inneren Gespür heraus zu handeln. Andererseits soll diese Formulierung auch daran erinnern, das Herz als wertvolles Organ mit seinem rhythmischen Schlagen bewusst wahrzunehmen. Wie oft denken Sie täglich an Ihr schlagendes Herz in der Mitte Ihrer Brust? Für die meisten Menschen ist es eine Selbstverständlichkeit, was die »Pumpe« täglich leistet, ohne ein Gefühl der Dankbarkeit dafür zu erhalten. Eine weitere Redewendung lautet: »Der Kopf denkt, und das Herz lenkt« – heutzutage tendieren wir allerdings eher dazu, alles mit dem Kopf regeln zu wollen.

Was im Inneren unseres Herzens passiert, ist die heilige Schöpfung des Lebens, und dies rund siebzigmal pro Minute.

Schließen Sie kurz die Augen, und führen Sie eine Hand zu Ihrem Herzen. Spüren Sie über Ihre Handfläche den immerwährenden Rhythmus der Lebensschöpfung in Ihrem Inneren, und senden Sie liebevollen Dank an Ihr Herz.

Das Herz steht metaphorisch für den natürlichen Takt des Lebens, der heutzutage im Rhythmus einer künstlichen Lebensweise willentlich überhört und ignoriert wird. Der Takt, vom Sinusknoten vorgegeben, wird als der göttliche Funken angesehen, der sekündlich die Lebendigkeit des Körpers neu initiiert: sozusagen eine sich wiederholende Neugeburt, die wie gesagt rund hunderttausendmal alle vierundzwanzig Stunden stattfindet – eine staunend machende Vorstellung, die große Demut empfinden lässt.

Das Blut wird aus ganzheitlicher Sicht als die im Körper fließende Freude angesehen, die sich dank der Herzenskraft im gesamten Körper bis in die kleinsten Kapillaren ausbreiten kann. Pulsierende Lebensfreude in jedem Millimeter unseres Körpers. Der Blutkreislauf steht für unsere Fähigkeit, Emotionen zu fühlen und auszudrücken. Fließen Emotionen und Freude nicht mehr im heiligen Takt, was ist das Leben dann noch wert?

Ebenso wie das Herz ist das feinstoffliche Energiefeld des Herzchakras ein zentraler Bereich in der Chakralehre. Es liegt als feinstoffliche Brücke zwischen den unteren drei (Wurzel-, Sakral- und Solarplexuschakra) und den oberen drei Chakras (Hals-, Stirn- und Kronenchakra). Das Herzchakra ist sogar körperlich als empfindliche Stelle fühlbar, wenn man mit einem Finger langsam das Brustbein hinunter gegen das Brustbeinende gleitet. Ob das Herz der Sitz der eigenen Seele ist, wie man früher dachte, bleibt fraglich, denn die Seele durchwebt und belebt mit göttlichem Licht den gesamten grobstofflichen wie ätherischen Körper.

Das Herzchakra steht metaphorisch ebenfalls für Freude, für Hingabe, für Karma und für Liebe. Wenn man jemanden liebt, »bringt man es nicht übers Herz«, ihn zu verlassen. Liebe ist ein großer, wenn nicht sogar *der* große Begriff, der die Menschen ein Erdenleben lang umtreibt und ihnen scheinbar Glück und Schmerz beschert. Liebesglück und -kummer sind jedoch vom Kopf gesteuert und von der Zivilisation geprägte Emotionen, die wenig mit der Liebe des Herzens zum Leben und zur Schöpfung zu tun haben. Die Liebe des Herzens ist die kosmische, göttliche Liebe, die anspruchslos, aber voller Urvertrauen ist. Diese Liebe ist nicht an eine Person oder an eine Sache gebunden, sondern die wahre Liebe *ist*. Sie *ist* einfach. Sie erwartet nichts. Sie gibt nichts. *Sie ist einfach da.*

Das Herz ist der heilige Ort der Wahrheit, den nur noch wenige Menschen kennen. So wie sich die Menschen derzeit in der

Erdengemeinschaft zeigen, scheinen sie sich größtenteils von diesem heiligen Ort entfernt und ihn vergessen zu haben, und tragischerweise finden sie den Weg nicht mehr zurück. Die Menschen leiden tatsächlich ohne dieses Herzzentrum der göttlichen Liebe in ihrem Sein, aber auch das ist ihnen meist nicht bewusst. Deswegen suchen sie nach Liebesersatz in Form von materieller Anhäufung oder sexueller Ausschweifung, und sie verwechseln die Liebe zwischen Personen, die meist hormonell gesteuert ist, mit der großen kosmischen Liebe, die alle Seelen von der Urquelle der Schöpfung her in sich tragen und mit auf Erden bringen. Der Weg zurück zur kosmischen Liebe, die unendliches Vertrauen, Herzenskraft und Gespür für alles von der Schöpfung Erschaffene umfasst, ist der Weg der Bewusstheitsentwicklung, der all unsere Sinne und unser Herz öffnet für das Wahrhaftige. »Auf das Herz zu hören« ist Erwachen.

Beispiele für körperliche Beschwerden in Herz und Blutkreislauf und mögliche geistig-seelische Gründe
Allgemeine Herzbeschwerden stehen für Emotionen, die aus dem Takt geraten, und für nachlassende Lebensfreude.

Bluthochdruck ist in den westlichen Nationen die am weitesten verbreitete Erkrankung des Herz-Kreislauf-Systems. Der Blutdruck ist definiert als die Kraft, die das Blut beim Strömen auf die Innenseite der Gefäßwände ausübt. Ist dieser Druck erhöht, kann das verschiedene Ursachen haben, die nicht unbedingt vom Herzen ausgehen, denn beispielsweise regulieren die Nieren die Flüssigkeits- und damit auch die Blutmenge im Körperinneren – mehr Blut, mehr Druck. Weitere Faktoren können der Zustand der Gefäßwände sein, die durch Anlagerungen verengt sind, oder ein hormoneller Einfluss, der den Blutdruck in die Höhe treibt.

Psychosomatisch sind je nach grobstofflichem Symptom auch unterschiedliche Gedankenmuster maßgeblich für den Bluthochdruck. Die allgemeinen geistig-seelischen Ursachen liegen hier in der Empfindung von zu viel Druck im Äußeren, der sich innerlich und damit körperlich manifestiert. Mal wieder der Stress als Sündenbock für alles? Ja, einerseits. Aber andererseits geht es bei Druck im Blutkreislauf auch um lange Zeit ungelöste emotionale Probleme, die man mit sich herumträgt und die auf der Seele lasten wie schwere Steine, also emotionalen Stress. In der Regel werden problematische Themen, die individuelle Lebensumstände betreffen, einfach weggedrückt sowie dem Funktionieren im Alltag untergeordnet und folglich gar nicht bewusst wahrgenommen. Angst um andere, Angst, zu versagen und nicht mehr gut genug für die Anforderungen im Beruf zu sein, Angst um den Arbeitsplatz, Angst, im Alter arm zu sein, Angst, keine Liebe zu erfahren und sich einsam zu fühlen, und Angst, den Partner zu verlieren, sind nur einige wenige Beispiele für Emotionen, die uns belasten. Spirituell gesehen entstehen all diese Befürchtungen und Gefühle in unserem Kopf, sie sind fiktiv, und hinter allen steht immer wieder die Angst vor dem Tod, die wiederum daraus entsteht, dass man die Existenz der Urquelle des Lichts nicht kennt. Wir neuzeitlichen Menschen fühlen uns an nichts angebunden, nicht aufgehoben und sind ohne Vertrauen in die Schöpfung … und das bereitet inneren Druck.

Wenn Sie von einer manifesten Bluthochdruckdiagnose betroffen sind, fragen Sie sich, welche ungelösten Probleme oder ängstlichen Emotionen in Ihnen gären, und machen Sie sich bewusst, dass ein Unterdrücken dieser Emotionen den Blutdruck in Ihrem physischen Körper hochtreibt, solange Ihnen diese Auslöser nicht bewusst sind. Gehen Sie während Ihrer Zeitreise auf die Suche nach Ihren tiefen, scheinbar existenzbedrohenden Ängsten und suchen Sie nach alten Mustern oder Glaubenssätzen, die diese Emotionen in Ihnen zementiert haben. Mussten Sie sich früher Sätze anhören wie »Du taugst zu nichts«, »Ich liebe dich nicht mehr«, »Ich habe dich nie wirklich geliebt« oder »Du hast mich sehr enttäuscht« oder wurde Ihnen immer wieder gesagt: »Das kannst du nicht, weil ... [du zu klein bist, weil du ein Mädchen bist, weil du dumm bist ...]«? Ändern Sie all diese Szenen und Erlebnisse in Ihrer Zeitlinie und lösen Sie sich von diesen eingebrannten Glaubenssätzen, indem Sie sich Sätze sagen lassen wie »Du bist wundervoll«, »Du bist liebenswert« oder »Du schaffst alles, was du dir wünschst« und »Du bekommst alle Hilfe, die du für deine Entwicklung brauchst«! Bitten Sie um Uploads Ihrer Ängste und machen Sie sich bewusst, dass es keinen Grund gibt, Angst zu haben. Auch wenn es in vielen Medien und vor allem in der Werbung häufig anders dargestellt wird: Sie sind in Sicherheit, Sie sind Teil des heiligen Schöpfungsprozesses, und Sie folgen Ihrem Seelenplan.

Eine meiner langjährigen Yogaschülerinnen wurde zur Patientin, nachdem es ihr augenscheinlich wie auch subjektiv gefühlt innerhalb eines halben Jahres stetig schlechter gegangen war. Ihr Blutdruck war in den letzten Monaten von durchschnittlichen zu bedenklich hohen Werten angestiegen, sodass ihre Hausärztin sie augenblicklich in den Krankenstand versetzte und medikamentös behandelte. Parallel wandte sich die zirka Fünfzigjährige mit der Bitte an mich, sie ganzheitlich therapeutisch zu begleiten und psychosomatische Ursachenforschung zu betreiben. Während des Seelen-Coachings suchten wir nach psychosomatischen Zusammenhängen für den Bluthochdruck in ihrer derzeitigen Lebenssituation, wurden jedoch nicht eindeutig fündig. Sie war bereits seit dreißig Jahren in einem großen deutschen Unternehmen tätig und hatte sich über diesen langen Zeitraum in ihren Positionen auf der Karriereleiter stetig weiter nach oben gearbeitet. Somit war sie Verantwortung, hohe Leistungsmaßstäbe wie auch

Stress gewöhnt, aber nie ernsthaft wegen dieser Anforderungen krank geworden wie nun mit Hypertonie.

Ich leitete mehrere Sitzungen mit Zeitreisen an, um anhand der Zeitlinie nach Auslösern und auch Prägungen zu forschen, die sich in der Jetztzeit als Krankheitsbild auswirkten. Schließlich fanden wir mehrere Verursacher in den letzten Jahren ihrer Vergangenheit, die mit firmeninternen Umstrukturierungen zusammenhingen und der Patientin Sorgen bereiteten, weil sie wusste, dass diese Beschlüsse des Firmenvorstands für jeden Betroffenen unabänderlich waren. Ihr geistig-körperliches System reagierte mit innerem Widerstand, was ihr nicht bewusst war und sich dennoch als innerer Druck auf ihr Herz-Kreislauf-System ausgewirkt hatte. Der gleichmäßige Fluss der Lebens- und Arbeitsfreude, symbolisiert durch das Blut im Körper, war gestört und wurde zähflüssig ob all der Zukunftssorgen.

Spannend waren allerdings noch weitere Zeitreisen, während deren der Patientin bewusst wurde, dass sie sich seit ihrer Ehescheidung zirka zehn Jahre zuvor voll und ganz mit ihren Arbeitsaufgaben als Lebensinhalt identifizierte und sogar ihre Projekte als ihre »Babys« bezeichnete, um sich unbewusst aus der Emotion des Alleinseins als Single zu befreien. Umso erschütternder war der nun bevorstehende berufliche Wandel für sie, als sie begriff, dass ihr über die Maßen hoher Leistungseinsatz der letzten Jahre eine »Fehlinvestition« mit selbsttäuschender Motivation war. Ihr wurde damit klar, dass ihr selbst auferlegter Druck sich nun, ausgelöst durch Umstrukturierungen innerhalb der Firma, in Form von erhöhtem Blutdruck Bahn brach.

Über Uploads lösten wir den inneren Druck und baten um die Auflösung der emotional immer noch bestehenden Verbindung zu ihrem ehemaligen Mann sowie um lösende

Desidentifikation mit ihrem Job. Über Downloads erbaten wir Energien zur heilsamen Eigenliebe und Manifestation von Freude im Blut und im Herzen.

Die Patientin suchte ein Gespräch mit ihrer Chefin, die ihren Wunsch nach einigen Monaten Auszeit voll und ganz unterstützte. In dieser freien Zeit lernte die Patientin, sich neu zu definieren, auf sich zu achten – und ihr Blutdruck sank, sodass sie heute keine Medikamente mehr benötigt.

Herzinfarkte entstehen in der Regel auf zweierlei Weise: erstens infolge von Durchblutungsstörungen in Arealen des Herzmuskels, der wie jeder andere Muskel auch mit Blut über die speziellen Herzkranzgefäße versorgt werden muss; oder zweitens durch Ausfall des Sinusknotens, der die Kontraktionen des Herzmuskels zum Auswurf des Blutes initiiert. Herzinfarkte sind plötzlich und fulminant eintretende Alarmsignale des gesamten Ichs, dessen Hilferuf volle Aufmerksamkeit fordert.

Herzinfarkte werden von allen Patienten, ob spirituell oder nicht, als bewusstseinsverändernde Erlebnisse beschrieben. Es geht um die sofortige Konzentration und Rückbesinnung auf die heilige Trinität des Ichs und die nachhaltigen Veränderungen der Lebensumstände für die Zukunft. Suchen Sie mit Ihren meditativen Zeitreisen nach Auslösern, die Ihr Herz krampfen lassen und Ihre Lebensfreude derart einschränken, dass der Sinusknoten wahrlich keine Lebensimpulse mehr schenken will, weil Sie die Heiligkeit und Einmaligkeit dieses Lebens nicht ehren. Verändern Sie imaginär in Ihrer vergangenen Zeitlinie die Einengungen Ihres äußeren und inneren Lebens. Bitten Sie in aller Demut durch Downloads von der Urquelle des Lichts um neue Lebenskraft. Nach Ihrer Genesung verändern Sie konsequent, was es zu ändern gibt, und »hören fortan auf Ihr Herz«.

Herzrhythmusstörungen sind ein Zeichen für wortwörtlich fehlende Harmonie zwischen Körper, Geist und Seele. Die Trinität ist gewissermaßen aus dem Takt geraten, der als natürlicher Rhythmus funktioniert, so wie es die Schöpfung vorgesehen hat. Spürbar sind für Betroffene eventuell Herzstolperer, die als Synonyme dafür aufgefasst werden können, dass man im Lebensalltag immer wieder über ein unerledigtes und belastendes Thema stolpert. Herzrasen deutet auf Fluchtreflexe hin, denen nicht stattgegeben wird – etwas in Ihrem Leben »läuft Ihnen gegen den Strich«, also gegen Ihren inneren Takt. Plötzliches Herzrasen in Verbindung mit Atemnot und/oder Schwindelgefühl können auch durch Angstattacken oder Depressionen ausgelöst werden. Fragen Sie sich, was Sie und Ihren Fluss des Lebens aus dem Takt bringt. Warum empfinden Sie kein harmonisches Sein?

Es ist in Sachen Herz enorm wichtig, sich bewusst zu machen, was Ihr Seelenplan sowie Ihre wahren »Herzenswünsche« sind und was die Essenz Ihres Lebens ausmachen soll. Erst im Umkehrschluss zu diesen Erkenntnissen ist es möglich, herauszufinden, was Sie in Angst und Schrecken versetzt, sodass Ihr Herz zu stocken anfängt. Bei Ihrer Zeitreise gehen Sie in Sachen Herzrhythmus also auf die Suche nach dem, was Sie glücklich macht und was Sie hier auf Erden erleben und leben möchten, und dann suchen Sie nach Situationen, Gegebenheiten oder Verbindungen zu Personen, die Sie daran hindern, und verändern diese Zwänge imaginär.

Wenn Sie Ihre Herzenswünsche erst einmal entdeckt und freigelegt haben, werden Sie auch die harmonische Kraft Ihres Herzes wiederfinden und Ihre Ziele des Herzens in der Jetztzeit verwirklichen.

Heilsames Mantra bei Beschwerden in Herz und Kreislauf

»Mein Herz ist offen wie der Himmel, und ich bin dankbar für jeden Moment meines Seins.«

11 Die Lungen – Erde und Körper verbinden

Körperliche Wertschätzung der Lungen, Bronchien und der Luftröhre

Allein die Tatsache, dass der menschliche Körper mit zwei statt einem Lungenflügel ausgestattet ist, die im Falle einer Erkrankung separat voneinander funktionieren können, zeigt die physiologische Wichtigkeit dieses Organs. Die Lungen sind zentrale Austauschstelle zwischen dem lebensnotwendigen Sauerstoff aus der Erdatmosphäre, der über Nase, Luftröhre, Bronchien und Lungen hinein in das innere Milieu des menschlichen Organismus gesogen wird, sowie der Entlassung des Kohlendioxids, das als gasiges Abfallprodukt des Körpers über Lungen, Bronchien, Luftröhre und Nase hinaus in die Atmosphäre der Erde abgegeben wird. Den filigranen Grenzübergang zwischen dem Außen und Innen stellen die Alveolen (Lungenbläschen) dar, von denen unfassbare dreihundert Millionen Exemplare an den Endzweigen der Bronchien hängen und über die der biochemische Prozess der Ein- und Ausatmung stattfindet. Als Bild können die vielen Seifenblasen eines duftenden Schaumbads dienen, obwohl die Hüllen der Lungenbläschen noch viel feiner und dünner sind als die Blubberblasen in der Badewanne. Diese Dünnhäutigkeit ist nötig, damit durch die zarte Hülle Sauerstoff- und Kohlendioxidmoleküle hindurchschlüpfen können. Das geschieht milliardenfach bei jedem Atemzug, den wir machen.

Normalerweise atmen wir einfach ein und aus, ohne daran zu denken, dass wir atmen, und ohne den Hauch einer Vorstellung, was währenddessen in unseren Lungen Faszinierendes passiert. Die noch in der Nase und den Bronchien bis hin zur Alveolengrenze gasigen Sauerstoffmoleküle müssen sich, um für den Organismus nützlich sein zu können, mit etwas Grobstofflichem verbinden, wollen sie in die Tiefen des Körpers gelangen. Hier kommen die roten Blutzellen ins Spiel, die innerhalb des Blutkreislaufs die verbrauchten Kohlendioxidmoleküle aufsammeln und mit ihnen über den sauerstoffarmen Blutkreislauf des Venensystems zum Herzen reisen. Von dort fahren sie über einen weiteren geschlossenen Blutkreislauf wie kleine beladene Pick-ups zu den Lungen weiter und entleeren an der Alveolengrenze ihre Ladefläche, um frische Sauerstoffmoleküle aufzuladen. Wiederum flitzen die kleinen roten Pick-ups zum Herzen, versorgen als Erstes den Herzmuskel mit frischem Sauerstoff und strömen dann über den sauerstoffreichen Blutkreislauf des Arteriensystems in alle Körperregionen und Organe, auf dass diese ihre Funktion zur Erhaltung der Lebendigkeit weiter wahrnehmen können. Damit dieser gasige Austausch, das Entladen und Aufladen der roten Blutzellen, zügig vonstattengeht, gibt es ebenjene Millionen von Lungenbläschen, die mit ihrer filigranen Umhüllung eine Gesamtoberfläche von rund hundertvierzig Quadratmeter bilden, über die Sauerstoff- und Kohlendioxidmoleküle diffundieren können. Wir allen tragen so gesehen die Fläche einer großräumigen Wohnung in unseren Lungen.

Der Atemvorgang ist ein rhythmischer Reflex, der vom Stammhirn gesteuert wird und durch die Kontraktion des Hauptatemmuskels Zwerchfell ausgelöst wird. Die schirmförmige Kuppel des in der Mitte des Rumpfes gelegenen Zwerchfells spannt sich an und nimmt dabei die Form eines im Wind überschlagenen

Schirms an. So zieht das Zwerchfell an den Lungenspitzen, auf dass sie sich vergrößern, und nun entsteht eine Art Unterdruck, der die Atemluft aus der Atmosphäre einsaugt. Wenn der Zwerchfellmuskel sich gleich im Anschluss wieder entspannt und in seine normale Schirmform zurückgleitet, können die Lungen ausatmen, und das Kohlendioxid, das durch Verbrennungsprozesse im Körper entsteht, kann nach außen abgeatmet werden.

Unter normaler Leistungsanforderung, sagen wir entspanntes Arbeiten im Sitzen am Schreibtisch, atmet der Körper, ohne dass wir auch nur eine Sekunden aktiv daran denken, rund sechzehn- bis zwanzigmal pro Minute. Bei jedem Atemvorgang bewegen sich Zwerchfell, Rippen, Lungen, Bronchien sowie dreihundert Millionen Lungenbläschen und unzählige Blutzellen; und viele, viele Moleküle wandern bei diesem Sekundenakt von außen nach innen und von innen nach außen. Das Herz mag das Zentrum des Blutkreislaufs im Inneren sein, aber ohne die Feinstruktur der Lungen wäre keine Lebendigkeit möglich, denn der Mensch wäre seines lebendig machenden und lebendig erhaltenden Atemhauchs beraubt.

Geistig-seelische Bedeutung der Lungen, Bronchien und der Luftröhre

Die Lungen verbinden Mensch und Erde miteinander. Die Lungen machen uns und den für uns größtenteils doch anonymen Planeten Erde zu einem gemeinsamen holistischen Wesen. Unser Körper ist lebendig. Die Flora und Fauna des Globus sind es ebenso, und die Erde an sich ist ein lebendiges Wesen, so wie alle Sterne und Planeten des unendlichen Weltalls lebendige Wesen sind gleich den winzigen Zellen in unserem Organismus und gleich den vielen runden Objekten des Weltalls – wir alle und alles sind viele Teile von einem großen Ganzen. Wir alle dürfen gemeinsame Lebenserfahrungen machen; und damit wir dies nicht vergessen, sind wir alle abhängig voneinander.

Sicher könnte die Erde zwar ohne Menschen existieren, spirituell betrachtet durchlaufen Erde und Menschheit derzeit jedoch gemeinsam die besagte Bewusstseinserhebung, die die Erde allein oder die Menschheit allein nicht durchlaufen könnte. Das verbindende Element dieser Gemeinsamkeit zwischen Planeten, Natur und Mensch ist der atembare Sauerstoff. Es sind die Moleküle, die innerhalb der Erdatmosphäre von Plankton, Bäumen und Pflanzen durch Photosynthese produziert werden, indem von Tieren und Menschen abgeatmetes Kohlendioxid mithilfe des Sonnenlichts in mineralhaltiges, essbares Grün verwandelt wird. Dabei entstehen praktischerweise atembare Sauerstoffmoleküle. Die Perfektion dieses Kreislaufs ist pure und heilige Göttlichkeit. Hochachtung, Ehrerbietung und Dank für dieses Recyclingsystem, das das Prinzip aller Lebendigkeit auf Erden, im gesamten Kosmos und das Schöpfungsrecycling der Urquelle repräsentiert, scheinen, so wie die Menschheit sich derzeit auf Erden gebärdet, völlig abhandengekommen zu sein. Denkt man aber an die heilige Funktion der Lungen, Bronchien und Alveolen, wird schlagartig klar: Ohne grüne Pflanzen, die in Muttererde wachsen, und ohne die grünen Algen, die in den Meeren von Mutter Erde entstehen, ist der Mensch nichts, denn wir würden tatsächlich nicht existieren.

Dieser kleine Exkurs über die holistische Verbindung zwischen Erde, Mensch und Natur soll uns verdeutlichen, wie vielschichtig die psychosomatische Bedeutung der Lungen für uns ist. Denn es geht um das verbindende Element zwischen dem feinstofflichen Leben bis zur Verwandlung in grobstoffliche Lebendigkeit, die der Mensch ohne das Lebewesen Erde nicht vollziehen könnte. Wir atmen, was die Bäume und die Algen uns schenken – und zwar Moleküle, die seit Millionen von Jahren existieren und immer wieder »upgecycelt« werden.

Die Lungen stehen metaphorisch für die Fähigkeit, feinstoffliches Leben in sich aufzunehmen und in grobstoffliches Leben zu verwandeln. Erkrankungen der Lungen deuten auf zeitweilige

Unlust auf diesen spannenden Vorgang des Lebendigseins hin, ja sie signalisieren sogar je nach Grad der Erkrankung Verzweiflung bis Ablehnung der Lebendigkeit.

Geschieht im Laufe des Lebens etwas, was unseren Rhythmus des Atemvorgangs ins Stocken kommen lässt, ist ein intensiver Blick auf die Auslöser von größter Wichtigkeit. Die beiden Lungenflügel symbolisieren nämlich nicht nur die Beziehungen zwischen Mensch, Natur und Erde, sondern sind auch die anzeigenden Organe, wenn es um unsere Zweier-, also partnerschaftlichen Liebesbeziehungen geht (die fälschlicherweise oft dem Herzen zugeordnet werden). Unsere Liebesbeziehungen sind die engsten Verbindungen, die wir eingehen können. Man teilt alles miteinander, metaphorisch auch die Atemluft. Wenn die partnerschaftliche Liebe erkaltet, gleich, welche Gründe dafür vorliegen, werden dem Partner auch schon mal Sätze wie »Du nimmst mir die Luft zum Atmen«, »Ich kann mich nicht frei entfalten« oder »Ich fühle mich eingeengt« entgegengeschleudert, die allesamt ausdrücken, welche Enge im Brust- und Atemraum gefühlt wird. Erkrankungen im Bereich der zwei Lungen sind daher psychosomatisch betrachtet sehr vielsagend und kommen nicht selten vor.

Beispiele für körperliche Beschwerden in Lungen und Bronchien und mögliche geistig-seelische Gründe
Allgemeine Beschwerden der Lungen deuten auf eine verlorene Verbindung zwischen Erde und Mensch in unserer holistischen Existenz hin. Wenn Lungen erkranken, ist das, was einig und vereint sein sollte, uneinig und getrennt.

Husten und Bronchitis sind aus allgemeinmedizinischer Sicht übliche Symptome, die einen Großteil der Menschen zirka einmal jährlich, besonders zur kälteren Jahreszeit, im Rahmen von Erkältungskrankheiten erwischen. Holistisch betrachtet, stehen die Botschaften von geistig-seelischer Erschöpfung für diese körperlichen Symptome. Die Welt »da draußen« ermüdet uns. Das Zuviel des Alltags sammelt sich metaphorisch als Schleim in den Bronchien, und so braucht der Körper einige Tage Ruhe, um all die Last und den energetischen Staub abzuhusten, die an vollgepackten Werktagen aufgenommen worden sind. Lang anhaltender Husten in entzündlicher Form, bei dem die Bronchialäste mit zähem Schleim verkleben, kann ein ebensolches Zeichen für gewünschten Rückzug sein, um unsere emotionalen Erlebnisse zu verarbeiten. Bei starkem Husten ist Sprechen mitunter ja kaum möglich. So wird das zeitweilige Alleinsein während einer Erkrankung zu einer heilsamen Auseinandersetzung mit uns selbst, weil wir unseren Gedanken und Gefühlen in Tiefe und in Ruhe nachspüren können.

Husten ist ein Weg zur Befreiung von Angelegenheiten, die belastend auf unserer Brust liegen und gesehen werden wollen. Begeben Sie sich während Ihrer meditativen Zeitreise auf die Suche nach Ereignissen, die einige Wochen zurückliegen und die Sie bisher nicht zu Ende durchdenken und vollends erfühlen konnten. Wurde etwas von Ihnen im zwischenmenschlichen Miteinander nicht ausgesprochen, das gesagt werden muss? Drehen Sie die betreffenden Szenen Ihres Lebens neu und versuchen Sie nun imaginär, alles aus Ihrer Brust herauszulösen, was dort an Worten und Emotionen stecken geblieben ist. Lösen Sie den Hustenschleim durch visualisierte Wärme und bitte Sie in einem Download um grüne, heilende Lichtenergie. Sie werden sich in der Jetztzeit bald besser fühlen.

Lungenentzündung ist die ärgste Krankheitsform, wenn Erlebnisse oder Lebensumstände uns schwer auf der Brust liegen. Psychosomatisch stehen Lungenentzündungen, die entweder Folge einer Erkältung oder Infektion sind, für eine Lebens- und Partnerschaftsermüdung. Die beiden Lungenflügel sind Spiegelbilder der Zweierbeziehung. Meist erkrankt nur ein Teil der Lungen, also der Lungenflügel, der uns selbst in unserer Partnerschaft symbolisiert. Halten Beziehungsprobleme über einen längeren Zeitraum (eventuell über Jahre) an, können innere emotionale Wunden nicht mehr heilen, und die heilsame, klärende Luft kann nicht mehr frei fließen. Der Austausch zwischen frischer Lebensluft gegen verbrauchte, alte Energie ist gestört, so gerät sogar die Freude und Lebenslust ins Stocken, und die Betroffenen sind metaphorisch oder real des Lebens müde. Auch Lungenentzündungen, die infolge von anderen systemischen Erkrankungen oder speziell bei älteren Menschen während stationärer Krankenhausaufenthalte auftreten, verweisen darauf, dass die Trinität aus Körper, Geist und Seele des irdischen Lebens müde ist.

Bei Lungenentzündungen sind Zeitreisen in die Vergangenheit sehr aufschlussreich, wenn es um unsere Beziehungen zum Leben auf Erden generell, besonders aber unsere Zweierbeziehung geht. Schauen Sie sich in Ihrem persönlichen Kinofilm die Szenen an, die im Zusammenschnitt darstellen, warum Ihre Beziehung nicht mehr belebend für Sie ist, und erforschen Sie, was Sie dazu bringt, diese Beziehung als Kompromisslösung noch aufrechtzuerhalten. Wenn Sie den Entschluss zur Trennung fassen, bitten Sie mit einem Upload um das Zerschneiden der goldenen Schnur, die Sie bisher mit Ihrem Partner verbunden hat. Über ein gewünschtes Download erhalten Sie Kraft und Zuversicht für einen Neubeginn – physisch wie emotional –, und das Mantra als tägliche Rezitation hilft Ihnen, wieder in Balance zwischen Ihrem Ich und der Welt zu kommen.

Ein Patient war mit seiner Frau und seinem jungen Sohn ausgewandert, um einen beruflichen wie vor allem auch privaten Neuanfang zu starten. Die Beziehung bestand bereits seit Jahrzehnten, war jedoch in den letzten Jahren problematisch geworden. Die Geburt des Sohnes hatte die Partnerschaft zeitweilig wieder enger werden lassen, und so verliefen auch die ersten zwei Jahre im Ausland nach eigenen Angaben gut. Als die eheliche Idylle erneut in Gefahr geriet, bat die Ehefrau darum, ein weiteres Kind zu bekommen, dem mein Patient zustimmte.

Ein Jahr nach Geburt des zweiten Kindes erkrankte er an einer Bronchitis, die seine heilkundige Frau mit homöopathischen Mitteln behandelte. Nach zwei Wochen jedoch ging es dem Patienten immer schlechter. Da wir uns kannten, rief er mich an und bat um Rat. Er hatte hohes Fieber, und ich wies ihn an, sich augenblicklich in ein Krankhaus zu begeben, da er meiner Vermutung nach eine fortgeschrittene Lungenentzündung hatte. Im Krankenhaus wurde er augenblicklich mit Antibiotikainfusionen behandelt und intravenös ernährt, weil sein gesamtes Körpersystem desolat geschwächt war.

Nach einigen Tagen konnten wir wieder telefonieren, und der Patient erzählte mir, dass seine Frau ihn zwar täglich besuchte, aber nur um ihm vorzuwerfen, dass sie sich jetzt ganz allein um die Kinder kümmern müsse. Nach den Besuchen der Ehefrau fühlte er sich immer wieder schwächer als vorher und ließ auch das Wort »lebensmüde« fallen.

Mit einer telefonisch vermittelten Zeitreise in die vergangenen Jahre erkannte er in vielen Szenen, wie ihm seine Frau nach eigenen Worten förmlich die Luft zum Atmen nahm und ihn mit ihren Ansprüchen und wiederkehrenden Kompromissversuchen und sogar mit den Kinderwünschen erdrückte. Er hatte nie Nein sagen können und diese Enge jahrelang zugelassen.

Nun veränderte er die Szenen seines »Ehefilms« und sprach imaginär aus, was er empfand und was in seiner Brust fühlbar war. Mit einem Upload bat er darum, die Schwere von seiner Brust zu nehmen und ihn innerlich zu befreien. Mit einem Download bat er darum, eine pragmatische Lösung für alle Beteiligten zu finden. Nach seiner Entlassung aus dem Krankenhaus fuhr der Klient mit einem Taxi nach Hause und sprach umgehend mit seiner Frau über die sofortige Trennung. Diese erklärte sich schließlich einverstanden und verließ den gemeinsamen Wohnort nach einer Woche mit der kleinen Tochter, während der Sohn bei seinem Vater blieb, der sehr schnell wieder fit wurde und seine Atemluft und seine Lebensfreude wiederfand.

Die Ehe wurde nach geraumer Zeit einvernehmlich geschieden, die Kinder leben abwechselnd bei beiden Elternteilen und sind nach eigenen Angaben glücklich.

Heilsames Mantra bei Beschwerden in Lungen und Bronchien
»Ich lebe mein Leben in liebevoller Harmonie und im Einklang mit der Schöpfung.«

12 Der Schultergürtel – Freiheit und Selbstverwirklichung initiieren

Körperliche Wertschätzung des Schultergürtels

Der Schultergürtel ist die tragende Brücke zwischen Torso, Armen und Kopf. Das Konstrukt des Schultergürtels besteht aus den knöchernen Anteilen der Schlüsselbeine als Verbindung zwischen Brustbein und Schultergelenk sowie den Schulterblättern und den unteren Hals- beziehungsweise oberen Brustwirbeln. Diese Knochenansammlung ist eingepackt in zahlreiche Muskelpartien, die völlig unterschiedliche Aufgaben wahrnehmen, damit wir das ausführen können, was wir den größten Teil des Tages so tun: unseren Kopf bewegen, mit Armen und Händen nach Dingen greifen und sie von hier nach dort verrücken oder tragen. Es gibt Muskelstränge, die den Kopf nach vorn und nach hinten sowie nach links und rechts bewegen können, ohne dass der Rest des Körpers mitgedreht werden muss. Andere Muskeln sind allein für das Heben und Senken der Schultern zuständig, um zu greifen, zu tragen oder um uns mit einem Schulterzucken den Nichtsahnenden mimen zu lassen.

Dem Deltamuskel über der Schulter obliegt gemeinsam mit anderen Muskelpartien die Aufgabe, den Arm im größtmöglichen Freiheitsgrad rotieren zu lassen, sodass wir im Gegensatz zu Tieren zu annähernd 360 Grad um uns greifen können. Um dies zu ermöglichen, wurde die Verbindung zwischen Arm und Schultergürtel als Kugelgelenk kreiert, das, gehalten von Muskeln und gestützt von Schlüsselbein und Schulterblatt, den größten Bewegungsradius des menschlichen Körpers aufweist. Die Struktur des Schultergürtels macht uns zu handelnden und schaffenden Menschen und ist das raffinierte Resultat der Evolution, die uns von der Bewegungsform auf vier Füßen zum aufrechten Gang auf zwei Beinen gen Himmel wachsen ließ, damit wir mit Armen und Händen nach allem greifen und unsere Umwelt nach individuellen Vorstellungen gestalten können.

Geistig-seelische Bedeutung des Schultergürtels

Unsere individuelle Ausdruckskraft und unsere Persönlichkeit beginnen genau genommen im Bereich des Schultergürtels, denn von hier aus kommunizieren wir mit unverwechselbarer Gestik von Armen und Händen und senden unausgesprochene Botschaften über unsere Kopfhaltungen. Sind die Schultern nach vorn gebeugt und ist der Nacken rund, deutet dies auf Verspannungen hin und symbolisiert allein schon Verschlossenheit dem Umfeld gegenüber. Permanent nach oben gezogene Schultern verweisen auf Ängstlichkeit und emotionalen Stress, weil der Nackenschutzreflex einsetzt, der als tierischer Instinkt jedem von uns nach wie vor innewohnt. Bei Angriffen (früher beispielsweise von gefährlichen Tieren, heute eher von unbeherrschten Vorgesetzten) versuchen wir reflexartig, unsere verletzlichste Stelle des Körpers zu schützen, denn ein Raubtierbiss in den Nacken wäre unmittelbar tödlich. Deswegen zucken bei einem plötzlichen lauten Knall auch die Schultern nach oben, und der Kopf geht nach vorn.

Wegen der hektischen Lebensweise und permanenten Belastung ist der Trapezmuskel zwischen Kopf, Schultern und Brustwirbelsäule die am stärksten verspannte Muskulatur des Körpers. Im Grunde genommen leiden alle Menschen der westlichen Nationen unter diesem Symptom. Als Folge des Nackenschutzreflexes infolge von Stress vermindert sich rein physisch unsere individuelle Ausdrucksform, da sich Schultern und Arme einhergehend mit Verspannungen im Schultergürtelbereich nicht mehr frei und natürlich bewegen können.

Auch wenn Schulterverspannung eine Diagnose beim Großteil aller Zeitgenossen sein mag, ist dies natürlich nicht der Normalzustand, den die Schöpfung für unsere Entfaltung vorgesehen hat. So steht die Schulterpartie in der Psychosomatik dafür, ob man das Leben mit Leichtigkeit und Freude trägt oder als eine Last empfindet. Es ist eine faszinierende Beobachtungsaufgabe, an einem Straßencafé vorbeigehende Menschen anzuschauen und ihre Schultergürtel- und Kopfhaltung zu studieren – und natürlich auch sich selbst immer wieder zu analysieren, wie wir zum Beispiel gerade jetzt beim Lesen dieses Buches unseren Schultergürtel halten. Sind Sie momentan entspannt oder verspannt? Vielleicht ist auch einfach das Buch so spannend, dass Sie erwartungsvoll die Schultern anheben …

Weitere interessante Elemente des Schultergürtels sind die Schlüsselbeine links und rechts im oberen Brustbereich, denn sie sind metaphorisch die Schlüssel für unsere persönliche Lebensausrichtung und quasi das physische Pedant zu unserem Seelenplan. Schmerzen im Bereich eines Schlüsselbeins oder gar ein Bruch dieses Knochens deuten auf eine Neuausrichtung des Lebens respektive auf nötige Veränderungen hin, die partout nicht gesehen werden und durch krampfartiges Festhalten an alten Lebensumständen vom Verstand und seinen Angstprogrammen verhindert werden sollen. Im übertragenen Sinne steht der gesamte Schultergürtel für unsere individuelle Freiheit und unsere Selbstverwirklichung in dieser Freiheit. Die Schlüsselbeine sind die Schlüssel zu unserem privaten Glück.

Beispiele für körperliche Beschwerden in Schultern und Schultergürtel und mögliche geistig-seelische Gründe

Allgemeine Beschwerden im Schultergürtel deuten auf Anspannung und Schutzbedürfnis hin, da der empfindliche Nacken durch Hochziehen der Schultern protektiert werden soll.

Muskelverspannungen oder Myogelosen sind knotenartige Muskelverhärtungen – wortwörtlich »Muskelfrost« (vom altgriechischen *myós* für »Muskel« und lateinischen *gelare* für »gefrieren machen«) –, die bei chronischen Verspannungszuständen zwischen Schultern und Halswirbelsäule und zwischen oberer Brustwirbelsäule und Schulterblättern auftreten. Regelmäßige Massagen können Myogelosen lösen und vorbeugend verhindern, doch bleibt die Frage, was Sie innerlich »gefrieren« lässt und bei welchen (wiederkehrenden) Gelegenheiten Sie steif werden, sodass Ihre Bewegungsfreiheit und Ihr Selbstausdruck in Wort und Gestik erstarren?

Suchen Sie während Ihrer Zeitreise nach Situationen oder sogar nach Personen, in denen oder bei deren Begegnung es Ihnen eiskalt über den Rücken läuft. Eine mildere Form der Abneigung, aus der ebenfalls Myogelosen als Schutzmaßnahme entstehen können, ist das Aufstellen der Nackenhaare, so wie es aus der Tierwelt bekannt ist, wenn sich beispielsweise Katzen oder Hunde bedroht fühlen. Die Menschen stellen vielleicht nicht jedes einzelne Nackenhaar auf, machen aber dennoch die Muskeln im Schultergürtelbereich fest und werden starr.

Wenn Sie wiederkehrende Situationen oder Personen erkennen, die solche Reaktionen bei Ihnen hervorrufen, gibt es zwei Möglichkeiten, diese Szenen während Ihrer meditativen Zeitreise imaginär zu verändern. Falls die Abneigung Konsequenz eines alten Musters und daraus entstehenden Vorurteils ist, können Sie versuchen, Ihre Vorurteile zu lösen, und die Situation oder Person und sich selbst in heilendes Licht hüllen. Ist Ihre Abneigung jedoch auch auf tiefer Herzensebene zu spüren, wird die Reaktion Ihres eisstarren Körpers höchstwahrscheinlich ein hilfreicher Hinweis sein, sich diesen Situationen beziehungsweise Personen konsequent nicht mehr auszusetzen. Durchtrennen Sie die Verbindung während Ihrer Zeitreise in solchen Fällen zuerst imaginär, und visualisieren und erspüren Sie Ihre gelösten, erlösten Schultern und Schulterblätter in der Zukunft, indem Sie in einem inneren Bild Ihre Arme weit und glücklich ausbreiten, weil Sie Ihre Selbstbestimmung zurückgewonnen haben. Dieses innere Bild vermittelt Ihnen das Selbstbewusstsein und die Kraft, ebenso in der Jetztzeit zu handeln. Bitten Sie ergänzend in Uploads um Loslösung und in Downloads um Freiheit und Energie zur Selbstverwirklichung.

Schmerzen in der Schlüsselbeinregion deuten psychosomatisch auf eine gravierende Neuausrichtung im Leben hin, die nicht erkannt oder willentlich unterdrückt wird. Durchlaufen Sie derzeit private oder berufliche Umbrüche und betreten Sie einen neuen Lebensabschnitt? Dann wehren Sie sich nicht dagegen, denn alles, was uns im Leben widerfährt, dient dem Sammeln von Erfahrungen, und nichts, was geschieht, ist gegen uns, sondern stets für unsere persönliche Weiterentwicklung auf dem »Trainingsplaneten« Erde und Teil unseres Seelenplans.

Schauen Sie sich auf Ihren meditativen Zeitreisen an, woran Sie – beziehungsweise geistige Anteile Ihres Wesens – zwanghaft festhalten wollen und warum Sie daran klammern. Verhindert ein altes Trauma, dass Sie sich nicht den äußeren Gegebenheiten öffnen und Ihre Schultern zur freudig empfangenden Geste ausbreiten wollen? Verändern Sie die Auslöser Ihrer alten, staubigen Angst und drehen Sie die Szenen neu, indem Sie durchaus tiefe Erlebnisse in der Vergangenheit erleben, die jedoch nicht mit Angst für die Zukunft behaftet, sondern einfach als hilfreiche Erfahrungen wahrgenommen werden, aus denen keine dunklen Projektionen für die Zukunft erwachsen. Was gestern war, muss weder heute noch in der Zukunft genauso sein. Mit jedem Tag durchschreiten Sie eine neue Tür in ein neues Abenteuer, und der Schlüssel zu dieser Tür liegt in Ihnen. Visualisieren Sie das Bild, wie Sie die Tür öffnen, hindurchgehen und wie Sie hinter der Tür Licht, Liebe und Heilung empfangen. Bitten Sie um den Upload Ihrer Zweifel und um den Download der spürbaren Energie eines feinstofflichen Gesandten, dessen Hand auf Ihrer Schulter liegt und Sie auf allen Wegen begleitet.

Eines Morgens wachte ich nach tiefer, erinnerungsloser Nachtruhe auf und konnte meine linke Schulter nicht mehr bewegen. Noch schlaftrunken, dachte ich, ein bisschen Räkeln und Dehnen im Bett würde dies wieder beheben, musste aber erstaunt erkennen, dass dies nicht so war. Bei genauerem Hineinspüren hatte ich das Gefühl, mir in der Nacht das Schlüsselbein gebrochen zu haben, denn am Abend zuvor war mein Körper noch völlig unversehrt.

Nachdem ich mühselig aufgestanden war, stellte ich fest, dass ich den linken Arm nicht heben und nichts greifen konnte, das Schmerzzentrum jedoch am Beginn des Schlüsselbeins in der Nähe des Brustbeins lag. Aus meiner Erfahrung als Heilpraktikerin war für ein derart fulminant auftretendes Symptom eine psychosomatische Ursache die einzig mögliche Erklärung.

Ich setzte mich auf meinen Meditationsplatz und begann meine Zeitreise in die Vergangenheit mit der Bitte an mein höheres Selbst, mich zu den inneren Bildern der Auslöser zu führen. Ich sah Szenen meines kürzlich vollzogenen Umzugs, den ich nicht freiwillig gewählt, sondern nach einer fingierten Kündigung wegen Eigenbedarfs machen musste. Ich bat um ein Upload der Wut, die in dem Zusammenhang noch in mir steckte, und erbat mit einem Download um inneren Frieden in dieser Angelegenheit und einen lichtvollen Neubeginn in der neuen Wohnung. Die Schmerzen und meine Bewegungseinschränkung in der linken Schulter wurden jedoch die nächsten Tage nicht besser, sondern sogar noch schlechter. Ich unternahm weitere Zeitreisen in die Vergangenheit, um den »Schlüssel zu meinem Schlüsselbeinthema« zu finden. Nach und nach zeigten sich immer mehr Szenen, in denen ich an bestimmten Tätigkeiten festhielt, die ich nun jedoch nicht mehr ausüben konnte, denn mit der bisherigen Wohnung hatte ich auch teure Praxisräumlichkeiten aufgegeben, um eine neue Wohnung in München anmieten zu können. Diverse Patienten und Yogaschüler suchten mich nun nicht mehr auf, weil ich in ein anderes Viertel gezogen war.

Mein Geist wollte an dieser Klientel festhalten, obwohl meine Seele sich schon seit Längerem eine Veränderung meiner Arbeitsschwerpunkte in Richtung Beratung und Seminare statt Massagen und physiotherapeutischer Betreuung gewünscht hatte. In neu gedrehten Szenen verabschiedete ich also täglich einige bisherige Kunden, hüllte sie in Licht und Liebe für die vergangenen Zeiten, in denen ich sie begleiten durfte. In Uploads kappte ich die geschäftlichen Verbindungen zu ihnen, und mit Downloads bat ich um neue Klienten, die meine inzwischen mehr spirituelle Ausrichtung und Arbeitsweise unterstützten und zu schätzen wussten.

Nach zwei Wochen intensiver Zeitreisen und Aufräumungsarbeiten in meiner inneren Wohnung, in der viel Archivmaterial lagerte, das ich in meiner neuen Umgebung nicht mehr benötigte, lösten sich meine Schmerzen im Schlüsselbeinbereich und traten nie wieder auf, weil ich den Schlüssel zu meiner Neuausrichtung und meiner neuen Selbstverwirklichung zum Wohle meiner Klienten gefunden hatte.

Schmerzen im Schultergelenk entstehen entweder aufgrund von Nervenentzündungen durch starke Nacken- und Schultermuskelverspannungen, die die Nervenstränge im freien Übertragungsfluss behindern, oder durch entzündliche Vorgänge im Kugelgelenk selbst, die durch Abnutzung der Knochenhaut oder einen Mangel an Gelenkschmiere verursacht werden. Etwas belastet Sie und schränkt Ihre persönliche Bewegungsfreiheit im Leben ein. Sind die Schulterschmerzen rechts, deutet dies psychosomatisch auf rationale Zwänge hin, denen Sie sich unterordnen, obwohl es Ihnen nicht guttut. Bei Schmerzen in der linken Schulter geht es meist um eine emotionale Last, die Ihnen zu viel wird, die Sie jedoch nicht erkennen, weshalb Ihr Körper Ihnen Signale sendet.

Spüren Sie in sich hinein. Meditieren Sie in einer Zeitreise über Lebensumstände, die Sie, wenn Sie ehrlich zu sich selbst sind, bereits seit Längerem ändern möchten, weil Ihr heiliges Herz es Ihnen rät, gegen die jedoch der Kopf Widerstand durch Projektion und Angstszenarien leistet. Lösen Sie Ihre inneren Bedenken und Ängste, indem Sie Ihren Kinofilm in die Zukunft ausrichten und Ihre neuen Lebensumstände, in denen Sie Ihre Selbstverwirklichung umgesetzt haben, in warmem Licht und wohligem Sonnenschein sehen. Erbitten Sie ein Upload Ihrer rein rationalen Bedenken und über ein Download um die Wiedererlangung Ihrer persönlichen Freiheit. Zur Heilung Ihres Schultergelenks denken Sie des Öfteren am Tag an das Heilungsmantra, auch wenn der Genesungsprozess Ihrer Schulter eine Weile dauern wird.

Heilsames Mantra bei Beschwerden im Schultergürtel
»Ich treffe meine Entscheidungen aus dem Herzen und richte meinen Blick freudig in die Zukunft.«

13 Die Arme, Hände und Finger – Lebenserfahrungen begreifen

Körperliche Wertschätzung der Arme, Hände und Finger
Zwischen Tieren und Menschen ist der Körperbau eigentlich nicht sehr unterschiedlich, es sind prinzipiell die gleichen Knochen und Organe vorhanden. Was den Menschen körperlich jedoch grundsätzlich von Tieren unterscheidet, ist unter anderem seine Fähigkeit, Arme, Hände und insbesondere die Finger mit höchster Sensibilität und Präzision einzusetzen. Und nicht nur die Bewegungsfähigkeit dieser Körperelemente ist hochgradig entwickelt, darüber hinaus sind auch der Tastsinn der Finger und die Berührungsempfindlichkeit der Arme Phänomene, die auf Erden ihresgleichen suchen. Jeder Quadratzentimeter der Haut unserer Fingerkuppen ist mit sagenhaften zehn Metern feinsten Nervenbahnen ausgestattet, um die ertasteten Eindrücke aufzunehmen und ans Gehirn weiterzuleiten. So können Tastaturen und Touchscreens bedient oder filigrane Goldschmiedearbeiten ausgeführt oder die kuschelige Haut einer liebenswerten Person in allen Details während einer Umarmung wahrgenommen werden. Auch die Fähigkeit, mit Hand und Stift zu schreiben oder zu zeichnen, benötigt ein choreografiertes Zusammenspiel zwischen Schultern, Arm, Ellbogen, Handgelenk und Fingern, die niederschreiben oder malen, was wir im Kopf so denken, vor uns hin philosophiert

haben oder visualisieren. Alles Wissen der Erdzivilisation wäre nicht existent und überliefert, hätte der Mensch nicht die Fähigkeit zum Schreiben entwickelt. Auch Häuser und Maschinen wären nicht gebaut worden – ohne unsere Fingerfertigkeiten wären wir, kurz gesagt, nicht Menschen im heutigen Sinne. Was die Zehen unseres Körpers an Fortbewegungsmöglichkeiten bieten, das ermöglichen die Finger durch ihre Umsetzungsfähigkeit. Zehen und Finger sind übrigens nach wie vor neurologisch miteinander verknüpft. Versuchen Sie einmal, barfuß stehend die großen Zehen anzuheben – Sie werden feststellen, dass Ihre Finger, meist die Zeigefinger, sich unbewusst mitspreizen.

Über Funktionsstörungen des Schultergürtels und der Halswirbelsäule können sich Krankheitssymptome über die Arme bis hin zu Händen und Fingern ausbreiten oder Verspannungen und Entzündungen der Sehnen und Gelenke auftreten. Nicht selten kommt es bei Unfällen zu Knochenbrüchen der oberen Extremitäten.

Geistig-seelische Bedeutung der Arme, Hände und Finger
»Die Welt umarmen« ist eine Redewendung, die Lebensfreude, Aufnahmebereitschaft und auch Neugierde ausdrückt. Die Arme werden weit ausgebreitet, wenn man sich über etwas oder jemanden sehr freut und liebevoll empfangen will. Sich mit gespreizten Beinen und Armen aufrecht hinzustellen und tief zu atmen ist eine wundervoll wirkungsvolle Gute-Laune-Übung (von mir »Happy Yogi« genannt). Die Arme eng um den eigenen Körper zu verschränken signalisiert Gegenteiliges: Abgrenzung, Verschlossenheit oder Arroganz. Mit Armen und Händen drücken wir unser Wesen aus und erzeugen durch Bewegungen mit diesen Körperelementen sogar unsichtbare Schwingungen, die ohne Worte Freundlichkeit oder Ablehnung ausdrücken und die wir als Energie ins Resonanzfeld aussenden. Arme und Hände werden über unser Halschakra feinenergetisch beeinflusst, das wiederum eine Brücke zwischen Herz- und Stirnchakra bildet. Arme und Hän-

de drücken somit auch feinstofflich aus, was entweder das Herz fühlt oder der Kopf denkt. Die Hände selbst sind auch wichtige Energiepunkte. Die Handchakras, in der Mitte des Handtellers gelegen, sind Transformationspunkte für feinstoffliche Energie der Urquelle, die jeder Mensch mit entsprechendem Bewusstheitsgrad durch sich hindurch zu anderen Personen, Tieren oder Pflanzen fließen lassen kann – man spricht dann von heilenden Händen. Wir dürfen wählen, ob wir die Erfahrungen des Lebens mit Armen und Händen ablehnen oder liebevoll empfangen, um sie in unser Herz aufzunehmen.

Beispiele für körperliche Beschwerden in Armen, Händen oder Fingern und mögliche geistig-seelische Gründe
Arme stehen für die Fähigkeit, Erfahrungen des Lebens in sich aufzunehmen, und Schmerzen in den Armen signalisieren aus psychosomatischer Sicht die Ablehnung von Ereignissen, als ob wir einen angreifenden Schlag mit den Unterarmen abwehren. Häufig sind Beschwerden in den Armen mit Schulterschmerzen vergesellschaftet, deuten aber in jedem Fall auf Themen hin, die Ihnen schwer zu schaffen machen.

Meditieren Sie und begeben Sie sich auf eine Zeitreise. Schauen Sie sich die verschiedenen Lebenssituationen an, in denen Sie momentan oder seit einigen Monaten stecken. Geht vielleicht ein erwachsenes Kind von Ihnen aus dem Haus und Sie möchten es nicht ziehen lassen? Oder haben Sie Erfahrungen mit Geschwistern oder Freunden gemacht, die Sie enttäuscht haben? Die Dinge nehmen Ihren Lauf, und Sie tun sich leichter, wenn Sie den freien Willen anderer akzeptieren. Dennoch können Sie schmerzauslösende Szenen in Ihrer Vorstellung neu als Kinofilm drehen, indem Sie differenziert handeln und sich von alten Lebensumständen verabschieden. Drücken Sie Ihre Gefühle aus, dann umarmen Sie die Personen in echter Liebe und lassen sie in Dank für die gemeinsame Zeit ziehen – imaginär wie real.

Ellbogengelenke sind symbolisch zuständig für nötige Richtungswechsel im Leben, die mit Ihrem Seelenplan übereinstimmen. Probleme mit den Ellbogengelenken treten auf, wenn der Verstand mit seinen Projektions- und Angstprogrammen diese Richtungswechsel unterwandert. Beschwerden in der Region deuten auf den Unwillen hin, sich zu verändern, oder zeugen von Zerrissenheit zwischen Vertrautem und Sicherem im Jetzt und dem Sprung in neue Ausrichtungen und Dimensionen.

Eine klassische Erkrankung ist der sogenannte Tennis- oder Mausellbogen, bei dem ein Sehnenansatz am Ellbogengelenk entzündet ist, was physiologisch mit Überlastung erklärt wird. Psychosomatisch geht es um Veränderungen, die der allzeit vorsichtige Verstand sich noch nicht zutraut oder vor denen er warnt. Heilung bringt die Öffnung und Bereitschaft für eine höhere Bewusstseinsstufe. Höhere Bewusstheitsgrade gehen einher mit tieferem Urvertrauen und Zuversicht bei gleichzeitiger Minimierung der Steuerung durch den Verstand.

Erforschen Sie während Ihrer Zeitreise Lebensszenen, die Sie binden und in denen Ihnen der Mut für Veränderung durch Prägung auf Vorsicht und Sicherheit genommen wurde. Verändern Sie diese Muster durch Uploads und bitten Sie Downloads um Mut und Kraft für die Aufgaben, die jetzt für Sie anstehen. Gehen Sie couragiert in neue Richtungen, die das Leben für Sie offenbart, denn Sie werden immer von der Urenergie der Urquelle und deren feinstofflichen Gesandten als Helfer begleitet und gestützt.

Eine solche Erfahrung, wie Ellbogenschmerzen und zögerliche Veränderungsentscheidungen zusammenhängen, machte eine meiner Patientinnen. Nach der Trennung vom Lebenspartner hatte sie eine neue Wohnung bezogen, aus der sie nun wegen Eigenbedarfskündigung nach nur einem Jahr wieder ausziehen musste. Eigentlich hatte sie den Wunsch, in ihre Heimatstadt zurückzuziehen, Arbeitsplatz und eingewöhnter Freundes- und Lebenskreis hielten sie jedoch zurück.

Die Patientin suchte lange, bis sie endlich eine neue Wohnung fand. Als sie schmerzhafte Symptome eines Tennisellbogens bekam, die nach konventioneller Behandlung nicht ausheilten, suchte sie mich auf. Wir arbeiteten mit Seelen-Coaching und Zeitreisen, in deren Verlauf die Patientin erstaunt entdeckte, dass sie sich in der neuen Wohnung gar nicht wohlfühlte und sie nicht als ihr Zuhause empfand.

Als inneres Bild eines wohligen Daheims erschien das Haus in der Heimatstadt, in dem ihre Eltern noch lebten. Der Patientin wurde bewusst, dass sie an Altem festhielt, obwohl die Seele einen Richtungswechsel ersehnte, genauer gesagt einen Ortswechsel.

Wir baten in Uploads um die Loslösung von Altem und dem Stressgefühl, das ein erneuter Umzug nach so kurzer Zeit bei ihr verursachte. Über ein Download erbaten wir eine pragmatische Lösung des scheinbaren Konflikts zwischen der Stadt, wo ihr Arbeitsplatz lag, und dem Ort, der ihren Ruhepol auf dem Land darstellte.

Nach einigen Wochen fand sich eine Lösung. Die Patientin probierte einen Monat lang, mit dem Zug zwischen Heimathaus und Arbeitsplatz zu pendeln. Schnell merkte sie, dass das Hin-und-zurück-Fahren für sie weniger Stress bedeutete, weil sie während ihrer Freizeit in einer Umgebung war, in der sie durchatmen und auftanken konnte. Die Entzündung des Sehnenansatzes am Ellbogen ließ etwas nach. Sie plante nun ihre Richtungsveränderung Phase um Phase, zog schließlich in ihre Heimatstadt zurück und pendelt heute mit dem Zug zur Arbeit. Sie hat keine Schmerzen mehr im Ellbogen.

Hände vermögen ebenfalls Neues willkommen zu heißen oder auch abzulehnen, wenn das Altvertraute sicherer erscheint. Bei Problemen im Handgelenk geht es metaphorisch meist um das Festhalten an einem Lebenspartner, den man nicht ziehen lassen möchte. Willentlich jemanden an sich binden zu wollen bedeutet auch, den anderen um seine weiteren Lebenserfahrungen zu bringen, ihn zu manipulieren (vom lateinischen manus für »Hand«) und ihn seiner Freiheit zu berauben. Stehlende Hände sollen zu schmerzen beginnen …

Wenn Sie Ihre Symptome im Heilungsprozess unterstützen möchten, begeben Sie sich während Ihrer Zeitreise in Szenen, während denen Sie als Kind (wenn auch nur zeitweilig) verlassen worden sind, was Sie jedoch emotional geprägt hat. Drehen Sie die Szenen neu und stehen Sie (als Erwachsener) sich selbst als Kind beiseite, schenken Sie sich Vertrauen und Verständnis für die Handlungen anderer Personen, die Sie zeitweilig verlassen haben. Wir sind ab und zu allein, aber einsam sind wir nie. In diesem Bewusstsein lassen Sie Menschen ziehen, ohne Sie länger festzuhalten. Beziehungen sind ebenfalls Teil des »kosmischen Recyclingsystems« aus Kommen und Gehen, aus Werden, Sein und Vergehen – Ihr heiliges Herz weiß dies, und Ihre Hände folgen Ihrem Herzen.

Finger sind die wichtigsten Tastorgane des Körpers, sie sind hochsensibel, filigran und begabt. Jeder Finger hat eine spezifische Symbolik, was bereits in alten Kulturen bekannt war. Gesten und Fingerhaltungen haben von jeher symbolische Bedeutungen für Eingeweihte, und sie werden noch heute bei Tempeltänzen oder Gottesdiensten gezielt eingesetzt, wenn beispielsweise der Papst einen Segen für die Menschen spricht und dabei seine Arme mit den Handflächen nach vorn ausbreitet. Die Praxis von Mudras, die auch »Yoga mit den Fingern« genannt wird, hat erstaunliche Wirkungen, da durch Haltungen und Verbindungen bestimmter

Finger feinstoffliche Energieflüsse und Meridiane angeregt werden. Legt man zum Beispiel die Fingerkuppen von Daumen, Zeige- und Mittelfinger zusammen, sodass sie sich sanft berühren, tritt augenblicklich Konzentration und ein Gefühl der Zentrierung ein.

Finger stehen für die Details des Daseins, was nicht gleichbedeutend mit Kleinigkeiten ist. Finger ertasten die Erfahrungen und sind verbindende Elemente zwischen der Außen- und Innenwelt, also dem, was allgemein für alle Menschen ergreifbar ist, und dem, was individuell über die Wahrnehmung von jeder einzelnen Person dazu individuell im Inneren memoriert wird.

Der Daumen steht für das Ichbewusstsein, den individuellen Intellekt und die dem menschlichen Verstand ureigene Fähigkeit, sich Sorgen – auch um Details – zu machen. Bei Verletzungen am oder Schmerzen im Daumen suchen Sie auf Ihrer Zeitreise nach Auslösern Ihrer Sorgen, »entsorgen« sie diese durch Uploads und »versorgen« Sie sich durch Downloads mit wohligem Urvertrauen auch für die kleinen Dinge des Lebens.

Der Zeigefinger symbolisiert das egohafte, stolze Ich und auch das angstvolle Ego, das mit diesem Finger auf andere zeigt, um von eigenen Unzulänglichkeiten abzulenken oder um sich mit erhobenem Zeigefinger selbstherrlich über andere zu erheben. Erkrankungen oder Schnittwunden am Finger verweisen möglicherweise auf ein momentanes oder generelles Übermaß an Egoismus. Zur raschen Heilung drehen Sie Szenen in Ihrer jüngsten Zeitlinie neu, in denen Sie sich in den ursprünglich auslösenden Situationen imaginär zum Wohle der Beteiligten verhalten; und versuchen Sie, auch künftig rücksichtsvoller und mit Blick auf das Ganze zum Vorteil aller zu handeln.

Der Mittelfinger steht für starke Gefühle, die im Inneren aufwallen, dann ausbrechen und kaum kontrollierbar sind, wie es bei

Rage und bei sexueller Erregung der Fall ist. Es geht dabei vielleicht um relativ harmlose Ärgernisse wie einen weggeschnappten Parkplatz, der Sie den »Stinkefinger« zeigen, also den Mittelfinger erheben lässt. Schmerzen im Mittelfinger machen auf Eigenverantwortung, Unachtsamkeit und unausgelebte Wut aufmerksam, die sich jedoch meist gegen sich selbst richtet, weil man beispielsweise zu spät weggefahren ist und sich nun über einen anderen Autofahrer ärgert und darüber, dass er den Parkplatz belegt. Im Grunde richtet sich jeder Wutausbruch gegen das Selbst, da ein solcher Anfall eine Unmenge an Lebensenergie verzehrt und Situationen kommentiert, die ohnehin vergangen und unabänderlich sind. Nur höchst selten räumt jemand einen Parkplatz, weil ihm ein »Stinkefinger« gezeigt wurde …, allenfalls durch freundliches Zureden.

Auf Ihrer Zeitreise versetzen Sie sich in Szenen, die Sie kürzlich wütend gemacht haben. Vergeben Sie sich und anderen, denn solche Kleinigkeiten wie etwa ein weggeschnappter Parkplatz sind wirklich das Gewese nicht wert.

Der Ringfinger steht traditionell für Beziehungen zwischen dem Ich und dem anderen Du, also Verbindungen, die fruchtbare Lebenserfahrungen bedeuten, egal, ob sie Glück oder Leid bringen. Schmerzen oder Verletzungen dieses Fingers deuten innerhalb einer Beziehung jedoch auf momentane Unachtsamkeit sich selbst gegenüber hin. Erforschen Sie die Auslöser Ihrer Fingerbeschwerden und fragen Sie sich, ob die Partnerschaft wirklich noch eine Verbindung des Herzens oder nur Gewohnheit ist oder ob die Beziehung einer belebenden Auffrischung und einer Neudefinition bedarf.

Der kleine Finger gilt als Symbol für Kommunikation innerhalb des nahen sozialen Umfelds wie Familie oder enge Freunde. Schmerzen im kleinen Finger können ein Thema im privaten

Gruppenumfeld erlösen oder auflösen. Gibt es möglicherweise Konflikte in der Familie um Details? Experimentieren Sie innerhalb Ihres Lebensfilms in der Vergangenheit mit Lösungsansätzen, die dann entweder imaginär oder real in der Jetztzeit ausgeführt zur Initialisierung von Selbstheilungskräften für Ihren kleinen Finger beitragen.

Heilsames Mantra bei Beschwerden in Armen, Händen oder Fingern
»Ich begrüße alle Erfahrungen des Lebens und nutze sie für mein inneres Wachstum.«

14 Der Hals – Wahrhaftigkeit und Authentizität ausdrücken

Körperliche Wertschätzung der Halsregion

Es gibt viele Gründe, die Halsregion des eigenen Körpers angemessen zu würdigen, trägt sie doch offensichtlich den großen Kopf und macht ihn nach fast allen Seiten hin bewegungsfähig, damit unsere Sinnesorgane alle Eindrücke der Umgebung aufnehmen, verarbeiten und wir diese Vielzahl an Informationen zur individuellen Weiterentwicklung nutzen können. Damit jedoch nicht genug, denn der Hals und sein Innenleben tragen noch viel mehr zu unserer Individualität bei. Im Innenbereich der Halsregion liegen lebenserhaltende Organe wie Teile der Luft- und Speiseröhre, die den Körper durch Weiterleitung von Luft und Speisen nähren. Außerdem birgt der Hals die Hormonproduktionsstätte der Schilddrüse in sich, die eine zentrale Rolle in der Energiebereitstellung für unseren Organismus spielt – sie ist der hormonelle Motor des Körpers, denn sie steuert, ob der Stoffwechsel schnell oder langsam läuft.

Das Individuellste des Menschen ist jedoch unsere Fähigkeit, zu sprechen, und das unverwechselbare Timbre unserer Stimme, die im Kehlkopf entsteht. Die Stimmbänder sind bei jedem Menschen kürzer oder länger, und je nach umgebendem Resonanzfeld des Brustkorbs und in Kombination mit der Tiefe der Atmung entsteht bei jedem Menschen eine einzigartige Stimme – und dies gilt momentan für rund sieben Milliarden Individuen auf Erden. Durch Vibration der Stimmbänder entstehen Laute, entstehen Vokale und Konsonanten, die es uns ermöglichen, miteinander zu kommunizieren, Informationen auszutauschen, zu diskutieren, zu streiten oder fröhlich miteinander zu singen. Mit einem Wort: Die Halsregion ist Ausdrucksort unserer Kreativität.

Erkrankungen im oder am Hals sind relativ häufig. Warum ist das wohl so? Liegt es an der exponierten Lage oberhalb des Rumpfes, an der Nutzungsintensität – oder spielen auch hier wieder Emotionen und ihre Verarbeitung eine Rolle?

Geistig-seelische Bedeutung der Halsregion

Der Hals ist die körperliche, aber auch feinenergetische Brücke zwischen Herz und Kopf, denn das Halschakra transformiert, was das Herz fühlt und was der Kopf dazu denkt. Vor jedem Laut, vor jedem Wort oder Satz ist es immer eine ganz persönliche Entscheidung, ob wir unser Herz oder ob wir unseren Kopf sprechen lassen. Diese Abwägung sollte möglichst immer geschehen, weil Worte Schwingungen sind und Energien vom individuellen Inneren in das Umfeld entlässt und dort Resonanzen erzeugen, die zum Ursprung des Klangs zurückkehren, also zum Sprechenden. Wer zornige Worte äußert, dem wird in der Regel auch Aggression widergespiegelt, und wessen Rede liebevoll und herzensehrlich ist, wird solche warmen Resonanzen wohl zurückerhalten. Dem Hals und seiner Sprachfähigkeit kommt daher eine zentrale Rolle zu, wenn es um das eigene Wohlbefinden und um die Atmosphäre des Lebensumfelds geht. Innere Intentionen werden zu Projektionen im Äußeren, und das, was man ausspricht, wird manifest.

Der Hals und das Halschakra stehen für die Manifestation vom Fein- zum Grobstofflichen. Nicht ausgesprochene, unterdrückte Worte können den Körper genauso leiden lassen, wie falsche und unwahre Worte in der Lage sind, ihn krank zu machen, bis dass der Hals im wörtlichen Sinne anschwillt und »zumacht«. Der Hals steht metaphorisch für Wahrhaftigkeit, was nicht nur die Wahrheit als Gegenteil von Lügen und Betrügen umfasst, sondern auch die Wahrhaftigkeit und Ehrlichkeit sowie Authentizität der eigenen Person gegenüber: »Sich selbst treu bleiben« ist das psychosomatische Thema des Halses und der darin liegenden Organe. Sprechen wir immer die Wahrheit aus, die das Herz fühlt? Erkrankungen im Hals weisen auf seelisch-geistige Konflikte hin, die den eigenen Körper blockieren, weil der Hals kaum noch vom Herzen genährt, sondern meist vom Kopf dominiert wird. Was läuft hier schief?

Unser Kopf bewertet permanent, das ist seine ursprüngliche Aufgabe zur Überlebenssicherung. Die permanenten Bewertungen von etwas oder über jemanden sind allerdings auch Urteile oder Vorurteile, die unser Kopf ohne Reflexion auf der Bewusstheitsebene allein fällt – Kopf und Verstand sind allerdings nicht unfehlbar. Unbewusste Urteile werden tagtäglich zigfach vom Hals (gemeinsam mit Mund und Zunge) ausgesprochen, aber unter Umständen empfindet unser Herz ganz anders, weil es aufgrund der tiefen Anbindung an die Urquelle der Schöpfung heilig ist und eine allwissende, höhere Perspektive hat. Mit vorschnellen Bewertungen und Verurteilungen sind wir nicht authentisch und ehrlich zu uns selbst, weil wir uns über andere Menschen erheben. Wir meinen, alles besser zu wissen, und respektieren damit nicht, dass jedes seelenbewohnte Erdenwesen einen eigenen Seelenplan und einen freien Willen für seine Entscheidungen im Leben hat.

Das Herz leidet unter den Urteilen, die der Kopf fällt und die über unsere Stimme ausgesprochen werden – als Folgen blockiert die Energie des Halschakras, und der Kehlkopf, Rachen oder die Stimmbänder werden krank. Diese psychosomatischen Reaktionen erwachsen aus unserem unbewussten Denken und Handeln, und wirklich verrückt daran ist: Jeder von uns, jedes unserer Herzen sehnt sich nach Respekt, Liebe und Anerkennung, die wir selbst jedoch nur sehr selten vergeben, wenn wir vorverurteilen, beurteilen, Noten vergeben oder unablässig über andere lästern. So minimieren wir unsere eigene Herzenskraft und unseren Selbstausdruck.

Der Kopf sollte nicht länger alleiniger Lenker unseres Lebensstils sein. Lassen wir unsere Herzen und unsere Stimmen die Verkünder einer neuen, bewussten Ausrichtung sein. Beginnen können wir beispielsweise damit, nahestehende Menschen nicht permanent zu verbessen, zu bewerten und so respektlos zu verurteilen. Ein solches Verhalten ist keine Liebe, denn Liebe heißt lassen, und Liebe heißt loslassen. Gelingt dies nach einiger Praxis, zu der wir uns immer ermahnen müssen, ganz gut, ist eine weiterführende Aufgabe unsere Haltung des »Nichtbewertens« auch außerhalb des vertrauten Freundes- und Familienkreises umzusetzen. Wir sollten also nicht mehr Kollegen oder Vorgesetzte be- respektive abwerten, ebenso wenig wie die mürrische Verkäuferin beim Bäcker oder den gestressten Autofahrer auf der Straße. Was wir für dieses achtsame Verhalten bekommen, ist Wahrhaftigkeit gegenüber dem eigenen Selbst, ist die Liebe des Herzens zum »So-Sein« und das wundervolle Gefühl, die gleiche, harmonische Schwingung aus dem Resonanzfeld zurückzuerhalten. Warum sollte dann jemals wieder die Halsregion als Brücke zwischen Herz und Kopf blockieren?

Ein weiser Spruch affirmiert: »Je edler das Herz, desto bescheidener der Hals.« Die Tradition, Goldgeschmeide um den Hals zu tragen, begann in Frühzeiten und sehr alten Kulturen, die bereits wussten, dass Gold ein abwehrkräftestärkendes Metall ist. Unsere Immunabwehr erstarkt, wenn wir authentisch und liebevoll sind. Goldketten wurden angelegt, um wahrhaftig zu bleiben und über das Gefühl einer Kette am Hals immer daran erinnert zu werden, ohne Verurteilungen wahrhaftig und treu bei sich zu bleiben, statt über andere Urteile zu fällen. Goldketten hatten früher also weniger mit Statussymbolen und Unbescheidenheit zu tun. Wie wir wissen, ging diese Haltung im Laufe der Geschichte verloren, als die Menschen begannen, »den Hals nicht voll genug zu kriegen«. Gier war und ist ein zentraler Krankmacher, nicht nur in der Halsregion.

Die geistig-seelische Bedeutung dieses Körperbereichs liegt in der Überzeugungskraft, wenn Denken, Handeln und Sprache aus einem Guss sind, und die Gussform ist das goldene, liebevolle Herz.

Beispiele für körperliche Beschwerden in der Halsregion und mögliche geistig-seelische Gründe
Allgemeine Beschwerden im Hals stehen für eine Imbalance zwischen den Gedanken des Kopfes und dem Empfinden des Herzens.

Halsentzündungen deuten auf »einen Kloß im Hals« oder »einen dicken Hals« im Sinne von Ablehnung hin. Die Schleimhaut oder Seitenstränge des Rachens entzünden sich (über Mandelentzündungen sprechen wir im Kapitel »15. Der Mund«). Oberflächlich betrachtet, mögen die Ursachen dafür äußere Begebenheiten sein, die Sie ablehnen und aufregen oder die Sie in Rage versetzen könnten. Die psychosomatischen Zusammenhänge wurzeln unter Umständen tiefer: Es erzürnt Sie etwas, weil Sie sich in Ihren eigenen Bewertungs- und Urteilssystem verfangen haben und andere diesen Bewertungen nicht Folge leisten.

Suchen Sie bei akut auftretenden Halsschmerzen während Ihrer Meditationszeitreise nach Begebenheiten, in denen Sie kürzlich vorverurteilt und sich damit selbst den Hals verklebt haben. Lösen Sie sich von Ihren Bewertungsparametern, an denen Sie bisher anhafteten und mit denen Sie sich selbst beschränk(t)en. Uploaden Sie jegliche Vorstellungen von dem, wie etwas oder jemand zu sein habe, und bitten Sie um Selbstreflexion und lichtvolle Erkenntnis, bevor Sie zu sich oder anderen unaufrichtig sind, etwas Unwahres sprechen oder verurteilen. Manchmal treten solche Hinweise des Himmels als leichtes Klingeln im Ohr auf – wenn Sie dies hören, überlegen Sie bitte noch einmal, bevor Sie etwas aussprechen, was Sie vielleicht hinterher bereuen könnten.

Hashimoto-Thyreoiditis ist eine Entzündung des Schilddrüsenfunktionsgewebes. Sie ist benannt nach dem japanischen Arzt Hakaru Hashimoto, der diese gesundheitliche Störung Anfang des 20. Jahrhunderts erstmals beschrieb. Sie wird als Autoimmunerkrankung eingestuft, was tatsächlich bedeutet, dass das eigene Immunsystem unsere Körpersubstanz im Inneren angreift. Aus psychosomatischer Perspektive betrachtet, deuten Autoimmunkrankheiten auf starke innere Konflikte hin, bei denen kein Einklang zwischen dem Seelenplan und der gelebten Wirklichkeit gefunden wird, es besteht Entscheidungsangst. Bei Hashimoto betont die geistig-seelische Symbolik der Erkrankung diesen inneren Zwiespalt noch extremer, da die Schilddrüse ein symmetrisch aufgebautes Organ ist, das eine Schmetterlingsform und eine Art Spalt in der Mitte hat. Hashimoto bedeutet, dass die beiden Flügel des inneren, schönen Schmetterlings sich nicht mehr harmonisch gleichen und im Gleichklang miteinander schwingen.

Mögliche Ursachen dafür sind grundsätzliche Lebensentscheidungen in maßgeblichen Abschnitten unserer Biografie, die der Kopf durch virtuelle Pro-und-kontra-Listen nicht zu treffen vermag, da auf beiden Seiten gleich überzeugende Argumente stehen. Sie befinden Sie sich vielleicht in einem Prozess des Hin-und-her-gerissen-Seins, aus dem es offenbar kein Entrinnen gibt. Die Schilddrüse als hormoneller Motor spielt verrückt. Mal wird zu viel, mal zu wenig Thyroxin ausgeschüttet, mal sind Körper und Psyche high, mal total down. Die Lösung: aufs Herz hören und die Für-und-wider-Abwägung aufgeben. Da es um wegweisende Entscheidungen des Lebens geht – zum Beispiel Kinder bekommen oder doch weiterstudieren und sich einen Doktortitel erarbeiten –, sollte der Verstand nicht der alleinige Entscheider sein, denn es geht bei der Hashimoto-Symptomatik darum, sich selbst, dem Seelenplan (nicht dem Kopfplan!) und den tiefen Wünschen des Herzens treu zu bleiben.

Meditieren Sie und besuchen Sie den Ort Ihres heiligen Herzens. Eliminieren Sie während einer Zeitreise Erwartungen anderer Menschen an Sie und uploaden Sie rationale Ansprüche und Argumente zu Ihrer Lebensentscheidung. Ihr heiliges Herz allein kennt Ihren Weg – vertrauen Sie Ihrem höheren Selbst, das in Ihrem Herzen wohnt.

Eine Retreatteilnehmerin berichtete mir beim ersten Zusammentreffen zum Einzel-Seelen-Coaching von ihrer Hashimoto-Diagnose. Körperlich wechselten ihre Energieformen zwischen tageweise müde und abgespannt zu aufgepeitscht und überdreht. Die junge Frau hatte drei Semester zuvor mit dem Studium der Zahnmedizin begonnen, weil ihre gute Abiturnote ihr diesen Weg ermöglichte. Dennoch war sie nach eigenen Angaben unglücklich mit der Fachrichtung, sie fühlte sich unwohl unter den Kommilitonen, Professoren und mit den Studieninhalten.

Sie hatte sich zum zehntägigen Retreat bei mir auf einer Malediveninsel angemeldet, um zu sich zu kommen, um herauszufinden, was ihr Herz begehrte und wie sie mit dem Studium weiter verfahren sollte, denn sie fühlte sich innerlich aufgewühlt, regelrecht hin und her gerissen. In Einzelsitzungen arbeiteten wir an ihren Visionen und Herzenswünschen und fanden heraus, dass sie ein äußerst kreativer und künstlerischer Mensch war. Während einer Zeitreise sah die Klientin Szenen im Haus der Eltern, die sie bereits in frühen Schuljahren auf ein sicheres und solides Studium und einen entsprechenden Beruf hin prägten, sodass in den Jahren bis zum Abitur gar kein Gedanke an einen anderen Studiengang als Medizin oder Zahnmedizin aufkam.

Wir veränderten die Szenen und befreiten die Retreatteilnehmerin mit einem Upload des Glaubenssatzes »Alle anderen Studiengänge als Medizin sind unsicher und unwirtschaftlich«. Bei einer weiteren Sitzung sah sich die junge Frau während einer Meditation in einem Atelier, wo sie zeichnete und Texte schrieb. Während der nächsten Tage begann sie Modeskizzen zu zeichnen, die sie zu Hause wie früher schon als Gemälde und als genähte Kleidungsstücke umsetzen wollte. Noch auf der Insel traf sie die Entscheidung, die Fakultät zu wechseln und Kunst zu studieren.

Sie berichtete mir später, dass das erwartete Entsetzen ihrer Eltern ausblieb, da diese die Entscheidung ihres Kindes als eine Entscheidung des Herzens anerkannten. Binnen Kurzem erhielt sie einen Praktikumsplatz bei einer Modezeitschrift und begann einen eigenen Modeblog im Internet zu schreiben. Die Hashimoto-Symptome sind abgeklungen, und die junge Dame fühlt sich mittlerweile körperlich ausgewogen und mental zufrieden, ja, glücklich.

Schilddrüsenüber- oder -unterfunktion symbolisieren gemeinhin ein Zuviel, das die Betroffenen anstreben, oder ein Zuwenig, das sie sich gönnen.

Schilddrüsenüberfunktion ist das Sinnbild für Hyperaktivität, betrifft also Menschen, die nie entspannen können, die permanent denken und etwas machen und auch in ihrer Freizeit mal eben zwanzig Kilometer joggen und dann immer noch nicht müde und in ihrem Kopf ausgeglichen sind. Mediziner erklären diese innere Nervosität durch eine erhöhte Ausschüttung des Schilddrüsenhormons Thyroxin, das den Stoffwechsel des Körpers hochfährt und auf Trab hält. Psychosomatisch gesehen, beginnt diese Fehlfunktion durch geistig-seelische Imbalance: Jemand möchte sich nicht mit sich selbst beschäftigen und verliert den Bezug zu sich durch Aktivität, der die Schilddrüse durch vermehrte Hormonausschüttung gerecht wird.

Als Betroffene fragen Sie sich: »Was treibt mich unablässig an?«, »Wovor laufe ich weg?«, und suchen Sie in Ihrer Zeitlinie nach Ereignissen, die Sie dahin gehend geprägt haben, immer aktiv zu sein. Wurden Sie von den Eltern, Lehrern oder Trainer während Ihrer Kindheit zu Ehrgeiz und Hochleistung erzogen? Umarmen Sie sich selbst in Ihren Visualisationen und machen Sie sich bewusst, dass Sie liebenswert sind und sich selbst lieben auch ohne Leistungsrekorde in Arbeit und Privatleben. Rezitieren Sie immer wieder das empfohlene Mantra, um sich an Ihre Selbstbestimmung zu erinnern.

Schilddrüsenunterfunktion ist ein Sinnbild für ein Zuwenig von allem im Leben. Die Betroffenen fühlten und fühlen sich immer benachteiligt, sie kamen häufig schon als Kind zu kurz und leben diese Prägung in der Jetztzeit weiter, indem sie eigene Wünsche, die man sich als Erwachsener durchaus selbst erfüllen kann, stets hintanstellen (beispielsweise zugunsten des Partners, der Kinder oder allgemein zugunsten der Familie oder anderer). Solche Gedankenmuster richten sich irgendwann gegen das eigene Selbst, und man fährt, vom Umfeld vielfach unbeachtet, die ganze Lebensenergie nach unten. Die Schilddrüse produziert zu wenig Thyroxin, was den Kreislauf beeinflusst und den gesamten Stoffwechsel minimiert.

Verändern Sie Ihre prägenden Lebensszenen während Ihrer Zeitreisen und versorgen Sie Ihr inneres Kind. Erinnern Sie sich beispielsweise an Szenen mit Eltern und Geschwistern, während denen Sie sich ein leckeres Eis wünschten und es nicht bekamen? Kaufen Sie sich imaginär ein leckeres Eis, und kümmern Sie sich um Ihre Wünsche als Kind. Wünschten Sie sich einen kleinen Elefanten …? Setzen Sie Ihr inneres Kind in der Vorstellung auf einen Elefanten im Zoo. Downloaden Sie die nötige Lebenskraft mit Sätzen wie den folgenden:

> *Von der Urquelle des Lichts und der Schöpfung von allem, was ist, erbitte ich jetzt sofort einen Download für mich, XY [vollständigen Namen nennen], von Fülle und Liebe, die ich mir selbst gönne und zuteilwerden lasse.*
>
> *[Pause]*
>
> *Danke, es ist getan, es ist getan, es ist getan.*

Stimmbandentzündungen sind tiefer im Hals gelegene Erkrankungsformen, die mit Stimmverlust oder Heiserkeit einhergehen und gleichsam tiefere psychosomatische Symboliken haben. Die Stimme versagt. Sie sind sprachlos, es verschlägt Ihnen im wahrsten Sinne des Wortes die Sprache. Ein emotionaler Schock verursacht dies, der verschiedene Ursachen haben kann, meist jedoch mit extremen Enttäuschungen durch andere Menschen einhergeht. Werden Sie gemobbt oder verbreitet jemand Lügen über Sie? Wurden Sie von Ihrem Lebenspartner betrogen oder gibt es ein anderes recht zeitnahes Ereignis in der Zeitlinie, das Sie ungeheuerlich erschüttert hat?

Lassen Sie das Krankheitssymptom der Sprachlosigkeit vorläufig zu, schweigen Sie, aber suchen Sie auf der Zeitreise nach Begebenheiten, die es ausgelöst haben, falls der Auslöser des Schocks nicht ohnehin offensichtlich ist. Sprechen Sie imaginär aus, was

Sie zu der Angelegenheit sagen wollen, aber lassen Sie eine gesunde Mischung aus Kopf und Herz sprechen. Aufklärung und Aussprache in der Jetztzeit folgen, wenn Ihr Körper den Schock mithilfe von Heiserkeit oder zeitweiligem Stimmverlust kompensiert und transformiert hat. Uploaden Sie Ihre Erwartungshaltungen an andere Menschen, die ebenfalls von Prägungen und Glaubenssätzen geformt sein können. Wenn Sie nichts erwarten, können Sie auch nicht mehr enttäuscht werden.

Heilsames Mantra bei Beschwerden im Hals
»Ich bestimme mein Leben, und mein Selbstausdruck ist wahrhaftig.«

15 Der Mund – Gedanken und Genuss erspüren

Körperliche Wertschätzung des Mundes

Der Mund ist eine Höhle und – so die Lippen sich weit öffnen – die größte Öffnung unseres Körpers. Er ist sozusagen das Tor zum Inneren, in dem Pizza, Latte macchiato, Wein und andere Gaumenfreuden willkommenen Einlass finden. Falls Ihnen bereits jetzt beim Lesen dieser kurzen Aufzählung »das Wasser im Munde zusammenläuft«, erspüren Sie eine der wichtigsten körperlichen Funktionen des Mundes, denn er ist nicht nur Empfangsstelle für Nahrung, sondern auch erster Ort der Vorverdauung und ein Tempel für den Genuss. Der Speichel im Mund beginnt beim Anblick oder Geruch oder auch nur Gedanken an eine Köstlichkeit zu fließen, damit beim Zerkauen der Nahrung bereits die Aufspaltung von Kohlenhydratmolekülen initiiert wird, um im Anschluss den zerkauten Nahrungsbrei über die Speiseröhre in den Magen rutschen zu lassen. Die Höhle des Mundes ist außerdem mit dem Rachen zusammen eine Klanghöhle, in der durch Ausatmung mit Vibration der Stimmbänder und mithilfe der Zunge und Lippenformung Laute und Worte entstehen. Damit wir unsere Laute selbst besser hören können, besteht unter anderem eine Verbindung zwischen Rachen und dem Ohr, die »Ohrtrompete« oder »Eustachische Röhre« genannt wird (nach Eustachius, der das

Organ im Jahr 1562 erstmals detailliert beschrieb und darstellte). Die im Hintergrund der Mundhöhle liegenden Mandeln vibrieren ebenfalls, während der Mensch sich artikuliert, sie sind jedoch Teile des lymphatischen Systems mit Abwehraufgaben, was sich beispielsweise bei Überforderung über eine Mandelentzündung ausdrücken kann.

Weitere sichtbare Attribute des Mundes sind die Zähne, die nach aktuellem Schönheitsideal möglichst weiß, wohlgeformt und natürlich gesund zwischen den Lippen sichtbar sein sollten. Zwischen den Zähne und den Organen gibt es reflektorische Verbindungen ähnlich denen, die wir aus der Fußreflexzonentherapie kennen. Jeder Zahn steht für ein spezifisches Organ, und beide können sich gegenseitig im Krankheitsfall beeinflussen. Ist ein Zahn kariös, hat er eine Entzündung an der Wurzel und wird dies nicht behandelt, kann sich dieses Störungsfeld auf das korrespondierende Organ auswirken. Diese Verknüpfungen sind heute von Zahnärzten anerkannt und gehören zum medizinischen Grundwissen. Die Psychosomatik in Sachen Zähne geht allerdings noch eine Ebene tiefer.

Geistig-seelische Bedeutung des Mundes

Es gibt Testreihen, die nachweisen, dass der erste Blick, die erste Wahrnehmung der Mund im Gesicht des anderen Menschen ist. Die rosaroten Lippen in Kombination mit strahlenden Zähnen und einem freundlichen Lächeln lassen Assoziationen an die ersten Wahrnehmungen von Mutter und Vater in uns aufsteigen, und in der Regel erzeugt dies ein tiefes Wohlgefühl und Vertrauen. Vermutlich versuchen Frauen aus diesem Grund, ihre Lippen mit entsprechenden Farben und Glanz hervorzuheben. Weiche, wohlgeformte Lippen ohne Risse oder spröde Haut empfinden wir als angenehm und einladend.

In den Anfängen der Menschheitsgeschichte wurde vorgekauter Nahrungsbrei vom Mund der Mutter zum Baby weitergegeben. Aus dieser Verhaltensweise entstand nach der Entdeckung, wie man Feuer macht, und der Erfindung von »Babynahrung« der zärtliche Austausch von Küssen – eine Geste, die weltweit unter allen Völkern praktiziert wird und mit der wir tiefe Zuneigung ausdrücken. Genuss und Lust treffen sich sozusagen in der Mundhöhle, und in dieser Kombination liegt auch die psychosomatische Bedeutung von Erkrankungen oder Schmerzsymptomen des Mundes. Über den Mund wird Geschmack von Essen oder vom »sexuell kompatiblen« Partner erspürt. Was nicht schmeckt, wird verworfen oder ausgeworfen. Im übertragenen Sinne gibt es im heutigen Lebensstil eine ganze Menge von Dingen, die »uns nicht schmecken«, aber dennoch geschluckt werden, sodass unser Geist oder unsere Seele irgendwann Nein sagt und unser Körper uns dies mit Krankheitssymptomen signalisiert.

Nächtliches Zähneknirschen ist ein Zeichen dafür, dass wir einiges zu beißen haben, dass in uns etwas verkrampft ist und wir Sorgen und Druck empfinden. Über den Mund finden Entscheidungen zwischen Genuss und Wohltat einerseits und Durchbeißen, Hinunterschlucken oder Ausspucken im Sinne des Protestierens statt. So ist unser Mund metaphorisch ausgedrückt ein Testgebiet für Grobstoffliches, Biochemisches und auch für Feinstoffliches, denn Gedanken und Vorstellungen werden normalerweise vorab durchdacht und vom Mund symbolisch durchgekaut, bevor sie wohlformuliert ausgesprochen werden. Bei einem Geistesblitz entfährt dem Mund ganz unwillkürlich ein »Ah!«, »Aha!« oder »Oh!«, womit einer Erkenntnis ad hoc Ausdruck verliehen wird.

Erkrankungen von Lippen, Mund und Zähnen entstehen beispielsweise durch folgende interessanten psychosomatischen Zusammenhänge.

Beispiele für körperliche Beschwerden im Mund und mögliche geistig-seelische Gründe

Allgemeine Beschwerden am oder im Mund deuten auf schwelende Konflikte zwischen der im Inneren liegenden Gefühlswelt und äußeren Ereignissen hin, die nicht in Worte gefasst werden können. Die Symptome stehen für Verschlossenheit, die zeitweilig nötig ist, wenn man viel zu verarbeiten und zu schlucken hat, was sich bereits durch trockene Lippen, Risse in den Mundwinkeln oder Aphthen (partielle Entzündungen der Mundschleimhaut) zeigen kann.

Lippenbläschen entstehen unter mentalem Stress, der das Abwehrsystem des Körpers schwächt. So können die sogenannten Herpes-Schläferviren (Varizellen, zu denen auch Windpocken oder Auslöser der Gürtelrose gehören) vom Immunsystem nicht mehr in Schach gehalten werden und brechen sich Bahn. Metaphorisch betrachtet, will der Mund und wollen damit Geist und Körper nichts mehr aufnehmen, »man hat den Mund voll«, und die Lippen zeigen mit den Herpes-simplex-Bläschen diese Barriere deutlich wie eine Schranke, die in einem Parkhaus heruntergelassen wird, wenn es voll ist. Der Genuss der aktuellen Lebensumstände ist gestört.

Suchen Sie bei der Zeitreise nach aktuellen Auslösern in der näheren Vergangenheit, aber auch nach Situationen und Anforderungen, in denen Sie über einen längeren Zeitraum zu viel hinunterschlucken oder sich durchbeißen mussten. Gönnen Sie sich eine Auszeit, treten Sie kürzer, und sprechen Sie zuerst für sich selbst aus, was Ihnen zu viel ist. Wenn Sie die inneren Bilder Ihres Kinofilms mithilfe Ihrer Fantasie verändern und manifestieren, fällt Ihnen der reale Ausdruck in der Jetztzeit leichter. Bitten Sie über Downloads für überzeugende Expressionskraft, und Sie werden Ihre Gesprächspartner mit der Wahrhaftigkeit Ihres Herzens zur Einsicht bewegen können. Dieser Gesprächspartner kann durchaus auch Ihr eigenes Selbst sein, das sich permanent zu viel abverlangt, bis der Mund dichtmacht.

Mandelentzündungen entstehen, wenn innerlich etwas brennt, was zornig macht und nicht ausgesprochen wird, oder wenn eigene Vorstellungen und Ideen keinen Weg nach außen finden, weil man sich nicht traut, darüber zu sprechen.

Suchen Sie auf Ihrer Zeitreise nach zeitnahen Wünschen und Vorstellungen, die Sie verwirklichen möchten, und erforschen Sie die Ursachen oder Umstände, die Sie daran hindern. Eliminieren Sie diese inneren oder äußeren Hindernisse durch Szenenmodifikation – oft lösen sich die Blockaden dann durch positive Schwingungsveränderungen im Äußeren wie Inneren, und die Mandelentzündung klingt im wieder harmonisierten Schwingungsfeld ab. Wenn Worte und Diskussionen liebevoll statt im Zorn formuliert werden, wirken sie befreiend und setzen positive Veränderungen in Gang.

Eine Klientin wandte sich an mich, da sie seit geraumer Zeit in wiederkehrenden Abständen von zirka sechs Wochen an Mandelentzündungen litt, die nicht mit Erkältungserscheinungen einhergingen. Die vom Arzt verordneten Antibiotika hatten ihre Wirkung verloren, und die Patientin sehnte sich nun nach ausheilenden Therapien. Mithilfe von Zeitreisen suchten wir entlang der Zeitlinie nach den jeweiligen Auslösern ihrer Mandelentzündungen und fanden diese stets in Szenen des Arbeitsumfelds. Ein halbes Jahr zuvor hatte der Abteilungsleiter gewechselt, und die vormals homogene Abteilung aus wohlwollenden Kollegen hatte sich in zwei Lager gespalten. Gerüchte gingen um, die Mitarbeiterzahl der Abteilung sollte reduziert werden, und so entstanden Neid, Missgunst und

Mobbing unter den Kollegen. Alle sechs Wochen fand ein großes Abteilungsmeeting mit allen Teamleitern und dem Abteilungschef statt. Nach diesen Meetings erkrankte die Patientin jeweils an der Mandelentzündung. Sie litt unter der negativen Arbeitsatmosphäre und fühlte sich in ihrem Aufgabenbereich, den sie bisher stets mit Bravour gemeistert hatte, ungerecht behandelt und von ihrer Teamleitung sowie von Kollegen gemobbt. Da der neue Chef sie kaum kannte, stand auch er ihr nicht zur Seite. Sie empfand aufgrund dieser Situation Zorn und Hass, es brannte ihr regelrecht im Hals, aber sie konnte die Emotionen in den Meetings nicht äußern, schluckte ungerechtfertigte Anschuldigungen hinunter und hoffte darauf, dass alles nach einiger Zeit besser werden würde.

Als Erstes veränderten wir imaginär die Szenen der Abteilungsmeetings, indem sie während der Meditation laut aussprach, was sie belastete, wie sie auch sagte, dass andere Lügen über sie verbreiteten. Dank dieser imaginären Veränderungen in der Zeitlinie richtete sich ihr Zorn nicht mehr gegen sich selbst und blieb nicht mehr in ihrem Hals stecken. In mehreren Uploads lösten wir die zahlreichen emotionalen Verletzungen und Enttäuschungen, die ihr von den Kollegen zugefügt worden waren.

Nach einem Download von Selbstbewusstsein und Willensstärke bat sie ihren neuen Chef um ein »Vieraugengespräch«. In der Nacht zuvor machte ihr Hals wieder zu, sie hatte Schmerzen, aber keine Mandelentzündung. Im Gespräch mit ihrem Chef stellte sie die Situation aus ihrer Sicht dar und welche krank machende Belastung diese Arbeitsatmosphäre für sie bedeutete. Ihr Vorgesetzter war allerdings der Meinung, dass jemand, der sich neuen Gegebenheiten nicht anpassen könne, wohl fehl am Platze sei. Immerhin bot er meiner Patientin einen Aufhebungsvertrag an, den sie schließlich nach einigen Verhandlungen über Anwälte annahm, da sie ohnehin beschlossen hatte, das Anstellungsverhältnis zu kündigen. Ihre langfristige Gesundheit war ihr wichtiger.

Nach einer Auszeit, in der keine Mandelentzündungen mehr zu beklagen waren, fand die Klientin einen neuen Arbeitsplatz, wo alle Kollegen in einem kleinen Team freundlich und respektvoll miteinander umgehen und konstruktiv zusammenarbeiten.

Parodontitis symbolisiert die Wut auf sich selbst, nicht für sich und seine Entscheidungen und Wünsche einzustehen. Ändern Sie bei allen Arten von Zahn- und Zahnfleischproblemen nötigenfalls bereits gefallene Entscheidungen im Einklang mit Ihrem Herzen und lassen Sie selbstverständlich Ihre Zähne vom Zahnarzt behandeln.

Zahnschmerzen und -entzündungen allgemein zählen zu den gefürchtetsten körperlichen Beschwerden, da sie wirklich zermürbend sein können. Die Zähne stehen für unsere Entscheidungen im Leben: Sie sind Symbole für einschneidende Umbrüche in unserer Biografie, die nicht selten mit dem Verlust eines Zahns einhergehen, beispielsweise die Geburt eines Kindes oder der Beginn eines neuen Lebensabschnitts. Jedes Zahnweh kann reflektorisch auch im Zusammenhang mit dem vom Zahn beeinflussten Organ und dessen psychosomatischer Bedeutung interpretiert werden. Allgemein geht es bei Zahnschmerzen jedoch entweder um die Unfähigkeit, eine Entscheidung zu treffen, oder um die Nichtakzeptanz einer Entscheidung, die bereits gefällt worden ist.

Begeben Sie sich bei Zahnschmerzen auf die Suche nach Entscheidungen, die Sie getroffen haben oder die Sie betreffen. Machen Sie sich bewusst, dass ein falscher Entschluss jederzeit revidiert werden kann, besonders wenn Sie ihn selbst getroffen haben und dann zeitnah Zahnprobleme auftreten. Erforschen Sie während Ihrer Meditationszeitreise, worum genau es geht, und hören Sie auch in dieser Angelegenheit besser auf Ihr Herz, statt sich Entscheidungen aus rationalen Erwägungen vom Kopf aufzwingen zu lassen und deswegen »die Zähne zusammenzubeißen«.

Übersicht der Wechselbeziehung zwischen Zähnen und Organismus

Die linke und rechte Zahnreihe beeinflussen jeweils die linke und rechte Körperhälfte. Die in der Tabelle aufgeführten Nummerierungen beziehen sich auf jeweils ein Viertel des Gebisses.

Zähne	Organischer Bezug
Schneidezähne (Zähne Nr. 1 bis 2)	Fuß, Knie (hinterer Teil), Steißbein, Kreuzbein, Lendenwirbel, Blase, Harnleiter, Niere, Stirnhöhle
Eckzähne (Zahn Nr. 3)	Flanke, untere Brustwirbel, Leber, Gallenblase, Auge
Backenzähne (Zähne Nr. 4 bis 7)	Großzehengelenk, Knie (vorderer Teil), obere Brustwirbel, Dickdarm, Bauchspeicheldrüse, Magen, Lungenflügel, Hand, Ellbogen, Schulter, Halswirbel, Kieferhöhlen
Hinterer Backenzahn (Zahn Nr. 8)	Zehen, Dünndarm, Herz, Finger, Nase, Kieferhöhlen

Heilsames Mantra bei Beschwerden im Mund

»Ich will in Liebe sprechen und werde Liebe empfangen.«

16 Die Sinnesorgane – Vergangenheit, Gegenwart und Zukunft vereinen

Körperliche Wertschätzung von Ohren, Nase und Augen
Die Sinnesorgane sind unsere Tore zur Außenwelt, mit denen wir Unmengen von Eindrücken aus der Umwelt wahrnehmen, die anschließend von unserem Gehirn interpretiert sowie gespeichert werden. Impressionen wie »Gefahr!« oder »Das ist wunderschön« führen zu entsprechenden Reaktionen, die über Reflexe schnell oder über das Hormonsystem eher »gemütlich« vom Körper ausgeführt werden. Außerdem werden während dieser Prozesse irgendwann und irgendwo Emotionen in Verbindung mit den Impressionen abgespeichert. Das Geräusch eines heranrasenden und hupenden Autos wird als Gefahrensignal mit Schrecken und Angst und mit höchster Konzentrationsstufe verknüpft. Der Blick über einen mit Palmen gesäumten Sandstrand am türkisfarbenen Meer führt zu körperlicher Entspannung und einem Glücksgefühl.

Unsere Sinnesorgane sind ohne Pause im Einsatz, selbst wenn wir die Augen zum Schlaf verschließen, beschäftigen sich die Sehnerven noch mit Bildern des erlebnisreichen Tages oder den sehr schwer zu verarbeitenden bewegten Bildern von Fernsehsendungen, Filmen und Computerspielen, die einen Großteil des Gehirns auch nachts beanspruchen und zu unruhigem Schlaf führen.

Ohren und Nase arbeiten ebenfalls weiter in der Nacht, wenn auch reduziert. Das im Innenohr liegende Gleichgewichtsorgan meldet permanent die Lage des Körpers im Verhältnis zur Erde und ihrer Schwerkraft. So sorgt das Ohr für körperliche Balance im Leben.

Tast- und Geschmackssinn ruhen im Schlaf, sind aber nötigenfalls auch des Nachts bereit zur Aufnahme von Eindrücken und Meldungen ans Gehirn, beispielsweise wenn der Körper berührt wird.

Tagsüber spielen alle Sinne zusammen und kommen im neuzeitlich-hektischen Lebensstil ihrer Meldepflicht nach, sind aber zunehmend mit den zu verarbeitenden und interpretierenden Informationen überfordert, da eine Unterscheidung zwischen Lebenswichtigem und Nichtigkeiten kaum noch möglich ist. Demzufolge können Erkrankungen der Sinnesorgane unseren gesamten Organismus lahmlegen oder bei Ausfall einzelner Sinne mindestens die Lebensqualität sehr einschränken. Die Schöpfung hat für den Fall eines Ausfalls vorgesorgt und uns mit zwei Augen und Ohren ausgestattet, denn gerade in diesen Bereichen können schmerzhafte wie langwierige Erkrankungen auftreten.

Geistig-seelische Bedeutung von Ohren, Nase und Augen

Es geht um Vergangenheit, Gegenwart und Zukunft und den harmonischen Ausgleich dieser Zeitperioden, wenn wir unsere Sinnesorgane holistisch betrachten. Der Mensch vermag seine Zeitlinie bewusst in der Vergangenheit und der Gegenwart wahrzunehmen und sogar mittels Projektion oder Visualisation in die Zukunft zu blicken. Die Wahrnehmung mit allen Sinnen ist eine fragile Fähigkeit, denn die Interpretation und Projektion unseres Geistes kann durchaus Täuschungen und Illusionen unterliegen.

Der feinenergetische Zufluss zu unseren Sinnesorganen erfolgt über das Stirnchakra, das auch das »Dritte Auge« oder »Auge der Erkenntnis« genannt wird. Alle Meditationsarten und auch die geistige Form des Yoga befassen sich mit der Läuterung dieses Energietors, um unsere Bewusstheitsgrade und holistische Wahrnehmung zu erhöhen. Heutzutage ist das Dritte Auge bei den meisten Menschen in seinem Energiefluss gestört, da exorbitant viele Eindrücke des Alltags die höhere Wahrnehmung des Göttlichen verdrängen.

Der denkende Mensch interpretiert permanent und unterliegt so ständig Sinnestäuschungen und Illusionen, die uns wie die Sirenen in der Odyssee verwandeln und von unseren wahren Zielen und Seelenplänen abhalten.

Eine Erzählung aus der spirituellen Yogatradition erläutert, wie unsere Wahrnehmung und die Sinne entstanden sind: Die ursprüngliche Heiligkeit und Perfektion des Menschen bestand aus Einheit mit der Schöpfung und zentrierter Ruhe und Gelassenheit. Es gab nur das So-Sein und keine Interpretation dieses Zustands.

In der Erzählung waren König und Königin als Einheit in Harmonie miteinander verschmolzen, sie ruhten in sich und standen im Gleichklang mit dem Universum. Eines Tages begann sich die Königin aus der ruhenden Mitte zu lösen, weil sie die Aufmerksamkeit ihres Königs erfahren und spüren wollte. Sie begann ihre Mitte und damit ihren König zu umkreisen, doch der König ruhte weiter unbeweglich und ohne Wahrnehmung sowie ohne Drang nach Erfahrung. Die Königin hatte den Wunsch, sich selbst und ihre Umwelt zu erfahren, und sie tanzte weiter kreisend um das ursprüngliche Zentrum ihres Seins. Mit jeder Umkreisung entwickelte sie neue Fähigkeiten. Sie begann zu tasten, zu hören, zu riechen und zu schmecken. Sie begann zu sehen und bewegte sich staunend und tanzend immer weiter fort von ihrer Mitte, vom König, der ruhte und unbeweglich blieb.

Mit ihren Sinnen nahm die Königin nun alles wahr, was es wahrzunehmen gab, dabei entfernte sie sich immer weiter von ihrem Ursprung. Als sie schließlich innehielt und zurückblickte, war sie so weit von ihrem Wesenskern entfernt, dass sie sich nicht mehr erinnern konnte, wo und warum ihr Tanz begonnen hatte. Mit jeder Umdrehung hatte sie sich mehr und mehr in die Illusionen der Sinneswahrnehmungen begeben, bis ihre Herkunft und der ursprüngliche Grund ihres Seins verschleiert waren.

An diesem Punkt der verschleierten Wahrnehmungen stehen die Menschen heute. Nach der philosophischen Lehre des Yoga ist es der einzig mögliche Weg zurück zur eigenen Mitte und dem ursprünglichen Wesenskern des Seins, den Tanz der Königin Drehung um Drehung rückwärts zu tanzen und die Sinneswahrnehmungen mit jeder Umkreisung wieder zu minimieren und zurückzuziehen, damit wir unseren wahren Ursprung ohne Illusionen und Schleier der Wahrnehmung erkennen mögen.

Die Augen werden symbolisch der Zukunft zugeordnet, da sie nach vorn und in die weite Ferne ausgerichtet sind. Zusammen mit der Imaginationsfähigkeit des Geistes vermögen sie Begebenheiten zu erblicken, die im Nebel der Weite liegen und noch nicht stattgefunden haben. Probleme mit dem Sinnesorgan Augen verdeutlichen, dass man einiges oder vieles, was wir im persönlichen Leben sehen, nicht mögen beziehungsweise ablehnen. Erkrankungen der Augen stellen Chancen dar, unsere Schleier der Wahrnehmung zu lüften und uns aus manch einer Illusion zu befreien.

Man sagt: »Die Augen sind die Fenster zur Seele«, und wenn wir jemandem tief in die Augen schauen, können wir das wahre Wesen eines Mitmenschen erkennen. Über die Augen werden sogar unwillkürlich Gefühle ausgedrückt: Sie verengen sich bei

Konzentration oder Missfallen, wird eine andere Person jedoch als sympathisch empfunden, werden die Pupillen ganz weit, damit jedes Detail des anderen liebevoll ins eigene Innere aufgenommen werden kann.

Die Augen zählen zu dem Individuellsten des Menschen, und heute weiß man, dass jedes Augenpaar der rund sieben Milliarden Erdenbürger ebenso ein Unikat ist wie ihre Stimme. Wenn die Augen erkranken, wird dieser einzigartige Persönlichkeitsausdruck getrübt und der Mensch in seinem Gemüt betrübt.

Die Nase verweilt stets im Hier und Jetzt. Im limbischen System des Gehirns finden zwar Assoziationen zwischen Düften und bereits erlebten Situationen statt, die Nase erschnüffelt aber in erster Linie Gerüche der Gegenwart. Sie steht metaphorisch für Selbsterkenntnis sowie das Erkennen und Anerkennen dessen, was jetzt in diesem Augenblick stattfindet. Erkrankungen der Nase entstehen psychosomatisch aus momentan gefühltem Mangel, Unachtsamkeit mit sich selbst und fehlender Liebe und Geborgenheit. Ein schniefender Schnupfen kann beispielsweise zur Reinigung eines energetisch blockierten Stirnchakras nötig sein.

Die Ohren nehmen Sprache, Stimme, Anweisungen und Prägungen auf und vermögen sich gemeinsam mit dem Gehirn gut an Stimmen der Vergangenheit zu erinnern. Ohrenschmerzen sind beispielsweise körperliche Manifestationen einer verbohrten Haltung des Verstandes, der partout nicht auf die innere Stimme hören will. Erkrankten fehlt es an Harmonie und Balance zwischen dem Außen und dem Innen. Wenn die Ohren jedoch wehtun, ist der Hörsinn nach außen hin eingeschränkt; dies schenkt die eigentlich wunderbare Gelegenheit, nach innen zu horchen und die zarte Stimme der Seele zu vernehmen.

Beispiele für körperliche Beschwerden bei Ohren, Nase und Augen und mögliche geistig-seelische Gründe

Allgemeine Beschwerden der Augen hängen zusammen mit dem, was man in der Zukunft sieht, und den Ängsten, die daraus entstehen. Der Kontakt zur allwissenden Seele ist eingeschränkt.

Bindehautentzündungen und Gerstenkörner entstehen meist aus einer Wut auf jemanden und etwas, was offenbar weitreichende Konsequenzen für die Zukunft hat, wie zum Beispiel das enttäuschende Ende einer Freundschaft. Meditieren Sie während einer Zeitreise darüber, wer oder was Sie heiß erzürnen lässt und ob diese Wut aus objektiver Sichtweise überhaupt berechtigt ist. Vergeben Sie, lassen Sie Milde walten, denn Ihre Wut richtet sich gegen Sie selbst und macht Sie krank. Es ist eine spirituell hochwertige Aufgabe, zu vergeben, denn mit der Vergebung kommt Heilung für alle.

Grauer und grüner Star sind Erkrankungen, die ein Auge oder beide Augen im wahrsten Sinne des Wortes starr werden lassen. Haben Sie Angst davor, was auf Sie zukommt, oder sehen Sie Ihre Zukunft einfach grau und trüb, wie es bei der Augenerkrankung des sogenannten »grauen Stars« (Eintrübung der Linse) der Fall ist? Der grüne Star lässt die Flüssigkeitszufuhr zur Augapfeloberfläche erstarren und erhöht den Druck auf den Augapfel. Was macht Ihnen Druck und lässt Ihre Augäpfel anschwellen?

Die Bezeichnungen grüner und grauer »Star« leiten sich wohl aus dem althochdeutschen Wort *starēn* für »starren« ab – es ist ein Erstarren im Jetzt mit Angst vor der Zukunft. Erforschen Sie während Ihrer Zeitreise, was Sie erschreckt, die Augen weiten und erstarren lässt, und lösen Sie diese Ängste mit Uploads auf, denn sie sind Projektionen, die so nicht eintreffen müssen. Gehen Sie in der Meditation entlang der Zeitlinie Schritt für Schritt nach vorn und visualisieren Sie eine helle, heile und liebevolle Zukunft. Alles wird gut.

Kurzsichtigkeit ist weit verbreitet und auch aktuelleren Statistiken zufolge weiter auf dem Vormarsch, denn es werden immer mehr und nach Altersjahren immer früher Brillen verordnet und verkauft. Nur weil es dankenswerterweise viele Arten von Sehhilfen und sogar korrektiven Operationen an der Augenlinse gibt, bedeutet dies lange nicht, dass Fehlsichtigkeit als Normalzustand zu bewerten wäre. Ob kurz- oder weitsichtig – es sind Augenerkrankungen, auch wenn sie kaum lebensbedrohlich sind. Unsere Augen sind schlichtweg überfordert, und die Sehfähigkeit ermüdet schneller, da die Augenmuskeln beispielsweise durch exzessiven Einsatz vor dem Computerbildschirm erschlaffen.

Kurzsichtigkeit bei Kindern könnte aus familiären Schieflagen entstehen, weil das Kind nicht mit ansehen möchte, wenn es Probleme zwischen Mutter und Vater gibt. Falls Sie unter Augenproblemen leiden, möchten Sie vielleicht etwas in weiterer Zukunft nicht sehen, was auf Sie zukommt.

Während Ihrer meditativen Zeitreise suchen Sie nach verunsichernden Erlebnissen in der Vergangenheit, aus denen Ihr Verstand eine negative Prognose für die Zukunft erstellt. Projektionen müssen nicht so eintreten, wie der Kopf sie fantasiert. Arbeiten Sie mit Uploads von Angstbildern: Visualisieren Sie für Sie positive Visionen und löschen Sie so Ihre Angstbilder. Bitten Sie die Urquelle der Schöpfung um Unterstützung Ihrer positiven Ausrichtung, damit Sie wieder weit, klar und sorgenfrei in die Zukunft blicken können.

Weitsichtigkeit deutet darauf hin, dass man Naheliegendes nicht erkennen möchte, da die Wahrheit schmerzlich sein könnte. Das Offensichtliche wird ignoriert. Meditieren und schauen Sie auf das, was augenscheinlich ist, und Sie werden erkennen, dass alles, was wahr ist, nicht schmerzlich oder angstvoll besetzt sein muss. Lediglich der Verstand projiziert Angst mit seinem Programm der Lebenssicherung hinein – Ihr Herz und Ihre Seele werden Ihnen sagen, das alles gut ist: so, wie es ist, und so, wie es sein wird. Es geht wieder darum, sich mit Uploads von konkreten Ängsten zu befreien und über Downloads Urvertrauen zu erbitten.

Erkrankungen der Nase mit verstopften Atemwegen symbolisieren, dass man von etwas oder jemandem »die Nase gründlich voll« hat. Auch wenn wir auf dem Weg der Bewusstheitserhöhung sind und das Leben holistisch und spirituell betrachten, heißt dies nicht, dass wir alle Menschen oder Situationen lieben müssen oder können. Manchmal hat man einfach die Nase voll, und dann ist es das Beste, solche Situationen und Verbindungen zumindest zeitweilig zu verlassen.

Erkennen Sie während Ihrer Zeitreise den oder die Auslöser Ihrer verstopften Nase und visualisieren Sie, wie die Beziehung oder die »verstopfte« Situation wieder in Fluss kommt, damit die Luft wieder frei strömen kann und Sie durchatmen und neu beginnen können.

Plötzlich auftretender, unaufhörlich triefender Schnupfen zeigt ein momentanes Bedürfnis nach Geborgenheit an. Die Nase weint quasi stellvertretend Ihre Tränen, weil Sie sich momentan vernachlässigen oder gern mal in den Arm genommen werden möchten. Eine kleine Auszeit ist da hilfreich. Erforschen Sie jedoch bitte auch mit einer Meditationszeitreise, was Ihnen fehlt, damit Sie sich geborgen und liebevoll umsorgt fühlen, und wie Sie Ihre Selbsterkenntnis wiederbeleben können. Downloaden Sie sich, was Sie brauchen, und initiieren Sie so Ihre Selbstheilungskraft.

Ohrentzündungen, ob im Gehörgang oder im Mittelohr, stehen für ein Durcheinander im Äußeren, das in Ruhe sortiert werden möchte. Manchmal will man aber auch einfach nicht mehr hören, was eine nahestehende Person sagt, die uns »das Ohr abkaut« mit ihren Problemen, die sie selbst nicht zu lösen gewillt ist. Sie werden vielleicht als »Mülleimer« für die Verstrickungen anderer missbraucht. In jedem Fall benötigen Sie Ruhe, in der Sie nichts hören, damit Sie Ihre Gedanken zu Ende denken und sich auf sich selbst konzentrieren können.

Sinnieren Sie während Ihrer meditativen Zeitreise darüber, was Sie im Äußeren stört, und ordnen Sie imaginär alles in Arbeitsmappen, die Sie sich nacheinander vornehmen. Danach versehen Sie in Ihrer Fantasie die Mappen mit einem Stempel »Erledigt« oder verbrennen sie. Bitten Sie mit einem Download um feste Struktur im Inneren und ein wohliges Nest, in das Sie sich fallen lassen können, wann immer Sie Frieden und Stille benötigen.

Heilsames Mantra bei Beschwerden in den Sinnesorganen Ohren, Nase oder Augen
»Ich vertraue meinem höheren Selbst, das keinen Illusionen unterliegt.«

17 Die Wirbelsäule – Leben und Lebendigkeit erfahren

Körperliche Wertschätzung der Wirbelsäule

Die Wirbelsäule ist in der Evolutionsgeschichte das körperliche Merkmal, das Tier und Mensch als familiäre Gruppe kennzeichnet. Wir sind alle eins und haben über Millionen von Jahren gemeinsame Entwicklungsstufen durchlaufen. Augenscheinlich hat sich das Prinzip des Wirbeltiers auf der Erdoberfläche wie auch im Wasser bewährt – ob dies auf anderen Planeten ebenso ist, weiß bisher nur die Schöpfung, auch wenn die NASA im Juli 2015 einen erdähnlichen Planeten und die ESA im November 2014 mit der Rosetta-Sonde und dem Landungsapparat Philae auf einem Kometen des Weltalls organisches Material als Grundbaustein des Lebens entdeckt haben. Gibt es noch andere Wirbeltiere im Universum?

Unsere Wirbelsäule verleiht unserem Organismus Struktur und die aufrechte Form, ohne dabei Flexibilität und Mobilität des Körpers zu vernachlässigen. Die Bauweise der insgesamt vierundzwanzig Wirbelknochen im menschlichen Skelett ist ebenso genial wie stabil und ebenso fragil wie flexibel. Die Wirbelkörper bilden eine Säule, die anmutet wie die riesigen Säulen des Tempels von Karnak in Ägypten. Allerdings ist die menschliche Wirbelsäule viel flexibler und dennoch sehr tragfähig. Der durch die Fülle des

Großhirns kompakte und schwere Kopf wird von der Wirbelsäule getragen und ausbalanciert, und auch unsere Arme, Schultern und Rippen sind mit ihr tragfähig verbunden.

Die Schöpfung hat zum Zwecke der Beweglichkeit in fast alle Richtungen zwischen die Wirbelkörper kleine Energiepakete als Puffer gelegt. Die gallertartigen Scheiben sind mit einem faserartigen Band umgeben, weshalb sie »Bandscheiben« genannt werden. Ihre Aufgabe es ist, jeden Stoß oder jede Neigung zur einen oder anderen Seite, nach vorn oder nach hinten auszugleichen, indem die kleinen Puffer ihre Positionen verändern wie ein Wasserbett, auf dem man sich hin und her wälzt. Die 23 Puffer verhindern ein Verhaken oder Verkanten der Wirbelkörper mit ihren knöchernen Dornen, an denen Muskelstränge befestigt sind, und sie schenken den seitlich austretenden Spinalnerven im Idealfall genügend Freiraum, um Informationen vom Gehirn zum Körper und in umgekehrter Richtung zu leiten.

Der verbindende Strang zwischen Kopf und Körper ist das Rückenmark, das man sich wie ein Kabelbündel aus Nervenbahnen vorstellen kann und das schützend von den Wirbelkörpern ummantelt wird. Wirbelsäule und Rückenmark sind eine essenzielle Funktionseinheit bei Mensch und Tier.

Freier Informationsfluss in unseren Körpern wäre der Idealfall. Dieser freie Fluss ist jedoch im Zeitalter der technischen Informationsflut nur allzu oft gestört, da Körper und Wirbelsäule nicht mehr wie ursprünglich konzipiert bewegt, sondern überwiegend sitzend missbraucht werden. Rückenprobleme sind in Deutschland der häufigste Krankheitsbefund und Grund für Krankschreibungen, nach neuesten Statistiken dicht gefolgt von Erkrankungen mit psychischer Genese.

Ein Rückenleiden ist allerdings selten nur auf unseren Rücken beschränkt, weil mit Fehlbelastungen diverser Bandscheiben in den Bereichen der Halswirbelsäule mit sieben Halswirbeln, in der Brustwirbelsäule mit zwölf Wirbeln und in den fünf Lendenwirbeln (plus Kreuzbein und Steißbein ohne Bandscheibenausstattung) die seitlich austretenden Spinalnerven oder das Rückenmark selbst betroffen sind. Rückenschmerzen sind immer auch eine Erkrankung des Nervensystems, das seiner Aufgabe des Informationsflusses nicht mehr nachkommen kann, worunter partielle Regionen des Körpers oder einzelne Organe leiden und in der Folge von Wirbelsäulenbeschwerden im ungünstigen Fall sogar organische Fehlfunktionen entstehen.

Zur sanften und nachhaltigen Flexibilisierung der Wirbelsäule ist die regelmäßige Praxis von Yoga en vogue und meiner Meinung nach das einzig wahre Mittel, um verspannte Rückenmuskeln geschmeidig und die Struktur der Wirbelsäule vital zu erhalten. Rund zehn Milliarden Euro muss das deutsche Gesundheitssystem jährlich aufwenden, um der Deutschen Leid mit dem Rücken zu behandeln. Ob dieser monetäre Aufwand auch profunde Heilung bedeutet?

Geistig-seelische Bedeutung der Wirbelsäule
Der Yogameister Selvarajan Yesudian schrieb in den Siebzigerjahren in seinem Buch *Sport und Yoga* einen Abschnitt über die Entstehung des Lebens mit der Überschrift »Der Träger des Lebens ist die Wirbelsäule«. Er erläutert gut nachvollziehbar, wie das Leben als Nervengeflecht entstand und der Körper von der Schöpfung darum herumgebaut wurde. Vielleicht beginnt alles körperliche Leben tatsächlich mit dem Lebensstrom innerhalb der Wirbelsäule.

Die Yoga- und Chakralehre spricht von einem zentralen feinstofflichen Energiekanal, der in der Wirbelsäule fließt und vom göttlichen Äther über die Chakra-Energiezentren genährt wird. Die gesamte Praxis des Yoga, ob körperlich oder meditativ, ist auf die Intensivierung dieses subtilen Energiestroms ausgelegt mit dem Ziel, alle feinstoffliche Lichtenergie ohne Unterbrechung und auf direktem Wege durch den Menschen zur und von der Urquelle zurück zum Menschen fließen zu lassen. Diese Verlichtung ist das Streben allen spirituellen Denkens und Handelns, und das körperliche Pendant dieses Strebens ist die Wirbelsäule. Wie wir wissen, stellt sich unsere Lebens- und Handlungsweise weithin noch anders dar – längst sind noch nicht alle Körper lichtdurchflutet.

Die Wirbelsäule trägt eine schwere Last, denn alles, was den Kopf und das Gemüt belastet, wirkt sich auch auf die tragende Kapazität der Wirbelsäule aus. Zwar arbeitet ein Großteil von uns nicht mehr schwer körperlich, trägt aber umso mehr mentalen Ballast mich sich herum. Aphorismen wie »eine schwere Last tragen« oder »sich übernehmen« und »sich verheben« sind wahrhaftiger denn je. »Der Kopf beugt sich mit dem Rücken«, sagt der Autor Martin Gerhard Reisenberg, und er hat recht angesichts von Großraumbüros, worin viele Angestellte vor zahlreichen Bildschirmen in einer nach vorn gebeugten Haltung sitzen. Die Wirbelsäule drückt aus, was wir mental empfinden, und sie ist das geistig-seelische Erfüllungsorgan, das bei emotionalen Imbalancen zuallererst mit signalgebendem Schmerz reagiert. Der Wunsch nach innerlicher wie äußerlicher Aufrichtung und Neuausrichtung ist die psychosomatische Botschaft von Rückenproblemen.

Beispiele für körperliche Beschwerden der Wirbelsäule und mögliche geistig-seelische Gründe
Allgemeine Beschwerden in Wirbelsäule und Rücken deuten auf eine geistig-seelische Belastung hin. Die »tragende« Säule des Körpers manifestiert als Erfüllungsorgan das, was mental und emotional überfordert, gleich, ob man es von sich selbst erwartet oder andere es einfordern.

Bandscheibenvorfälle werden in zwei Gruppen eingeteilt. Ein kleiner Riss (Protrusion) im umhüllenden Faserband um den Gallertkern kann möglicherweise unter physiotherapeutischer Betreuung selbst ausheilen, ein sogenannter Prolaps (Vorfall) lässt jedoch den überwiegenden Teil der Gallertmasse austreten und gegen das Rückenmark oder die Spinalnerven drücken. Der Prolaps ist ein akuter Notfall und meist nur mit einer Operation zu beheben.

Die psychosomatische Bedeutung solcher Bandscheibenerkrankungen liegt in der eingeschränkten Fähigkeit der Wirbelsäule, Dinge und Begebenheiten des Lebens weiter zu tragen oder zu ertragen. Fühlen Sie sich eventuell im Stich gelassen? Ist Ihnen die Last, die Sie sich oder andere Ihnen aufgetragen haben, zu groß und sind Sie unfähig, dies zu artikulieren? Möglicherweise haben Sie sich etwas in den Kopf gesetzt, was Sie unbedingt erreichen wollen, aber sosehr Sie sich auch anstrengen, es will nicht gelingen. Oder tragen Sie Schuldgefühle wie einen alten, schweren Rucksack mit sich herum?

Erkunden Sie auf Ihrer Zeitreise in die Vergangenheit die Themen, die Ihnen »zu viel sind«, und lassen Sie sich von Ihrem allwissenden heiligen Herzen mitteilen, ob das Ziel, das Ihr Kopf erreichen möchte, vielleicht nicht mit Ihrem Seelenplan übereinstimmt. Passen Sie während Ihrer Meditation Ihre Zielsetzungen an, und zwar zu Ihrem inneren Wohl und nicht zur Stärkung Ihres Egos. Bitten Sie in Downloads um die Kräftigung Ihres freien Willens, der vom Herzen kommt und für Ihr ganzheitliches Wohl sorgt.

Muskelverspannungen und Myogelosen im Rücken sind knotenartige Muskelverhärtungen (wortwörtlich »Muskelfrost«), die durch Fehlhaltungen und durch anhaltenden Widerstand gegen das Jetzt entstehen (siehe auch das Kapitel 12, »Der Schultergürtel – Freiheit und Selbstverwirklichung initiieren«).

Fragen Sie sich während Ihrer Zeitreise, wer oder was Ihren inneren Widerstand über einen bereits länger anhaltenden Zeitraum derartig hat aufbäumen lassen, dass Sie innerlich »gefrieren«. Suchen Sie auch nach Schlüsselerlebnissen in Ihrer Kindheit oder Jugend, in denen Sie die Erfahrung gemacht haben, durchhalten zu müssen, auch wenn Sie dies gar nicht wollten oder kaum konnten. Verändern Sie diese Schlüsselszenen und lösen Sie sich durch Uploads von eingebrannten Mustern solcher Art, sodass Ihr Rücken mit entsprechender Eigenliebe und Fürsorge durch Yoga und Massagen wieder geschmeidig und flexibel wird.

Meist sind es Wirbelverschiebungen, die dem Körper Beschwerden bereiten. Sie resultieren aus Fehlhaltungen, die dem Körper über Jahre hinweg »beigebracht« werden und letztlich einen kläglichen Anpassungsversuch an die Lebensweise der Schreibtischgesellschaft darstellen. Einzelne oder mehrere Wirbel verschieben sich nach links oder rechts oder verdrehen sich minimal, jedoch mit schwerwiegenden Folgen für die innenliegenden Nervenstränge und umliegenden Muskelfasern. Die Muskeln versuchen, die Wirbelverschiebungen auszugleichen, und prägen auf gegenüberliegender Seite Verspannungen oder Myogelosen aus. Massagen sind hilfreich, doch auf Dauer müssen Rückenmuskeln und Wirbel ausgeglichen werden, um flexibel zu bleiben und dem Durchfluss des Energie- und Informationsstroms des Nervensystems gerecht zu werden. Jeder Wirbel hat spezifische Bezüge zu Regionen und Organen in unserem Körper und gleichsam eigene psychosomatische Bedeutungen (siehe die Übersicht).

Wenn Sie auf Zeitreise gehen, schauen Sie sich diverse Zeitabschnitte Ihres Lebens an und erforschen Sie, welche Muster und Glaubenssätze die möglichen Gründe für Ihre Rückenschmerzen sein könnten. Auch wenn es einen aktuellen Auslöser für Rückenproblematiken gibt, sind diese doch meist ein Hinweis auf etwas, was Sie schon seit Längerem in sich tragen und was nun zu schwer für Ihre Wirbelsäule und Ihr gesamtes Wesen geworden ist. Schmerzen in bestimmten Wirbelsäulenabschnitten sind auch stets ein Zeichen dafür, dass Altes erlöst werden will, deswegen arbeiten Sie je nachdem, von welchen der in der Tabelle aufgeführten Themen Sie sich angesprochen fühlen, mit Uploads, um entsprechende Emotionen an die Urquelle abzugeben, die sie im

Sinne des großen Ganzen »recycelt«. Erbitten Sie mit Downloads Energien für einen Neubeginn, für Aufrichtung sowie für innere und äußere Kraft.

Auswirkungen und Ursachen von Wirbelsäulenproblemen

Die Wirbelknochen werden vom Kopf bis zum Beckenraum nach den Abschnitten Halswirbelsäule (HW 1 bis 7), Brustwirbelsäule (BW 1 bis 12) bis zur Lendenwirbelsäule (LW 1 bis 5) nummeriert. Dazu kommen Kreuz- und Steißbein. Folgende Auswirkungen und mögliche geistig-seelische Gründe können vorliegen:

Wirbel	Auswirkungen von Wirbelverschiebungen	Mögliche geistig-seelische Gründe
HW 1 (Atlas-Axis-Gelenk)	Kopfschmerzen, Schwindel, Schlaflosigkeit, Bluthochdruck	Vor dem Leben davonlaufen und unterdrückte Ängste
HW 2	Probleme mit den Sinnesorganen	Weigerung, zu verstehen und das Wahre zu erkennen
HW 3	Allgemeine Hautprobleme	Schuldgefühle in sich tragen und sich selbst auflasten
HW 4	Allergien	Lang anhaltende Verbitterung und Frustration
HW 5	Halsschmerzen, Heiserkeit	Angst, nichts darzustellen, und mangelndes Selbstbewusstsein
HW 6	Steifer Nacken, Armschmerzen	Starrheit und Sturheit, andere sollen sich verändern, man selbst nicht
HW 7	Schilddrüsenerkrankungen, Infektanfälligkeit	Mangelnder Selbstausdruck und innere Unausgewogenheit
BW 1	Lungen- und Atembeschwerden, Husten, asthmatische Probleme	Mangelnde Lebensenergie, Beziehungsprobleme

Wirbel	Auswirkungen von Wirbelverschiebungen	Mögliche geistig-seelische Gründe
BW 2	Brustkorbenge, Herzbeschwerden	Mangelnde Lebensfreude, tiefer Schmerz und Verletzung
BW 3	Lungenentzündungen, Bronchitis	Emotionales Chaos und Klärungsbedarf
BW 4	Probleme mit Leber und Gallenblase	Wut und unterdrückte Trauer
BW 5	Kreislaufbeschwerden, niedriger Blutdruck	Angestaute Gefühle, Ärger und Ängste
BW 6	Sodbrennen, Magenschmerzen, Verdauungsprobleme	Überlastung und Sorgen
BW 7	Probleme mit der Bauchspeicheldrüse	Schmerz wird gesammelt und nicht ausgedrückt
BW 8	Immunschwäche und Milzprobleme	Sich gegen sich selbst richten und sich als Opfer des Schicksals fühlen
BW 9	Hormonimbalancen, Probleme mit den Nebennieren	Andere sind schuld an meiner Unzulänglichkeit
BW 10	Nierenerkrankungen	Beziehungsprobleme in der Familie oder im engen Freundeskreis
BW 11	Absorptionsprobleme des Darms, Allergien, Hauterkrankungen	Angst vor der Außenwelt und intimer Nähe zu anderen
BW 12	Reizdarm, Blähungen	Unsicherheit unter Druck von außen
LW 1	Verstopfung, Durchfall	Mangelndes Selbstbewusstsein, Unvermögen, für sich selbst einzustehen

Wirbel	Auswirkungen von Wirbelverschiebungen	Mögliche geistig-seelische Gründe
LW 2	Krämpfe, Venenprobleme	Entmutigung und Steckenbleiben in Lebenssituationen
LW 3	Blasenentzündungen, Menstruationsprobleme, Prostatabeschwerden	Angst vor Sexualität, enttäuscht von sich selbst und wütend auf die eigene Person
LW 4	Ischiasprobleme, Hexenschuss, Rückenschmerzen	Gefühl von Machtlosigkeit, Angst um ausbleibende berufliche Anerkennung
LW 5	Probleme in Beinen, Knie- und Fußgelenken	Angst vor den nächsten Schritten im Leben, Starre und Unsicherheit
Kreuzbein	Hüftschmerzen und Beckenprobleme	Verweigerung von Lebensfreude und Lebenslust
Steißbein	Probleme beim Sitzen	Mangelndes Urvertrauen, sich nicht verwurzelt fühlen

Ein Klient wandte sich an mich, weil er seit eineinhalb Jahren Probleme im Nacken und nun auch Schmerzen im linken Arm und in der Hand hatte. Konventionelle Massagen halfen nur kurzzeitig.

Durch Abtasten der Halswirbelsäule stellte ich fest, dass Atlas und Axis nach rechts sowie der vierte Halswirbel nach links verschoben waren. Entsprechende Myogelosen waren im Muskelgewebe des Nackens und entlang der Brustwirbelsäule spürbar. Die Schmerzen in Arm und Hand rührten von einer Nervenentzündung des am vierten Halswirbel austretenden Spinalnervs.

Durch spezifische Massage und Wirbeleinrenkungen nach der sogenannten Dorn-Methode konnten die Schmerzen gelindert werden. Zusätzlich arbeiteten wir mit einigen Seelen-Coaching-Sitzungen und Zeitreisen, um den Auslöser dieser Nackenbeschwerden herauszufiltern. Der Patient hatte sich rund zwei Jahre zuvor selbstständig gemacht und war nach eigenen Worten mit Frustration und Wut aus seinem vormaligen Job als Angestellter ausgeschieden. Er beschrieb mir Szenen seines Lebensfilms aus der Zeit seiner Firmengründung im kleinen Rahmen. Als Motivation nannte er immer wieder, er wolle der Welt beweisen, dass er seine Arbeit besser könne als seine bisherigen Vorgesetzten.

Während der Zeitreise erkannte der Patient, wie sehr er seine berufliche Selbstständigkeit auf Säulen aus Wut und Frustration aufgebaut hatte und diese Emotionen keine noch so kleine Firma tragen konnten. Wir baten um Uploads dieser behindernden Emotionen und die Loslösung vom alten Arbeitsplatz als Angestellter – in Dankbarkeit für die reichhaltigen Erfahrungen, die er dort hat sammeln können. In der nächsten Sitzung wurde dem Patienten zudem noch bewusst, dass er große Angst vor dem Scheitern seines Firmenprojekts hatte und sich selbst keinen Erfolg zutraute, also einem Glaubenssatz folgte, der an seinem ehemaligen Arbeitsplatz auf ihn geprägt wurde. Auch hier halfen Uploads und Downloads zu Zuversicht und Selbstsicherheit, die nicht egomotiviert, sondern aus gesunder Eigenliebe des Herzens kamen. Der Druck im Nacken ließ zeitgleich nach.

Zwei Monate später waren die Beschwerden im Nacken durch manuelle und spirituelle Behandlung ausgeheilt, und der Patient führt heute eine kleines erfolgreiches Dienstleistungsunternehmen.

Heilsames Mantra bei Beschwerden in der Wirbelsäule
»Alles ist gut, und nichts geschieht gegen mich.«

18 Der Kopf und das Nervensystem – Bewusst werden im Wachsen

Körperliche Wertschätzung von Kopf und Nervensystem

Der Kopf ist Symbol für das, was den Menschen so einzigartig macht. Wir sind Kopfwesen. Die Entwicklung unseres Großhirns über lange Zeiträume der Evolution war und ist eine großartige Sache, denn das menschliche Gehirn leistet mehr als jeder Computer der Welt. Verknüpft mit dem weitverzweigten Geflecht des Nervensystems, das eine Länge von über hunderttausend Kilometern innerhalb des Körpers aufweist, ist der Mensch ein Wunderwerk der Wahrnehmungsfähigkeit, der Reaktion, der Mobilität und der Kreativität. Komplizierte mathematische Formeln können erdacht und nachvollzogen werden, diverse Sprachen können gesprochen und verstanden werden, und Bibliotheken können mit unendlich vielen Büchern des Wissens gefüllt und gelesen werden – dies alles sind Ergebnisse der Denkfähigkeit des Menschen mit somatischer Hilfe unseres Gehirns und unserer Nerven.

Doch nutzen wir unseren Verstand wirklich, um zu denken, will sagen: um tiefgründig zu denken? Ist das Gehirn nicht eher eine Art Ort des Sammelns und Kombinierens gleich einem inneren Archiv mit unendlichen Regalreihen und mit dokumentengefüllten Aktenordnern, die zum gegebenen Moment hervorgezogen und verwendet werden? Die Gehirnforschung verweist seit geraumer Zeit auf die längst nicht vollständige Nutzung unserer Großhirnkapazitäten. Und computertomografische Aufnahmen zeigen mittlerweile, wie andererseits neue Verknüpfungen und bisher wenig genutzte Areale des Gehirns aktiviert werden, während wir meditieren, vor allem, wenn wir dies regelmäßig tun. Das Streben nach höheren Bewusstheitsgraden erweitert also unsere Fähigkeiten des Großhirns und vermehrt das damit verknüpfte Verstehen. Spirituelles Erwachen kann quasi auf somatischer Ebene tomografisch nachgewiesen werden.

Das weitverzweigte periphere Nervensystem wird vom zentralen Nervensystem, bestehend aus Gehirn und Rückenmark, gesteuert. Dies ist eine lokale Zuordnung, jedoch unterscheidet man das Nervensystem auch nach funktionalen Kriterien. Es gibt Anteile des Nervensystems, die willentlich gesteuert werden, wenn beispielsweise die Hand vom Gehirn über die Nervenbahnen den Befehl erhält, die Tasten eines Computers zu nutzen. Ein großer Part unseres Nervensystems wird als »unwillkürlich« bezeichnet, denn diese Nervenstränge steuern alle Funktionen des Körpers, die quasi automatisch ablaufen, ohne dass wir darüber willentlich nachdenken, wie beispielsweise unser Herzrhythmus, unsere Ein- und Ausatmung, die Verdauung, Durst und Hunger und eigentlich auch der Schlaf-wach-Rhythmus, den der neuzeitliche Mensch jedoch mit künstlichem Licht und allabendlichem Entertainment oder nächtlicher Arbeit gegen das natürliche Gleichmaß selbst formt.

Gehirn und Nervensystem steuern uns also, aber sind wir noch Herren der Lage?

Realistisch betrachtet, missbrauchen wir unseren Verstand, das Gehirn und unser Nervensystem für hoch angetriebene Dauerleistung sowie den Dauerkonsum, und dies in täglicher Gleichförmigkeit. Funktioniert das Nervensystem wegen einer Erkrankung oder Schmerzen einmal nicht, bricht nicht selten das ganze auf Illusionen basierende System gleich zusammen, und dann ist der Mensch erschüttert ob des überfüllten inneren Archivs mit dem angehäuften mentalen Sammelsurium und der gehorteten grobstofflichen Materie, die im Angesicht des Todes allesamt null und nichtig sind.

Geistig-seelische Bedeutung von Kopf und Nervensystem

Mit der Haltung unseres Kopfes drücken wir viele Gemütsverfassungen aus, wie entsprechende Redewendungen kundtun: »den Kopf hängen lassen«, »den Kopf einziehen« oder »erhobenen Hauptes schreiten« und Ähnliches. Wer etwas Besonderes in der Hierarchie von sozialen Gruppen war, markierte diesen Status durch Kopfschmuck wie Federn, Hüte oder Kronen. Wer etwas ganz Besonderes in spiritueller Hinsicht war, wurde in der Kunst vielfach mit einem Heiligenschein gleich einer Sonnenkorona dargestellt – als Sinnbild für Weisheit und den erreichten Zustand der Erleuchtung.

Ähnlich, wie die moderne Gehirnforschung nachweisen kann, dass unser Gehirn mit Meditation besser genutzt und verknüpft wird, wird die Entwicklung des Großhirns auch in der Chakralehre beschrieben: Das Scheitelchakra (auch »Kronenchakra« genannt) weitet und öffnet sich mit dem Streben nach Bewusstheitsentwicklung und der Praxis von Meditation – es öffnet sich so weit, bis das Licht der Erkenntnis und vollkommenes Verständnis des Seins und der Schöpfung in den Kopf und in den gesamten Organismus fließen kann, um sich dort auch grobstofflich zu manifestieren. Unsere Trinität aus Körper und Geist zeigt sich dann lichtdurchflutet und luminesziert ätherisch, so wie die Seele es vormals tat, bevor sie sich im Körper inkarnierte. Diese Verlichtung ist der Idealzustand, dem immer mehr Menschen im jetzigen Zeitalter wachsender Bewusstheit näherkommen oder den sie bereits erreicht haben.

Alle psychosomatischen Zusammenhänge bei Erkrankungen des Organismus entstehen aus der Verbindung von Geist und

Körper, da der Verstand meint, alles zu wissen, und über alte Gedankenmuster Projektionen vorausberechnet und sich darin selbst verfängt. Dann bildet sich ein ständig drehendes Karussell aus Gedanken, von dem es scheinbar kein Entrinnen gibt, außer den Körper an labilen »Sollbruchstellen« krank werden zu lassen. Ein Tier wird vielleicht durch einen Unfall oder Kampf krank, aber niemals, weil sich sein Kopf zu viel mit sich selbst beschäftigt hat – Egozentrik ist eine ureigene menschliche Eigenschaft.

Ein Baum mit vielen Wurzeln, die in die Erde, und mit zahlreichen Verästelungen, die gen Himmel reichen, ist eine Allegorie für die Aufgaben unseres Gehirns und des Nervensystems, die körperlich, aber auch im geistig-seelischen Sinne für Kommunikation und Austausch stehen. Über alle Abzweigungen werden Erfahrungen nach innen gesogen und zum kräftigen Stamm als Zentrum des Ichbewusstseins gebracht, auf dass immerwährendes Wachstum möglich sei. »Wachsen im Werden« ist das Motto der Freimaurerloge, und die Verwendung des Baums als Symbol für Leben und Wachstum findet sich in zahlreichen alten Kulturen. Unser Kopf ist das Zentrum, das alles steuert und im Griff haben will … bis es zu viel wird und schrille Glocken schmerzend läuten.

Beispiele für körperliche Beschwerden im Kopf und Nervensystem und mögliche geistig-seelische Gründe
Allgemeine Beschwerden im Kopf oder Nervensystem deuten auf nicht nur mentale Überlastung hin, die innere Kommunikation zwischen Körper, Geist und Seele ist gestört und die Freude am Leben gemindert.

Beinwippen ist inzwischen kein Tick von Jugendlichen mehr, sondern ein Massenphänomen, das vielleicht nicht als Krankheit, aber als ein krankhaftes Symptom eingestuft werden kann. Nervöses Wippen mit einem oder beiden Beinen ist ein Zeichen höchster innerlicher Unruhe und signalisiert einen Zustand absoluter Unbewusstheit, in dem Geist und Körper völlig getrennt voneinander agieren. Neurologen führen dieses Phänomen auf die Hyperaktivität durch Telekommunikation und elektronische Mediennutzung zurück, die Menschen in eine permanente Wartehaltung und Unruhe versetzen, bis die nächste Antwort auf SMS oder E-Mails und so weiter kommt.

Sollte Sie das permanente Beinwippen auch ereilen, versetzen Sie sich in eine kurze Meditation und fragen Sie sich, worauf Sie im Leben eigentlich warten und warum Sie innerlich davonlaufen wollen. Metaphorisch geht es um das Thema »Bewusstsein im Hier und Jetzt«, um Eigenliebe und Selbstbewusstsein, denn telekommunikativer Kontakt schenkt lediglich vermeintliche Anerkennung.

Gehirntumoren sind gewiss ein spezielles und schwieriges Thema, dennoch lohnt ein Hineinspüren, was einen derart gefährlichen Knoten im Kopf entstehen lässt, der sich gegen das eigene Nervensystem richtet und es vernichten will. Aus geistig-seelischer Sicht sind starrköpfige Denkmuster und automatisiertes Agieren nach Prägungen mit autonomer Motivation mögliche Erklärungen. Metaphorisch geht es um Reaktionsmuster, alles und jedem alles recht machen zu wollen, was unmöglich ist und zu einem scheinbar unlösbaren Knoten im Kopf heranwächst. Die Erkenntnis solcher Zusammenhänge und Freilegung tiefer Glaubenssätze möge heilsam für alle Betroffenen sein. Das unten stehende Mantra wird Sie dabei heilsam begleiten.

Kopfschmerzen entstehen, physisch betrachtet, aus diversen Gründen wie muskulären Verspannungen im Nacken, einen Wetterumschwung, Bluthochdruck, Erkrankungen der Augen, Müdigkeit, Alkohol-, Drogen- oder Medikamentenmissbrauch oder auch als allergische Reaktion auf Nahrung oder Umweltgifte. Geistig-seelisch deuten speziell häufig auftretende Kopfschmerzen auf Selbstunzufriedenheit hin. Die Gedanken kreisen um die eigene Person, bis sie sich im Kopf zusammenballen und ein großes Knäuel bilden. Üben Sie permanent Kritik an der eigenen Person? Machen Sie sich häufig selbst Vorwürfe?

Meditieren Sie und versuchen Sie, Ihr Nervensystem zu entspannen. Während Ihrer Zeitreise in die Vergangenheit suchen Sie nach Prägungen, die Sie durch Erwecken von Angst auf Leistung und hohe Ansprüche an sich selbst getrimmt haben. Lösen Sie diese Glaubenssätze durch Uploads und drehen Sie neue Szenen, die Ihnen verdeutlichen, dass Perfektion nicht menschlich ist, da Sie auf einem »Lern- und Trainingsplaneten« leben, um sich selbst zu erfahren, durch Fehler zu lernen und sich zu entwickeln. So, wie Sie sind, sind Sie genau richtig, und es gibt keinen Anlass, sich selbst grundsätzlich zu kritisieren.

Eine neue Patientin, eine junge Frau im Alter von achtundzwanzig Lebensjahren, meldete sich zur Fußreflexzonenbehandlung an. Im Einführungsgespräch war sie deutlich angespannt und wenig aufgeschlossen, sodass ich bald mit der Massage der Füße begann. Die Patientin entspannte sich sichtlich mit jeder Berührung und Massagebewegung meiner Hände. Nach einiger Zeit sagte sie, wie gut ihr die Behandlung tue. Als ich an die Reflexzone für Kopf und Nacken kam (große Zehen und die Innenkanten der großen Zehen bis zum Grundgelenk), war eine extreme Steifigkeit dieser Bereiche am linken und rechten Fuß spürbar und eine ebensolche extreme Verhornung der Haut sichtbar. Auf meine Frage, ob sie regelmäßig unter Kopfschmerzen leide, sagte die Patientin, dass sie seit ihrem dreizehnten Lebensjahr tagtäglich davon betroffen sei. Die reflektorischen Regionen an den Großzehen waren taub und selbst gegen Kneifen mit dem Fingernagel gänzlich unempfindlich. Auch in Schuhen spürte die Patientin ihre großen Zehen kaum. Ich untersuchte ihren Nacken und Kopfansatz, konnte jedoch am Körper selbst keine Entsprechung in Form von Verspannungen, Wirbelverschiebungen oder Taubheit entdecken, die Kopfschmerzen über einen so langen Zeitraum hätten erklären können.

Ich empfahl der Patientin, sich auf ein Experiment mit angeleiteten Zeitreisen einzulassen, um die Ursachen dieser Belastung zu eruieren. In mehreren Sitzungen konnten wir das familiäre Umfeld, in dem sie sich nie wohlgefühlt hat, als Thema eingrenzen.

In einer erschütternden Sitzung entdeckte die Patientin, dass sie im Alter von dreizehn Jahren mehrfach von ihrem Vater missbraucht worden war. Sie hatte diese Erfahrung hermetisch in ihrem Kopf verschlossen und bis dahin völlig verdrängt. Es erfolgte eine weitere psychologische Betreuung einer Kollegin, die sich auf Missbrauchsfälle spezialisiert hatte. Gemeinsam arbeiteten wir daran, die Schmerzmittelsucht auszuleiten, die zusätzlich zu Vergiftungserscheinungen geführt hatte und Kopfschmerzen verursachte.

Die Kopfschmerzen ließen bereits nach einiger Zeit und mit wachsender Erkenntnis der initialen Ursache nach. Nach ungefähr einem Jahr therapeutischer Betreuung ist die Patientin heute beschwerdefrei.

Migräne ist ein heftiger partieller Kopfschmerz, darüber hinaus besteht das Syndrom aus Lichtempfindlichkeit, Übelkeit, Kreislaufproblemen oder hormonellen Störungen. Nicht nur im leistungsbezogenen Leben, sondern auch auf geistig-seelischer Ebene ist Migräne ein lauter Aufschrei nach Ruhe und Abgeschiedenheit. Der innere Widerstand gegen äußerliche Begebenheiten ist so groß, dass der Körper in Streik tritt und das ganze Organsystem lahmlegt.

Psychosomatisch steht Migräne für extreme Abneigung und Widerwillen, sich dem natürlichen Fluss des Lebens zu überlassen. Möchten Sie immer alles in der Hand haben, kontrollieren und lenken? Machen Sie sich bewusst, dass dies nicht geht und Sie überfordert. Mögliche weitere geistig-seelische Ursachen für Migräne können auch in Ängsten vor der Sexualität begründet sein.

In allen Fällen sind meditative Zeitreisen zur Erforschung der ursprünglichen Auslöser hilfreich, die Ihnen aufzeigen, ab wann und warum Sie begannen, die Freuden des Lebens abzulehnen und gegen Übereifer und Anerkennungssucht auszutauschen. Formulieren Sie konkret Ihre Ängste und erbitten Sie Uploads dieser hemmenden Emotionen, um Ihren Kopf zu befreien. Als Download lassen Sie sich mit licht- und liebevollen Regenschauern aus purer Freude übergießen.

Nervosität und Schlafstörungen können gelegentlich auftreten, sollten aber unter keinen Umständen die Regel sein, da sie eine Überlastung des Nervensystems signalisieren. Physisch geraten bei solchen Erscheinungen die Anteile des vegetativen (unwillkürlichen) Nervensystems durcheinander. Der Part des sogenannten Tagnervs (Sympathikus) hält den Organismus im Leistungsmodus, obwohl der regenerative Anteil des Nervensystems (Parasympathikus) den Körper entspannen und zu Ruhe und Schlaf bringen sollte. Im ausgewogenen Wechselspiel sorgen beide Anteile für geistig-körperliche Balance, die der zivilisierte Mensch mit Überleistungsanspruch und von außen oder selbst auferlegter Überforderung jedoch torpediert.

Quälen Sie diffuse Ängste? Kreisen Ihre Gedanken um Ihre Pflichten? Tragen Sie unablässig eine To-do-Liste in Ihrem Kopf, die niemals aufhört oder als erledigt abgehakt werden kann? Suchen Sie während Ihrer Zeitreise nach Gründen Ihres gehetzten Lebensgefühls, und erforschen Sie Ihre bisher unbenannten Ängste. Finden Sie heraus, was Sie befürchten, wenn Sie nicht alles erfüllen können, was Sie selbst oder andere von Ihnen erwarten. Machen Sie sich bewusst, dass für Sie oder andere nicht gleich die Welt untergeht, wenn die Punkte Ihrer Agenda nicht alle sofort erledigt werden. Das Leben ist kein anhaltender Notfall. Uploaden Sie entsprechende Prägungen.

Bei Schlafstörungen ist es heilsam, mindestens eine Stunde vorm Zubettgehen nichts mehr zu tun, nicht zu arbeiten, nicht zu lesen, nicht zu schreiben, kein Fernsehen zu schauen, nicht zu spielen, sondern einfach nur zu sein oder zu meditieren. Auch wenn Ihnen dies anfänglich fremd vorkommt, werden Sie mit der Zeit wieder lernen, nichts zu tun, was die meisten Menschen gar nicht mehr kennen, aber eine sehr heilsame Therapie ist!

Heilsames Mantra bei Beschwerden im Kopf und Nervensystem
»Ich habe die Ewigkeit, um alles zu erleben, was ich mir wünsche.«

19 Psychologische Erkrankungen – Lebensrhythmen wiederfinden

Psychologische Erkrankungen nehmen in den Industrieländern exponentiell zu, und in dieser räumlichen Zuordnung liegen auch schon die offensichtlichen Antworten auf die Frage nach dem Warum. Die künstliche Lebensweise beraubt uns unserer natürlichen Wurzeln und bringt unsere biologischen Bedürfnisse und natürlichen Rhythmen durcheinander. Die Menschen leben zu viel von allem und vergessen vor lauter Tun und Machen das Sein. Leben bedeutet Lebendigkeit, bedeutet zu sein, bedeutet Bewusstheit des Seins. Stattdessen laufen wir tagein, tagaus wie ferngesteuerte Roboter durch die Straßen auf dem Weg von A nach B, um dort zu verweilen, und beschäftigen uns mit Dingen, die meist nicht unsere Herzensangelegenheit sind, um dann wieder zurück nach A zu taumeln, vielleicht mit einem zeitbegrenzten, freizeitlichen Abstecher nach C. Am nächsten Morgen beginnt die gleiche künstliche Einförmigkeit des Seins, verbunden mit der Sehnsucht nach dem, was früher einmal war, und der Hoffnung auf das, wie es anders in der Zukunft sein wird. Was, wenn diese Hoffnung erlischt und die ersehnte Zukunft nie oder nicht so eintritt? Was bleibt dann noch im Jetzt?

Der gesamte Kosmos, jede Galaxie, jedes Sonnensystem und jeder Planet durchläuft Rhythmen – auch die Natur der Erde und wir Menschen sind ein Teil davon. Die Schöpfung hat diese Rhythmen erfunden, sozusagen patentiert und immer wieder kopiert, weil sie gut und richtig sind. Der moderne Mensch schafft die natürlichen Rhythmen für sich und andere Lebewesen ab und wundert sich, dass er krank wird, weil Tag und Nacht sowie die Jahreszeiten ignoriert werden, die einen natürlichen Wechsel zwischen Aktivität und regenerativer Ruhe vorgeben.

Jede Art von psychologischer Erkrankung deutet auf einen Verlust des natürlichen Rhythmus im Sein hin. Es sind in den meisten Fällen psychische Erkrankungsformen, die jedoch auch somatische Symptome hervorrufen können, wie beispielsweise chronische Müdigkeit, Appetitlosigkeit oder Kopf- oder Körperschmerzen. Ein relativ neuer Zweig der Wissenschaft befasst sich mit der Biochronologie des Menschen und ist Zusammenhängen zwischen künstlichen Lebensrhythmen (zum Beispiel durch elektrisches Licht und elektronische Medien) und Erkrankungen (psychologischer oder physiologischer Art) auf der Spur. Sie können diese Spurensuche auch selbst betreiben, wenn Sie von psychologischen Erkrankungen betroffen sind. Versuchen Sie mit der meditativen Zeitreise in die Vergangenheit Ihre Lebensumstände objektiv zu betrachten wie ein Zuschauer eines Kinofilms, und spüren Sie rhythmische Ungereimtheiten wie Mangel an Ruhephasen und Urlauben auf, die Sie sich nicht gönnen. Warum nicht?

Visualisieren Sie eine Lebensform in Respekt vor Ihren körperlichen, aber auch geistig-seelischen Belangen, und integrieren Sie eine neue Pausenkultur in Ihr Leben – mit Unterbrechungen Ihres hektischen Alltags, in denen Sie Gedanken und schöpferische Ideen zu Ende denken und sich Ihre wahren Wünsche erfüllen, die nicht an Materielles gebunden sind.

Burn-out ist nicht nur aus medizinischer Sicht der völlige Zusammenbruch des Systems und genau betrachtet das klassische Paradebeispiel für eine psychosomatische Erkrankung. Neben dem

Körper versagt auch der Geist seine Dienste. Die Anzeichen der Erkrankung werden lange ignoriert, weil man in der Regel meint, es gehe halt doch irgendwie. Die geistig-seelische Bedeutung dieser Erkrankung ist der Schlagbaum, der heruntergelassen wird, um die Grenze aufzuzeigen, um den bereits seit Langem erforderlichen Halt anzuordnen und um sich selbst zum Stillstand zu zwingen. Erfühlen Sie während Ihrer Zeitreise, wie Sie Ihren Lifestyle gestalten würden, wenn Sie weder auf wirtschaftlich-materielle noch loyale Zwänge Rücksicht nehmen müssten. Erschaffen Sie sich Szenen in Ihrem Film des Lebens, die Sie überschwänglich, frei und glücklich werden lassen. Empfehlenswert ist es, sich nach den Meditationen Notizen zu machen – mit Punkten zu Ihren Lebensumständen, die Sie verändern oder abschaffen werden –, und stellen Sie dieser Aufzählung Themen gegenüber, die Sie stattdessen glücklich machen. So entsteht Ihre Liste des Lebenswandels, an der sich sogar der Kopf erfreuen kann, wenn sie Punkt für Punkt angegangen und abgehakt werden kann. Träumen Sie Ihr Leben schön, und bitten Sie in Downloads darum, Ihre Träume zu transformieren und Realität werden zu lassen.

Depressionen deuten metaphorisch auf innerliche Selbstaufgabe hin, die auf Hoffnungslosigkeit beruht und auf ein anhaltendes, erdrückendes Gefühl, keine Rechte in dieser Welt zu haben. Ohne Zweifel sind Depressionen komplexe Erkrankungen mit unterschiedlicher Genese und Auswirkung, die der professionellen Hilfe bedürfen; das Grundbild aus ganzheitlicher Sicht macht allerdings deutlich, dass sich die Erkrankten an dem Ort, an dem sie im Leben sind, nicht heimisch fühlen und dass sie ihren Platz im großen Ganzen der Schöpfung verloren oder noch nicht erkannt haben.

Depression ist nicht nur ein Zeichen für die Abweichung vom ursprünglichen Seelenplan, sondern ein Signal des Ausstiegs aus ihm. Hilfreich ist, mit einer meditativen Zeitreise weit zurück in die Vergangenheit zu gehen und nach Zeiten und Szenen zu suchen, zum Beispiel in der Kindheit, wo Sie sich frei, beschwingt, glücklich und im Einklang mit Ihrer Seele fühlten, Zeiten, in denen Sie »se(e)lig« waren. So haben Sie die Möglichkeit, den für Sie vorgesehenen Platz im Universum wiederzufinden, um sich wohlig und aufgehoben zu fühlen. Lassen Sie dann Ihren Lebensfilm Jahr um Jahr wieder vorwärtslaufen und schauen Sie sich Begebenheiten an, die dieses Wohl- und Seelenglücksgefühl der Freiheit Schicht um Schicht überdeckt hatten wie ein Gemälde, das immer wieder übermalt worden ist. Visualisieren Sie bei jeder Gelegenheit das ursprüngliche Bild, bunt und fröhlich, und bitten Sie in Uploads darum, die dunklen Farben und Schichten Ihres Lebensbilds zu erlösen und der Urquelle für andere Zwecke zur Verfügung zu stellen. Downloaden Sie sich Kraft und vitale Freude, die in Portionen wie bunte Farbkleckse in Ihr Sein zurückkehren und Ihr Leben wieder facettenreich und spannend werden lassen, wie es Ihr Seelenplan vorgesehen hatte.

Larvierte Depressionen sind eine Erkrankungsform, bei der die ursächlich psychologische Erkrankung der Depression lange Zeit nicht erkannt und vom Patienten auch nicht als solche wahrgenommen wird. Larvierte Depressionen drücken sich durch körperliche Symptome aus, für die es keine physiologischen Gründe gibt. Beispielsweise schmerzen eine Schulter oder andere Körperteile oder Organe über einen langen Zeitraum, ohne dass ein Befund festgestellt werden kann. In solchen Fällen macht die Psyche den Körper im wahrsten Sinne des Wortes krank, und Mediziner, die den Menschen nicht ganzheitlich, sondern nur innerhalb der Grenzen ihres Fachgebiets betrachten, können dies kaum erkennen; und selbst Fachleute denken mitunter, eingebildete Kranke vor sich zu haben.

Falls es Ihnen so ergeht, meditieren Sie einige Male mit der Bitte an Ihr höheres Selbst, Ihnen Informationen zu offenbaren, worum es bei Ihren körperlichen Schmerzen wirklich geht. Ihr heiliges Herz wird Sie nie belügen und Ihnen Zusammenhänge und Auswege aufzeigen, die Sie heilend in Ihre holistische Ganzheit zurückführen.

Heilsames Mantra bei psychologischen Erkrankungen
»Ich begebe mich an meinen Platz im Universum und bleibe dort.«

20 Systemische Erkrankungen und Unfälle – Neudefinition und Chance zur Neugeburt

»Systemische Erkrankungen« werden alle Krankheiten genannt, die nicht nur einzelne Organe betreffen (was aus holistischer Sicht ohnehin nie der Fall ist) und die das gesamte Körpersystem beeinflussen. Dazu gehören alle Autoimmunerkrankungen wie Allergien, Rheumatismus, neurologische und kardiovaskuläre Erkrankungen und alle Arten von Krebs. Diese Krankheitsbilder sind sehr komplex, und eine fachlich kompetente medizinische Behandlung ist zweifelsohne nötig. Sollten Sie von solchen Erkrankungen betroffen sein, helfen Ihnen hoffentlich die nachstehenden Stichpunkte, um Ihre Trinität aus Körper, Geist und Seele besser zu verstehen und um Ihren Körper zur Heilung mit viel Selbstvertrauen, hoffnungsvoller Zuversicht und liebevollem Urvertrauen zu stärken.

Versuchen Sie in einer meditativen Zeitreise, Ihren Seelenplan zu erspüren und zu lesen. Vielleicht sind gewisse Krankheitserfahrungen ein Teil von ihm. Bitten Sie Ihr höheres Selbst, Ihnen mitzuteilen, warum diese Krankheit Sie ereilt, und vertrauen Sie sich den göttlichen Gesandten an, die Sie begleiten und tragen werden. Jede Erkrankung, möge Sie auch noch so gravierend und dramatisch erscheinen, ist eine Chance zu einem »Reset«, also einer Neudefinition des eigenen Seins. Die ersehnte Heilung ist die

Wiedergeburt in ein neues, von wachsender Bewusstheit geprägtes Leben:

- **Allergien** deuten auf eine Imbalance zwischen innerem Gefühl und äußeren Begebenheiten hin, die nicht miteinander harmonisieren.
- **Arteriosklerose** steht symbolisch für innere Spannung und Strenge zu sich selbst, die flexible Gefäße verhärten lässt.
- **Arthritis und Rheumatismus** zeigen einen Mangel an Eigenliebe auf und entstehen nach lang anhaltender Verbitterung.
- **Brustkrebs** kann für eine tief enttäuschte Liebe und den Wunsch nach Selbstaufgabe stehen.
- **Chronische Müdigkeit** entsteht aus psychosomatischer Sicht, wenn man das, was man tut, nicht mit Herzensliebe ausführt.
- **Demenz** lässt auf ein tiefes Gefühl der Hoffnungslosigkeit und Lebensermüdung sowie das Bedürfnis nach Rückzug schließen.
- **Gicht** entsteht aus einem Drang, andere zu dominieren, sowie aus Rechthaberei und Ungeduld.
- **Hauterkrankungen** deuten generell auf ein Unwohlsein und Unglücklichsein im Leben hin. Man fühlt sich »nicht wohl in seiner Haut« und empfindet sich selbst als fehl am Platz im Leben oder in der augenblicklichen Lebenssituation. Ekzeme verweisen auf brennende, innere Not, Herpes Zoster oder Nesselsucht spiegeln psychosomatische Überlastung. Neurodermitis deutet ebenso wie Psoriasis auf ein Gefühl der Ablehnung durch andere hin.
- **Lymphdrüsenkrebs** deutet auf ein gehetztes, von innen angetriebenes Lebensverständnis hin, das Leben wird als Wettlauf mit der Zeit empfunden.
- **Knochenmarkkrebs** kann verhärtete Vorstellungen und übertriebene, das Leben schwer machende Penibilität bedeuten.
- **Leukämie** symbolisiert einen Mangel an Lebensfreude und Selbstausdruck, der nicht ausgelebt werden darf.
- **Multiple Sklerose** steht für mentale Härte aus Angst.

- **Parkinson-Krankheit** kann aus ganzheitlicher Sicht durch massives Kontrollverlangen entstehen.
- **Süchte** aller Art deuten auf ein Weglaufen vor sich selbst und eine Betäubung aus Angst vor dem Leben hin.
- **Tumoren** sind Manifestationen nicht aufgelöster, nicht verarbeiteter oder unbewusster Schocks.
- **Untergewicht und Magersucht** werden von Verzweiflung und Selbsthass getragen. Dieser Selbsthass wird bei der Bulimie zusätzlich ausgewürgt und der Körper damit für seine normalen Körperfunktionen bestraft.
- **Übergewicht** ist die Suche nach Selbsterfüllung, die aus Unsicherheit, Selbstablehnung oder einem Mangel an Eigenliebe nicht eintritt.

Unfälle, gemeint sind kleine Unfälle im Alltag wie auch massive Unfälle im Sport, Autoverkehr und so weiter, sind stets Symbole für momentane Unaufmerksamkeit oder für dringend nötige Auszeiten zur Selbstreflexion und ein alarmierendes Wachrütteln, sich selbst intensiver wahrzunehmen. Unfälle sind quasi der letzte und gewaltsame Ausweg, auf die Belange des heiligen Herzens und der Seele hinzuweisen, wenn massive Abweichungen vom Seelenplan vorliegen. Nutzen Sie solche Ereignisse als geschenkte Chance, in sich zu gehen und auf die Wünsche Ihres Herzens zu hören, und vertrauen Sie darauf, dass alles gut wird.

- **Knochenbrüche** symbolisieren innere Auflehnungen gegen die eigene rationale Übermacht des Verstandes.
- **Quetschungen und Schnittwunden** stehen für Selbstbestrafungen.
- **Verbrennungen** deuten auf Wut gegen sich selbst hin.
- **Verstauchungen** entstehen durch den inneren Widerstand, in eine Richtung zu gehen, die der Seelenplan vorsieht, die Ratio und das Ego jedoch ablehnen und unterbinden.

Heilsames Mantra bei systemischen Erkrankungen und nach Unfällen
»Ich bin zu allem fähig, weil ich ein göttliches Abbild bin. Ich erschaffe mich jeden Tag neu.«

Nachklang:
Erwachen und in Gesundheit verweilen

»Der ist ein Arzt, der das Unsichtbare weiß,
das keinen Namen hat, das keine Materie ist
und doch seine Wirkung hat.«
Paracelsus

Erwachen im spirituellen Sinne ist etwas Unsichtbares, etwas Unmaterielles, und es hat doch seine Wirkung. Das Bewusstsein ist weit geöffnet, der Zustand der Bewusstheit, der Achtsamkeit und der Liebe ist immanent und bedeutet vollkommene Befreiung von allen Belangen, die uns Menschen oft so wichtig erscheinen. Der Zustand des Erwachtseins ist körperliche und geistige Gesundheit, die auf einem unerschütterlichen Fundament des inneren Glücklich- und Einsseins mit dem Licht der Schöpfung ruht.

Das Streben nach Licht ist allen Wesen auf Erden ein natürliches Bedürfnis. Korallen wachsen in Richtung Wasseroberfläche, Pflanzen und Bäume gedeihen gen Himmel, Tiere legen sich zum energetischen Auftanken ins Sonnenlicht, und Menschen baden gern in der Sonne. Das Zentralgestirn unseres Sonnensystems ist ein kleines Abbild des Lichts der Urquelle, und deswegen verehren und lieben wir sie. Wir alle auf Erden brauchen das Sonnenlicht zum Leben wie eine göttliche Lotion, die wir sanft auf unsere Haut auftragen.

Erwachen ist, wie für immer und ewig in diesem göttlichen Lichterglanz zu verweilen.

Zum Abschluss des Buches habe ich die göttlichen Gesandten, die mir zur Seite stehen und mit deren Hilfe ich Bücher schreiben darf, gebeten, mir weitere prägnante Empfehlungen für die Menschen, für Sie, liebe Leserinnen und Leser, zu geben, die unsere geistig-seelische wie körperliche Gesundheit unterstützen und die heilsam für unser irdisches Dasein zum Wohle des großen Ganzen sind. Unsere göttlichen Gesandten, Engel oder feinstofflichen Freunde, wie immer wir sie nennen, duzen uns – darum ist die kleine Liste in der Du-Form verfasst:

Liebe dich selbst, immer und intensiv.
Erlaube dir, glücklich zu sein.
Lebe Beziehungen, ohne dich dabei aufzugeben.
Triff Entscheidungen mit deinem Herzen.
Ehre deine Trinität aus Körper, Geist und Seele.
Bewundere die Macht deiner Gedanken.
Erforsche, wohin du deine Energie auf Erden leiten möchtest.
Meditiere.
Vertraue der Kraft der Urquelle.
Handele erwacht.

Wir danken dir für deine Dienste und wünschen dir liebevolles Wohlgefühl und ganzheitliche Gesundheit für jeden Tag, den du auf Erden wandelst.

Übersicht – Vom Fuß bis zum Kopf

Die Organe, ihre psychosomatische Bedeutung und hilfreiche Heilungsmantras in tabellarischer Übersicht

Körperzone und Organe sowie ihre geistig-seelischen Aufgaben	Körperliche Beschwerden oder Erkrankungen	Mögliche geistig-seelische Gründe für die Störung	Heilsames Mantra
1. Zehen und Füße Voranschreiten in die Zukunft Ab Seite 129	Allgemeine Beschwerden	Ängstliches Voranschreiten in die Zukunft	»Ich vertraue auf die Erde und gehe meine Schritte in Achtsamkeit und Freude.«
	Fersensporn	Starre im Jetzt, jedoch am falschen Platz sein	
	Fußgelenke, Knöchel	Mangelnde Anpassungsfähigkeit an die Zukunft, Angst vorm nächsten Schritt	
	Gestauchte oder gebrochene Zehen oder Fußknochen	Überspringen des Jetzt, Details im Jetzt missachten	
	Hallux valgus	Die jetzige Lebenssituation ist nicht mehr stimmig, Neuausrichtung ist nötig	

2. Beine Täler durchwandern und Berge erobern Ab Seite 135	Allgemeine Beschwerden	Unwillen, vorwärtszugehen, aus Frustration im Jetzt, Perspektivlosigkeit	»Mein Leben ist eine Landschaft aus Tälern und Bergen, die ich mit Freude durchwandere.«
	Beinmuskelschmerzen	Unwille, sich dem Leben zu stellen und weiterzuwandern	
	Ischialgie (im unteren Rücken beginnender, über das Bein ausstrahlender Schmerz)	Sich sicher fühlen, wo man ist; Unwille, sich zu verändern	
	Venenprobleme	Stau des Lebensflusses, in einem Loch feststecken	
	Zellulitis	Will sich nicht verändern, Wut auf sich selbst	
3. Knie Egohaftigkeit in Ehrerbietung verwandeln Ab Seite 140	Allgemeine Beschwerden	Selbstbezogenheit, ausgeprägtes Ego, Eitelkeit und Unnachgiebigkeit	»Ich achte mich, und ich achte andere.«
	Kreuzbandprobleme/-riss	Übereifer, mangelnde Körperachtung, Unbeugsamkeit	
	Meniskusbeschwerden	Persönliche Positionslosigkeit, nötiger Richtungswechsel	
	Seitenbänderprobleme	Flexibilitätsmangel in spezifischen Lebenssituationen, Unwillen, einen Schritt zur Seite zu treten	

Körperzone und Organe sowie ihre geistig-seelischen Aufgaben	Körperliche Beschwerden oder Erkrankungen	Mögliche geistig-seelische Gründe für die Störung	Heilsames Mantra
4. Beckenraum Lebenskraft und Balance bewahren Ab Seite 144	Allgemeine Beschwerden	Mangel an Urvertrauen und Verwurzelung, geschwächter Selbstausdruck	»Ich liebe mich, und ich lebe mein Leben in Balance mit mir selbst.«
	Blasenentzündung	Überreizung der Toleranz anderen gegenüber, »stocksauer« auf andere	
	Blasenschwäche (Inkontinenz)	Angestaute und nicht artikulierte oder nicht ausgelebte Emotionen	
	Hüftgelenksarthrose	Unausgewogenheit, einseitige Betrachtung des Lebens	
	Kreuzbeinbeschwerden	Verborgene Wut und Gefühl der Machtlosigkeit	
	Libidoschwäche	Starrer, innerer Halt und ein festes Netz aus Tabus und Glaubenssätzen	
	Menstruationsbeschwerden	Mangel an Geborgenheit und innere Einsamkeit	
	Steißbeinschmerzen	Festhalten und Aussitzen von alten Vorgängen, Kontrollwahn	

	Beschwerde	Beschreibung	Affirmation
	Unfruchtbarkeit	Verleugnung der Lebenslust und Eigenverleugnung, Haltlosigkeit	
	Verspannte Pomuskeln	Innerer und äußerer Stress, um jeden Preis standhalten wollen	
5. Darm Verwandeln und befreien Ab Seite 153	Allgemeine Beschwerden	Unwohlsein im Lebensumfeld	»Ich löse mich in Leichtigkeit von allem, was nicht mehr zu mir gehört.«
	Bauchweh und Darmkrämpfe	Mental Unverdauliches, intuitives Bauchgefühl wird unterdrückt	
	Chronische Blähungen	Alte Prägungen und Vorstellungen gären und suchen Befreiung	
	Durchfall	Überlaufendes System, akute Disharmonie mit Umfeld	
	Reizdarmsyndrom	Wirren, gegensätzliche Gedanken und Pläne	
	Verstopfung (Obstipation)	Wütende, giftige Gedanken über sich und über das Umfeld	
6. Bauchspeicheldrüse Bitteres in Süßes einhüllen Ab Seite 162	Allgemeine Beschwerden	Unzufriedenheit und Enttäuschung	»Ich beschließe, die Süße des Lebens zu leben.«
	Bauchspeicheldrüsenkrebs	Innerer Kampf und Verbitterung, Wut, absoluter Kontrollwille	
	Diabetes mellitus	Unerfüllte Sehnsüchte, Mangel an Vertrautheit mit anderen, Vermissen der Süße des Lebens	

Körperzone und Organe sowie ihre geistig-seelischen Aufgaben	Körperliche Beschwerden oder Erkrankungen	Mögliche geistig-seelische Gründe für die Störung	Heilsames Mantra
7. Magen Sympathie und Antipathie ausdrücken Ab Seite 167	Allgemeine Beschwerden	Ideen und Vorstellungen müssen verdaut werden, die intuitiv abgelehnt werden	»Ich sorge gut für mich, und ich bin in Frieden mit mir.«
	Gastritis	Zu viele Anforderungen müssen über einen zu langen Zeitraum verdaut werden	
	Glutensensibilität und -allergie (Zöliakie)	Innerlich verklebt, Mangel an Ausdruckskraft, starke Prägung durch die Vorstellungen anderer	
	Magengeschwüre	Emotionaler Mangel, sich selbst nicht gut genug sein	
	Pepsinmangel	Imbalance zwischen dem Inneren und Äußeren, devotes Verhalten	
	Sodbrennen	Unwillen, äußerliche Gegebenheiten zu »schlucken«	

8. Leber und Gallenblase Innere Gifte erlösen	Allgemeine Beschwerden und erhöhte Leberwerte	Gemütsruhe ist gestört, es liegt was auf der Leber, was über einen längeren Zeitraum emotionalen Stress bereitet	»Ich verwandle meine inneren Gifte in Liebe zu allem, was ist.«
Ab Seite 178	Leberentzündung (Hepatitis)	Mangel an Verantwortungsgefühl, Wut auf andere, die innerlich »verbrennt«	
	Gallensteine	Stoische Härte und Arroganz versteinern sich in der Galle	
9. Nieren Beziehungen ohne Erwartungen leben	Allgemeine Beschwerden	Innere Reinigung ist gestört, Beziehungen zu Geschwistern, Familie oder Freunden ist problematisch	»Ich lasse Altes los und heiße Neues in meinem Herzen willkommen.«
Ab Seite 186	Harnwegsinfektionen	Imbalance zwischen dem Ich und einer nahestehenden Person im Umfeld	
	Nierenbeckenentzündungen	Problematisches Verhältnis zu einer nahestehenden Person (Familie oder Freunde), es besteht Klärungsbedarf in einem »reinigenden« Gespräch	
	Nierensteine	Manifestation unausgesprochener Emotionen zu oder Enttäuschungen von anderen	

Körperzone und Organe sowie ihre geistig-seelischen Aufgaben	Körperliche Beschwerden oder Erkrankungen	Mögliche geistig-seelische Gründe für die Störung	Heilsames Mantra
10. Herz Heilige Wahrheit finden Ab Seite 194	Allgemeine Beschwerden	Emotionen, die aus dem Takt geraten, und nachlassende Lebensfreude	»Mein Herz ist offen wie der Himmel, und ich bin dankbar für jeden Moment meines Seins.«
	Bluthochdruck	Innerer Druck und Angst um Verluste, Existenzängste	
	Herzinfarkt	Keine Lebensfreude und Leichtigkeit, Hilferuf der Trinität, auf innere Wünsche zu hören	
	Herzrhythmusstörungen	Ungelöste Themen lassen das Herz stolpern, Herzenswünsche werden ignoriert	
11. Lungen Erde und Körper verbinden Ab Seite 204	Allgemeine Beschwerden	Verlorene Verbindung oder Bindung; das, was einig und vereint sein sollte, ist uneinig und getrennt	»Ich lebe mein Leben in liebevoller Harmonie und im Einklang mit der Schöpfung.«
	Husten und Bronchitis	Erschöpfung, die Welt im Äußeren ermüdet, Gedanken können nicht zu Ende gedacht werden	
	Lungenentzündung	Lebensermüdung, der Partner nimmt die Luft zum Atmen, Lebensenergie kann nicht mehr frei fließen	

12. Schultergürtel	Allgemeine Beschwerden	Anspannung, mentaler wie körperlicher Stress, Schutzbedürfnis	»Ich treffe meine Entscheidungen aus dem Herzen und richte meinen Blick freudig in die Zukunft.«
Freiheit und Selbstverwirklichung initiieren Ab Seite 213	Muskelverspannungen und Myogelosen	»Muskelfrost« durch anhaltende Bedrohung, starr vor Angst oder durch Überforderung von außenstehenden Personen	
	Schmerzen im Schlüsselbeinbereich	Neuausrichtung oder neuer Lebensabschnitt wird abgelehnt, der Schlüssel zum Neubeginn wird nicht genutzt, Seelenplan wird nicht erkannt	
	Schmerzen im Schultergelenk	Zu viele emotionale Lasten werden getragen, persönliche Bewegungsfreiheit ist durch äußere Umstände eingeschränkt	

Körperzone und Organe sowie ihre geistig-seelischen Aufgaben	Körperliche Beschwerden oder Erkrankungen	Mögliche geistig-seelische Gründe für die Störung	Heilsames Mantra
13. Arme, Hände und Finger Lebenserfahrungen begreifen Ab Seite 221	Beschwerden in den Armen	Ablehnung von Lebensereignissen, Lebenserfahrungen wollen nicht mit offenen Armen empfangen werden	»Ich begrüße alle Erfahrungen des Lebens und nutze sie für mein Bewusstheitswachstum.«
	Beschwerden im Ellbogengelenk	Ablehnung eines Richtungswechsels im Leben, Ignorieren des Seelenplans, Unwille, sicheres Terrain zu verlassen	
	Beschwerden in Händen oder Handgelenk	Neues wird nicht willkommen geheißen, Altes wird schmerzhaft festgehalten (Partner, Kinder)	
	Allgemeine Beschwerden in den Fingern	Konflikt zwischen Außen- und Innenwelt, Details des Lebens werden abgelehnt oder nicht anerkannt	
	Beschwerden im Daumen	Ichbewusstsein ist mit Sorgen belastet	
	Beschwerden im Zeigefinger	Egoismus und Stolz im Übermaß	

	Beschwerden im Mittelfinger	Aufwallende, unkontrollierbare Gefühle, unterdrückte oder gelebte Wut, sexuelle Unausgewogenheit
	Beschwerden im Ringfinger	Gestörte Beziehung zwischen dem Ich und dem Du in einer Partnerschaft
	Beschwerden im kleinen Finger	Gestörte oder belastete Kommunikation im sozialen Umfeld (Familie oder enger Freundeskreis)
14. Hals Wahrhaftigkeit und Authentizität ausdrücken Ab Seite 230	Allgemeine Beschwerden	Imbalance zwischen den Gedanken des Kopfes und dem Empfinden des Herzens	»Ich bestimme mein Leben, und mein Selbstausdruck ist wahrhaftig.«
	Halsentzündung	Ablehnung einer Situation, im eigenen Wertesystem verfangen sein, Unaufrichtigkeit (eigene oder bei anderen)
	Hashimoto-Thyreoiditis (Autoimmunentzündung des Schilddrüsengewebes)	Extremer Zwiespalt, ein Hin und Her der Gefühle, Entscheidungsangst
	Schilddrüsenüberfunktion	Weglaufen vor sich selbst durch Hyperaktivität
	Schilddrüsenunterfunktion	Zu kurz kommen, minimierte Lebensenergie und Lebenslust
	Stimmbandentzündung und Heiserkeit	Emotionaler Schock, Sprachlosigkeit, unter Mobbing leiden

Körperzone und Organe sowie ihre geistig-seelischen Aufgaben	Körperliche Beschwerden oder Erkrankungen	Mögliche geistig-seelische Gründe für die Störung	Heilsames Mantra
15. Mund Gedanken und Genuss erspüren Ab Seite 241	Allgemeine Beschwerden	Zu viel zu schlucken und zu verarbeiten, Gedanken durchkauen, kein Genuss am momentanen Leben	»Ich will in Liebe sprechen und werde Liebe empfangen.«
	Lippenbläschen (Herpes simplex)	Abwehr unter Stress, zu viel hinunterschlucken, Manifestation des Zumachens und Abgrenzung	
	Mandelentzündung	Eigene Ideen und Vorstellungen finden keinen Ausdruck, Kreativität bleibt im Mund stecken	
	Parodontitis	Unfähigkeit, für eigene Wünsche einstehen zu können, Wut auf sich selbst	
	Zahnschmerzen und -entzündungen	Unfähigkeit, Entscheidungen zu treffen, auf Themen und Problemen herumkauen, ohne vorwärtszukommen	

16. Sinnesorgane	Allgemeine Beschwerden der Augen	Fähigkeit, in die Zukunft zu blicken, ist gestört, Mangel an Visionen, Kontakt zur allwissenden Seele ist minimiert	»Ich vertraue meinem höheren Selbst, das keinen Illusionen unterliegt.«
Vergangenheit, Gegenwart und Zukunft vereinen	Bindehautentzündungen oder Gerstenkörner	Wut, Angst vor den weitreichenden Konsequenzen	
Ab Seite 249	Grauer oder grüner Star	Erstarren der Augen aus Angst vor der Zukunft oder enormer Druck durch Projektion	
	Kurzsichtigkeit	Angstbilder in der Zukunft sehen	
	Weitsichtigkeit	Naheliegendes will nicht erkannt werden, da es schmerzlich ist und die Zukunft verändert	
	Nasenerkrankungen	Fähigkeit, im Jetzt zu handeln, ist gestört, »verstopfte« Situation, reduzierte Selbsterkenntnis	
	Ohrenerkrankungen	Die Fähigkeit, Erfahrungen der Vergangenheit zu verarbeiten, ist gestört, Gedanken und Erkenntnisse können nicht zu Ende gedacht werden, Bedürfnis nach Stille	

Körperzone und Organe sowie ihre geistig-seelischen Aufgaben	Körperliche Beschwerden oder Erkrankungen	Mögliche geistig-seelische Gründe für die Störung	Heilsames Mantra
17. Wirbelsäule Leben und Lebendigkeit erfahren	Allgemeine Beschwerden in Wirbelsäule oder Rücken	Mentale und emotionale Überforderung, Ungleichgewicht zwischen dem, was machbar ist, und dem, was zugemutet wird	»Alles ist gut, und nichts geschieht gegen mich.«
Ab Seite 258	Bandscheibenvorfall	Begebenheiten des Lebens können nicht länger ertragen beziehungsweise getragen werden	
	Muskelverspannungen (Myogelosen)	Widerstand gegen spezifische aktuelle oder anhaltende Situationen, die den Rücken starr werden lassen	
	Wirbelverschiebungen	Reaktionsmuster und Glaubenssätze behindern den Fluss des Lebens und der feinstofflichen Lebensenergie im Rückenmark, jeder einzelne Wirbel weist eine spezifische Symbolik auf	
18. Kopf und Nervensystem	Allgemeine Beschwerden	Gestörte Kommunikation und Harmonie zwischen Körper, Geist und Seele	»Ich habe die Ewigkeit, um alles zu erleben, was ich mir wünsche.«

Bewusst werden im Wachsen	Beinwippen	Unerträgliches Warten bei gleichzeitigem Davonlaufen vor sich selbst	
Ab Seite 268	Gehirntumoren	Starre Denkmuster, Funktion wie ein Automat, der alles allen recht macht	
	Kopfschmerzen	Unzufriedenheit mit sich selbst und Selbstvorwürfe	
	Migräne	Extremer innerer Widerstand gegen Situationen im Außen, Widerwillen	
	Nervosität und Schlafstörungen	Überlastung in selbst auferlegten Pflichten, diffuse Ängste und Befürchtungen	
19. Psychologische Erkrankungen	Allgemeine Bedeutung	Verlust der natürlichen Rhythmen des Lebens	»Ich begebe mich an meinen Platz im Universum und bleibe dort.«
Lebensrhythmen wiederfinden	Burn-out	Zusammenbruch der Trinität, ohne Halt in die Tiefe fallen	
Ab Seite 277	Depression	Keine Zukunftsvisionen, Hoffnungslosigkeit, das Leben hält keine Freude mehr bereit	
	Larvierte Depression	Körper drückt aus, was innerlich empfunden wird, Hoffnungslosigkeit und Mutlosigkeit	

Körperzone und Organe sowie ihre geistig-seelischen Aufgaben	Körperliche Beschwerden oder Erkrankungen	Mögliche geistig-seelische Gründe für die Störung	Heilsames Mantra
20. Systemische Erkrankungen und Unfälle	Allgemeine Bedeutung systemischer Erkrankungen	Kleine oder dramatische Formen der Selbstaufgabe mit der Chance zur Veränderung oder zu einem kompletten Neubeginn	»Ich bin zu allem fähig, weil ich ein göttliches Abbild bin. Ich erschaffe mich jeden Tag neu.«
Neudefinition und Chance zur Neugeburt	Allgemeine Bedeutung von Unfällen	Wachrütteln aus der Unachtsamkeit, Alarmsignal, Chance zur Neugeburt	
Ab Seite 282			

Kontakt

Wenn Sie Kontakt mit mir aufnehmen oder individuelle Beratungstermine vereinbaren möchten, erreichen Sie mich über meine Homepage www.birgitfelizcarrasco.com oder direkt per E-Mail: hello@birgitfelizcarrasco.com.

Auf der Homepage finden Sie unter »Blog zur Zeitqualität«, »Meditationen« sowie »Bücher« kostenlose Audiodateien mit gesprochenen Anleitungen für Meditationen.

Heilung durch spirituelle Verbundenheit

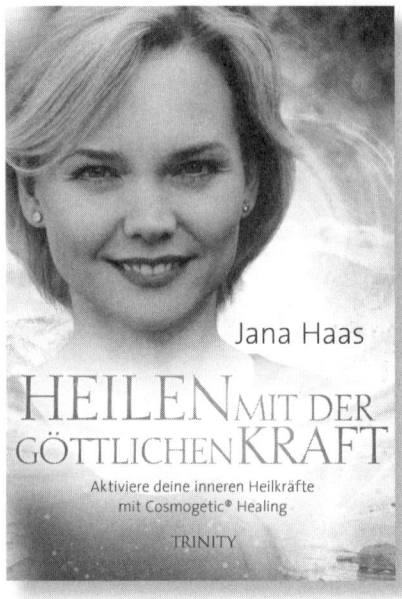

Jana Haas
HEILEN MIT DER GÖTTLICHEN KRAFT
Aktiviere deine inneren Heilkräfte
mit Cosmogetic® Healing
TRINITY

ISBN 978-3-95550-119-8
Gebunden mit Schutzumschlag
Format 13,5 x 18,5 cm

Jeder von uns verfügt über alle Selbstheilungskräfte, die notwendig sind, um dauerhaft körperlich und seelisch gesund zu bleiben. Bestsellerautorin Jana Haas zeigt, wie wir sie gezielt aktivieren: durch Energie- und Bewusstseinsarbeit, vor allem aber durch Liebe, Glaube und Urvertrauen. Wenn wir uns mit der göttlichen Quelle verbinden, können wir auf allen Ebenen Heilung erfahren.

www.trinity-verlag.de